影像学核心复习系列丛书

Wendy C. Hsu / Felicia P. Cummings

Gastrointestinal Imaging *A Core Review*

胃肠影像学

核心复习

主　编　〔美〕　温迪·C.苏
　　　　　　　　费利西亚·P.康明斯

主　审　方昆豪　单　鸿

主　译　周智洋　孟晓春　曹务腾

天津出版传媒集团
天津科技翻译出版有限公司

著作权合同登记号:图字:02-2018-139

图书在版编目(CIP)数据

　　胃肠影像学:核心复习 / (美)温迪·C.苏(Wendy C. Hsu),
(美)费利西亚·P.康明斯(Felicia P. Cummings)主编;
周智洋,孟晓春,曹务腾主译. — 天津:天津科技翻译
出版有限公司,2024.1
　　(影像学核心复习系列丛书)
　　书名原文:Gastrointestinal Imaging: A Core
Review
　　ISBN 978-7-5433-4418-1

　　Ⅰ.①胃… Ⅱ.①温… ②费… ③周… ④孟… ⑤曹
… Ⅲ.①胃肠病–影像诊断 Ⅳ.①R573.04

中国国家版本馆 CIP 数据核字(2024)第 006793 号

　　中文简体字版权属天津科技翻译出版有限公司。

授权单位:Wolters Kluwer Health, Inc.

出　　　版:天津科技翻译出版有限公司

出 版 人:刘子媛

地　　　址:天津市南开区白堤路 244 号

邮政编码:300192

电　　话:(022)87894896

传　　真:(022)87893237

网　　址:www.tsttpc.com

印　　刷:天津新华印务有限公司

发　　行:全国新华书店

版本记录:889mm×1194mm　16 开本　24 印张　500 千字
　　　　　2024 年 1 月第 1 版　2024 年 1 月第 1 次印刷
　　　　　定价:168.00 元

(如发现印装问题,可与出版社调换)

译者名单

主　　审　　方昆豪　单　鸿

主　　译　　周智洋　孟晓春　曹务腾

主译助理　　张文怡

译　　者　（按姓氏汉语拼音排序）

　　　　　　曹务腾　中山大学附属第六医院

　　　　　　郭敏翔　中山大学附属第六医院

　　　　　　胡华全　凤庆县人民医院

　　　　　　李芳倩　中山大学附属第六医院

　　　　　　李雯莉　中山大学附属第六医院

　　　　　　令狐羽　遵义市红花岗区人民医院

　　　　　　孟晓春　中山大学附属第六医院

　　　　　　王馨华　中山大学附属第六医院

　　　　　　王永晨　广西壮族自治区人民医院

　　　　　　谢佩怡　中山大学附属第六医院

　　　　　　徐健博　中山大学附属第三医院

　　　　　　张文怡　广州医科大学附属惠州医院

　　　　　　周　杰　中山大学附属第六医院

　　　　　　周智洋　中山大学附属第六医院/前海人寿广州总医院

编者名单

Michael A. Cecil, MS, RT (R) (MR)

Director of Advanced Imaging
Department of Radiology
Virginia Mason Medical Center
Seattle, Washington

Kevin J. Chang, MD, FSAR

Associate Professor of Diagnostic Imaging
The Warren Alpert Medical School of Brown University
Director, CT Colonography
Department of Diagnostic Imaging
Rhode Island Hospital, The Miriam Hospital, Women &
   Infants Hospital, Rhode Island Medical Imaging
Providence, Rhode Island

Anil Chauhan, MD

Assistant Professor of Radiology
University of Pennsylvania School of Medicine
Division of Abdominal Imaging
Department of Radiology
Hospital of the University of Pennsylvania
Philadelphia, Pennsylvania

Ahmad F. Haidary, MD

Clinical Assistant Professor
Wayne State University
Senior Staff Radiologist
Abdominal and Cardiovascular Imaging
Henry Ford Health System
Detroit, Michigan

Peter S. Liu, MD

Staff Radiologist, Abdominal Imaging
Imaging Institute
Cleveland Clinic
Cleveland, Ohio

Michael F. McNeeley, MD

Assistant Professor of Radiology, Body Imaging
University of Washington School of Medicine
Associate Program Director, Body Imaging Fellowship
Associate Program Director, Radiology Residency
Co-Director, Image-Guided Body Procedures
University of Washington Medical Center
Seattle, Washington

Mishal Mendiratta-Lala, MD

Clinical Assistant Professor
University of Michigan School of Medicine
Abdominal and Cross-Sectional Interventional Radiology
University of Michigan Medical Center
Ann Arbor, Michigan

Matthew A. Morgan, MD

Assistant Professor of Clinical Radiology
University of Pennsylvania School of Medicine
Division of Abdominal Imaging
Department of Radiology
Hospital of the University of Pennsylvania
Philadelphia, Pennsylvania

Shuchi K. Rodgers, MD

Clinical Assistant Professor of Radiology
Sidney Kimmel Medical College at Thomas Jefferson
   University
Director of Ultrasound and Body MRI
Department of Radiology
Einstein Medical Center
Philadelphia, Pennsylvania

Claire K. Sandstrom, MD

Assistant Professor
University of Washington School of Medicine
Emergency and Trauma Radiology
Harborview Medical Center
Seattle, Washington

Drew A. Torigian, MD, MA, FSAR

Associate Professor of Radiology
University of Pennsylvania School of Medicine
Clinical Director, Medical Image Processing
   Group (MIPG)
Department of Radiology
Hospital of the University of Pennsylvania
Philadelphia, Pennsylvania

中文版前言

　　首次阅读由 Wendy C. Hsu 和 Felicia P. Cummings 两位博士主编的这本书，我们便萌发了将其翻译为中文版本，介绍给国内同道的想法。中山大学附属第六医院的胃肠影像技术位居全国前列，基于此，我们也有信心胜任本书的翻译工作。由我们带领的以中山大学附属第六医院为主体的翻译团队，经过一年多的努力，终于使本书与读者见面。

　　本书以简洁易懂的方式描述了胃肠病变的影像学表现，书中包含大量高清图像，以问题为导向的编排方式有助于影像科及相关临床科室医师学以致用。本书各章内容按照部位编排，列出了 300 余道选择题，这些选择题均围绕胃肠病变影像诊断的重点和难点，以临床病例展开讨论和分析，有助于激发读者的学习兴趣，培养自主学习内驱力。

　　感谢所有参与本书翻译和校对的老师、同学、朋友，感谢中山大学附属第六医院放射诊断科全体同仁的配合和支持。

　　在本书的翻译过程中，我们力求在忠于原文的基础上，使读者阅读得更加顺畅。但由于时间仓促，加之译者水平有限，疏漏之处在所难免，恳请广大读者提出宝贵意见，不吝指正。

丛书序言

由 Wendy C. Hsu 和 Felicia P. Cummings 两位博士主编的《胃肠影像学:核心复习》是"影像学核心复习系列丛书"中的一个分册,本书涵盖了胃肠影像学的大部分领域,相信将是住院医师一个非常有价值的参考指南,可帮助他们评估自身知识掌握情况,以类似于美国放射学委员会(ABR)核心考试的题型模式进行复习。

Wendy C. Hsu 和 Felicia P. Cummings 两位博士成功出版了这本体现"影像学核心复习系列丛书"理念和目标的《胃肠影像学:核心复习》。本书很好地涵盖了关键主题,提供了高质量的图像和详细的答案解析。多项选择题根据类别被划分入各章,以便读者根据需要,对特定主题进行学习。每个问题都有相应的答案,每个选项,无论对错,都有详细的解释。每个问题后都附有相应的参考文献,有助于读者进一步学习。这种模式对于放射科医师准备再次认证考试(MOC)也很有帮助。

"影像学核心复习系列丛书"旨在通过 300 余道类似核心考试形式的多项选择题,让住院医师、专科医师或执业医师对放射学重要概念、病例及临床实践进行复习,其虽不能涵盖所有内容,但尽可能与 ABR 核心考试内容保持一致,以满足临床实践需要。

作为"影像学核心复习系列丛书"的主编,我很荣幸能与国际上多位杰出的放射学同仁共同编写本书。这套丛书凝聚了多位专家的心血,如果没有他们的参与,丛书将无法出版。看到"影像学核心复习系列丛书"的读者不断增多,并得到了许多正面反馈,令人欣慰无比。

祝贺 Wendy C. Hsu 和 Felicia P. Cummings 两位博士及其他编者,他们以简洁易懂的方式,探讨了常见的和复杂的胃肠影像学知识。相信《胃肠影像学:核心复习》将成为住院医师复习备考的宝贵资料,同时也是专科医师和放射执业医师有价值的参考用书。

Biren A. Shah

丛书主编

前　言

　　伴随着新的放射学核心考试,美国放射学委员会(ABR)有机会对住院医师教育进行批判性的审视,重新定义委员会的工作性质。认识到图像解读是放射学的核心,新考试的设计应"图像丰富",约 80% 的问题与图像相关。和之前的笔试一样,新考试将继续考察住院医师的基础知识,约 40% 的问题为基础知识题。其余 60% 的问题则针对更深层次的分析,涵盖临床管理,这在以前的口头考试中强调过。

　　本书根据 ABR 学习指南编排各章,列出了 300 余道核心复习题,书中的特征性图像来自我们多模式教学中的病例。本书包含多项选择题和对应扩展题,这些问题均是临床中的常见问题。答案旨在列出核心要点,并结合相关例子展开讨论,且不管是正确答案还是错误答案,均给出了详细解释。

　　胃肠影像学涉及的器官、疾病、治疗方法和成像模式均具有多样性,同时也具有挑战性。每天忙碌的影像工作会产生许多典型病例:一种不寻常的表现、一个令人满意的典型表现,或者解决临床问题。这一亚专业既不无聊,也不乏味。

　　很幸运,在我们机构有一群可爱的同事,他们为我们提供了大量有趣的病例。他们丰富的专业知识和准确的鉴别能力是我们合作的基础。感谢协助我们完成疾病病理影像收集这一具有挑战性工作的编者们。

　　感谢我们的住院医师,他们提出的问题可使我们保持警觉,从而成为更好的放射科医师。为了回馈他们的辛勤工作,我们决定编写本书。他们是我们的行业榜样,祝他们事业有成。希望本书成为美国放射学委员会考试或其他方面复习备考的宝贵资料。

Wendy C. Hsu

Felicia P. Cummings

致　谢

感谢 Biren Shah 和 Lauren Pecarich 提供的建议和帮助。

谨以此书献给我的丈夫 Alex 和我的孩子 Ryan 和 Derek。

——Wendy C. Hsu

谨以此书献给 David、Nathan 和 Cameron，是他们让我每天心情愉快。

——Felicia P. Cummings

目 录

共同交流探讨 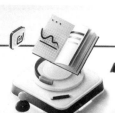 提升专业能力

智能阅读向导 为您严选以下专属服务

高清彩图

查看本书配套高清彩图，更加直观、清晰！

医学社群

加入本书读者社群，交流探讨专业知识。

推荐书单

获取影像学推荐书单，拓展专业知识技能。

扫码添加
智能阅读向导

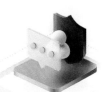

第 1 章　咽和食管

1　患者,女,56 岁,有胃食管反流症史。双重对比食管造影图像如下所示,正确的诊断是:

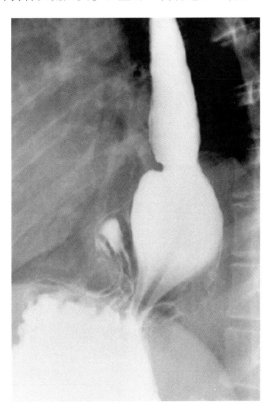

A. I 型食管裂孔疝

B. II 型食管裂孔疝

C. III 型食管裂孔疝

D. IV 型食管裂孔疝

2 患者,女,63岁,出现心口痛和恶心症状,行双重对比上消化道造影。正确的诊断是:

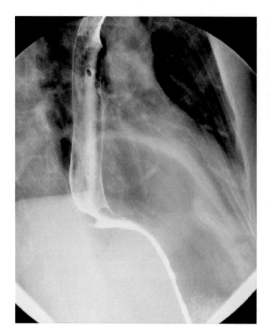 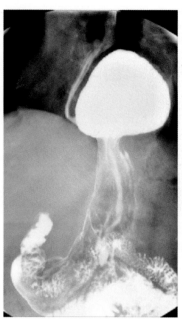

A. Ⅰ型食管裂孔疝   B. Ⅱ型食管裂孔疝

C. Ⅲ型食管裂孔疝   D. Ⅳ型食管裂孔疝

3 患者,男,50岁,有10年间歇性胸骨后疼痛病史。行食管造影检查。

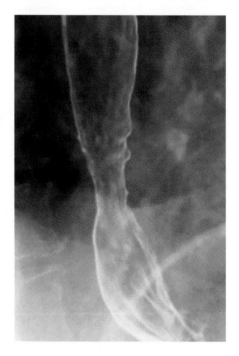

最有可能的诊断是:

A. 静脉曲张   B. 吞服腐蚀性制剂

C. 胃食管反流症(GERD)   D. 药物性食管炎

4 在这些钡剂食管造影检查中,下列哪一项表现最不可能与 GERD 有关?

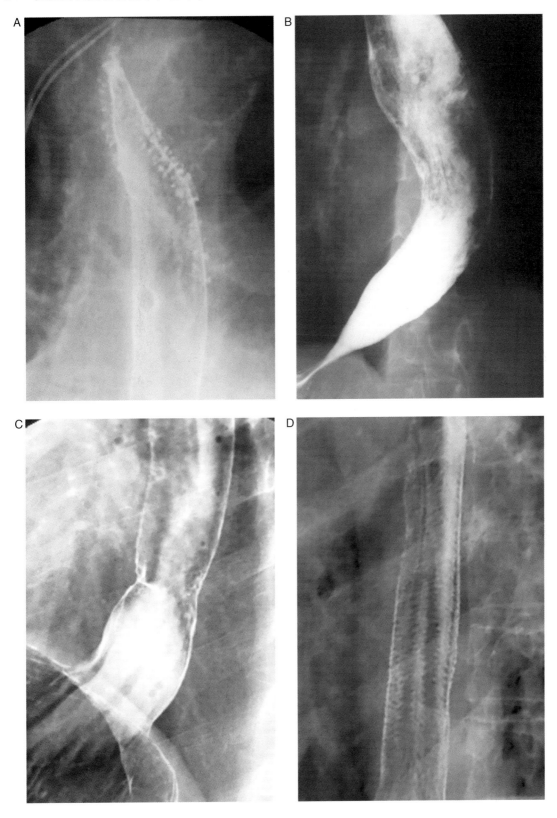

5 患者，男，56岁，向初级保健医生陈述病史以建立医疗档案。在过去5年内，患者体重增加，并有越来越频繁的胸骨后烧灼痛和嗳气。患者接受抑酸治疗，1个月后，患者主诉症状有所改善，行钡剂食管造影，图像如下所示。接下来最好的方案是：

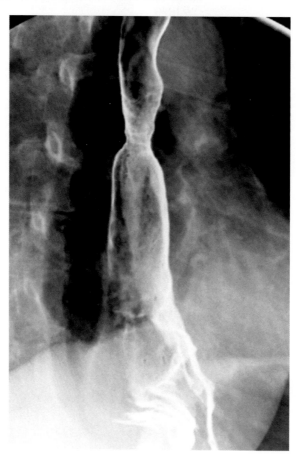

A. 治疗后患者好转，可临床随诊。

B. 建议通过活检进行内镜评估。

C. 关于恶性肿瘤的发现，咨询外科医生。

D. 获取24h酸碱度监测，以确认是否存在胃食管反流。

6　患者,男,45 岁,长期有胃灼热,行钡剂食管造影。以下表现在多个视图上无变化。下一步恰当的治疗管理方案是:

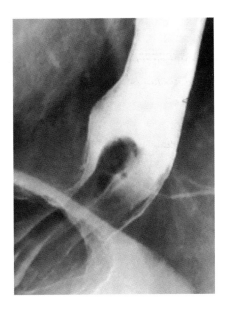

A.应进行腹部 CT 检查,以获得评估肝硬化和门静脉高压症的证据。

B.这一表现可能是良性的,患者应继续进行抑酸药物治疗,无须进一步检查。

C.这一表现有良性可能,但仍建议行内镜检查。

D.这一表现与恶性肿瘤相关性高,息肉切除术的内镜检查是必要的。

7　患者,男,56 岁,出现吞咽固体食物困难,最有可能的诊断是:

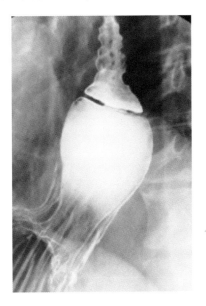

A.吞服腐蚀性制剂　　　　　　　　　　　B.食管癌

C.Schatzki 环　　　　　　　　　　　　　D.食管蹼

8a 患者,男,67岁,有10年吞咽困难和逆呕史。最有可能的诊断是:

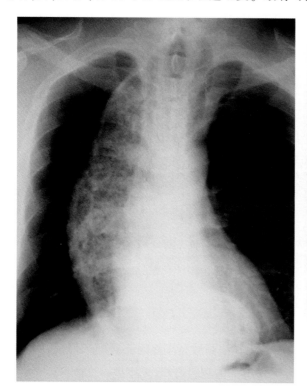
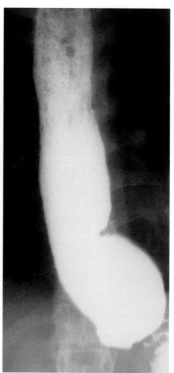
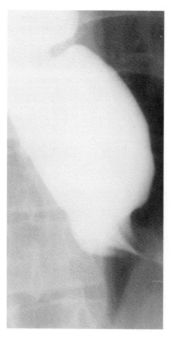

A.GERD 所致消化性狭窄   B.贲门失弛缓症

C.吞服腐蚀性制剂   D.进行性系统性硬化病

E.食管癌引起的假性失弛缓症

8b　与上一例中相似的表征可见于哪种感染?

A.幽门螺杆菌　　　　　　　　　　　B.克鲁斯锥虫

C.梅毒螺旋体　　　　　　　　　　　D.班氏丝虫

9　患者,女,44 岁,有数月胸骨后不适并恶化病史。钡餐食管造影显示主动脉弓下方食管蠕动消失。胃食管交界区广泛性扩张,可见胃食管反流。有什么诊断意见?

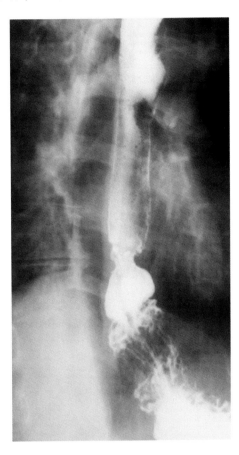

A.进行性系统性硬化症　　　　　　　B.贲门失弛缓症

C.老年性食管　　　　　　　　　　　D.重症肌无力

10　以下哪一项与贲门失弛缓症有关？

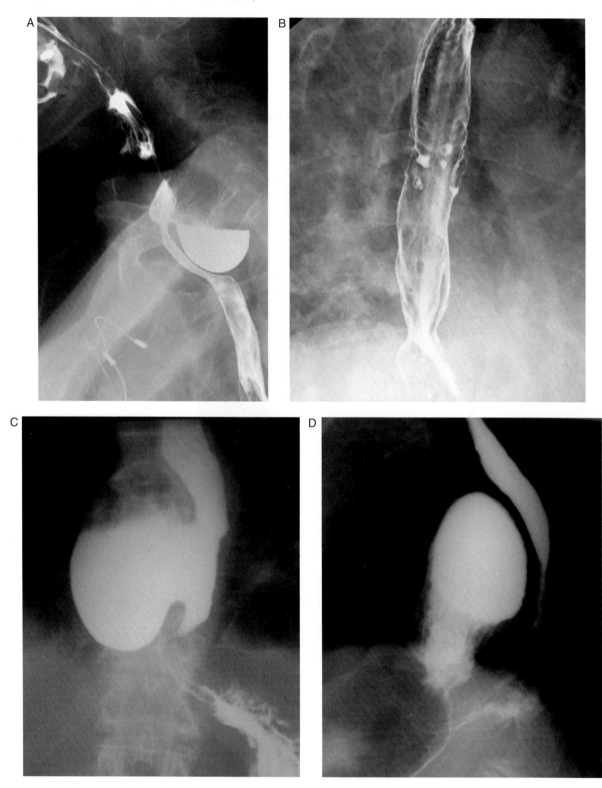

11　患者,男,32 岁,有糖尿病控制不佳和吞咽困难,行钡剂食管造影。最有可能的诊断是:

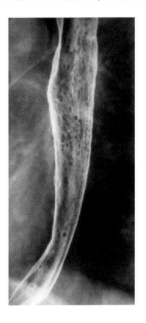

A.巨细胞病毒食管炎　　　　　　　　　　B.单纯疱疹病毒食管炎

C.糖原性棘皮病　　　　　　　　　　　　D.白色念珠菌食管炎

E.鳞状上皮乳头状瘤

12　患者,男,45 岁,接受同种异体骨髓移植,现出现吞咽困难。最有可能引起感染的是:

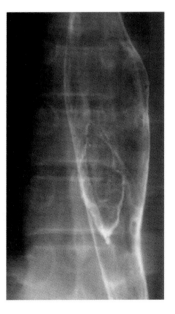

A.巨细胞病毒(CMV)　　　　　　　　　B.单纯疱疹病毒(HSV)

C.念珠菌病　　　　　　　　　　　　　　D.EB 病毒(EBV)

E.人乳头状瘤病毒(HPV)

13a 患者,男,40岁,颈部被高压气体罐弹出的盖子击伤(钝挫伤)。患者呼吸窘迫,紧急为其放置气管插管和右侧胸腔导管。下面为对比增强 CT 轴位图像。

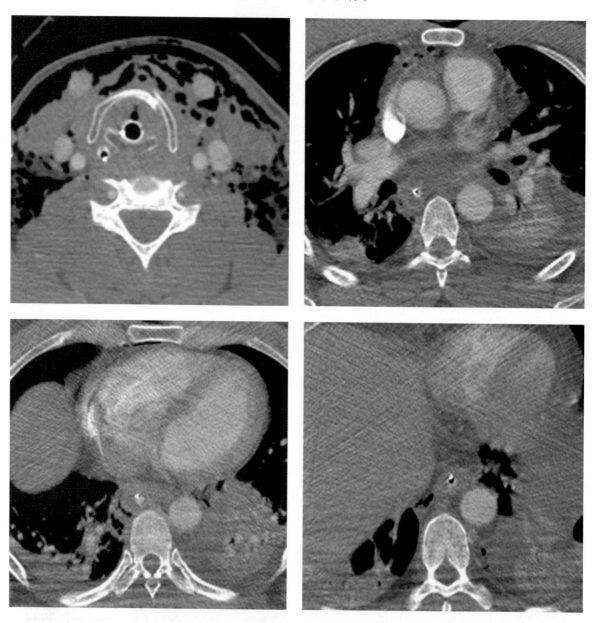

患者纵隔气肿最可能的来源是:

A.喉部骨折

B.Macklin 现象

C.食管穿孔

D.创伤性插管

13b　随后,患者通过管腔注射水溶性造影剂进行检查。下一步进行哪项操作?

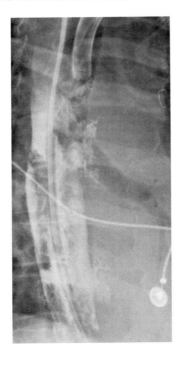

A.用钡剂重复检查　　　　　　　　　B.支气管镜

C.诊断性内镜　　　　　　　　　　　D.内镜下支架放置术

E.开胸手术

14　患者,男,42岁,在严重呕吐后出现胸痛。患者接受水溶性对比剂的食管透视造影,随后进行 CT 扫描。食管的哪一部分常与这种综合征有关?

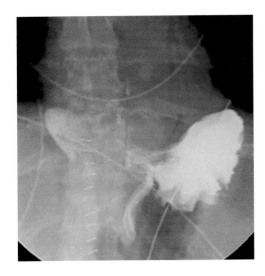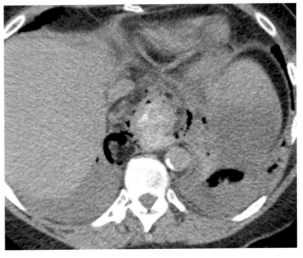

A.食管中段左后外侧壁　　　　　　　B.食管下段左后外侧壁

C.食管中段右后外侧壁　　　　　　　D.食管下段右后外侧壁

15   患者,女,40岁,胸骨切迹上方颈部中弹。医生对伤口进行了探查,并在颈底部左侧放置了手术引流管,未取出颈底部右侧的子弹小碎片。随后吞咽实验的造影图像如下所示。

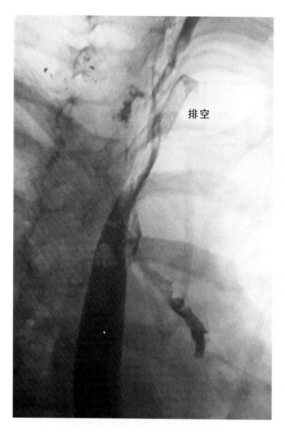 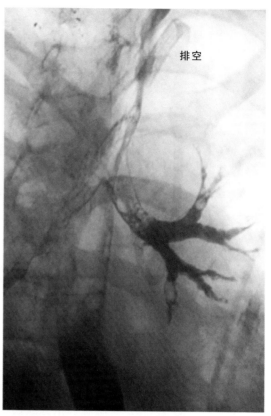

以下哪项陈述是正确的?

A.食管损伤的发病率相当于穿透伤后造成血管损伤的发病率。

B.枪伤不如医源性颈部穿透性食管损伤常见。

C.胸段食管穿孔的对比吞咽实验有10%的假阳性率。

D.下一步应将患者向右后斜旋转90°,并用泛影葡胺重复检查。

E.内镜食管支架置入术是该血流动力学稳定患者的首选治疗方法。

16 患者,女,34 岁,食管造影图如下所示。出现此影像表现最可能的病因是:

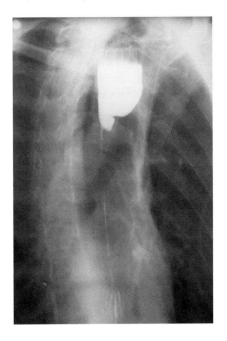

A.长期留置胃管   B.胃食管反流症和佐林格-埃里森综合征(ZES)

C.吞服腐蚀性制剂   D.嗜酸性食管炎

17a 患者,男,36 岁,有呕血和腹胀病史,通过双重对比上消化道造影和对比增强腹部 MRI 检查对病情进行评估。可能导致其症状发生的主要原因是:

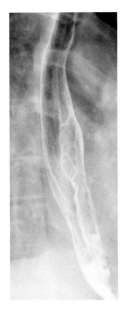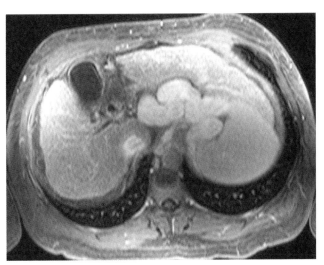

A.食管癌   B.胃食管静脉曲张

C.纵隔淋巴结病   D.肥大性胃炎

17b　进行食管造影时,哪项技术会使静脉曲张更明显?

A.立位双重对比视图　　　　　　　　　　B.半俯卧位(右前斜)食管全柱状伴全扩张

C.半俯卧位(右前斜)食管塌陷伴黏膜松弛　　D.立位食管塌陷

18a　患者,男,67 岁,在最近的内镜检查中被诊断为中段食管癌(鳞状细胞),进行分期检查。CT 在癌症分期中的主要作用是:

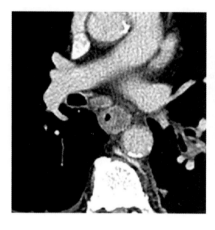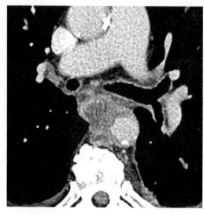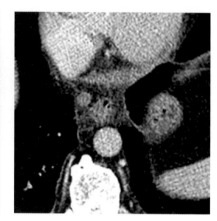

A.CT 有助于区分黏膜下层和固有肌层的侵犯。

B.CT 评估局部纵隔结构的受侵情况。

C.CT 发现下段食管有恶性结节。

D.CT 确定可能需要的经皮穿刺淋巴结活检。

18b　进一步行 PET-CT 扫描。PET-CT 在癌症分期中的主要作用是:

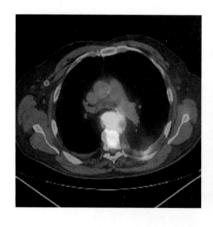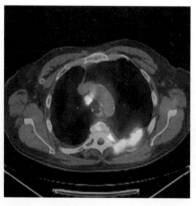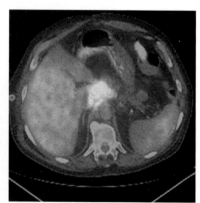

A.PET-CT 识别原发性肿瘤邻近纵隔淋巴结的摄取。

B.PET-CT 评估肿瘤侵犯食管壁的深度。

C.PET-CT 识别胸膜腔中可疑的远处转移病灶。

D.PET-CT 区分胃部左侧和腹腔淋巴结。

19　患者,男,22 岁,有长期固体食物吞咽困难和偶尔食物嵌塞病史,接受钡剂食管造影。最有可能的诊断是:

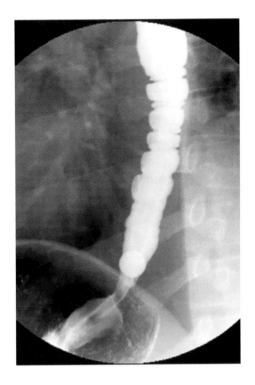

A.GERD 所致的消化性狭窄　　　　B.吞服腐蚀性制剂

C.药物性食管炎　　　　　　　　　D.嗜酸性食管炎

20a　患者,男,75 岁,有每年 50 包的吸烟史和酒精性肝病病史,2 个月来吞咽固体食物困难。进行钡剂食管造影。最有可能的诊断是:

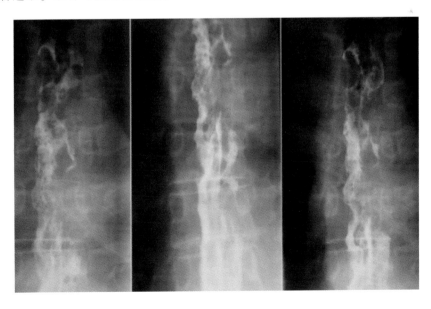

A.食物过硬　　　　　　　　　　　B.食管平滑肌瘤

C.食管鳞状细胞癌　　　　　　　　D.食管静脉曲张

20b　食管腺癌发展最重要的危险因素是:

A.肥胖、GERD 和吸烟　　　　　　　　B.酒精(乙醇)和吸烟

C.高脂肪饮食和酒精(乙醇)　　　　　D.幽门螺杆菌感染、酒精(乙醇)和吸烟

21　患者,男,29 岁,有吞咽困难病史,行双重对比钡剂食管造影。最有可能的诊断是:

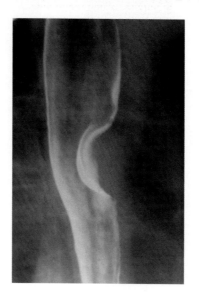

A.颗粒细胞肿瘤　　　　　　　　　　B.纤维血管性息肉

C.胃肠道间质瘤(GIST)　　　　　　　D.平滑肌瘤

22　患者,女,82 岁,有严重吞咽液体和固体困难症状。患者接受了单对比食管造影。哪些先前的病史可能与所示征象相关?

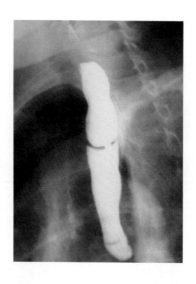

A.留置胃管并延长重症监护室时间　　B.大疱性皮肤病史

C.慢性重症 GERD　　　　　　　　　　D.淋巴瘤的放射治疗

E.ZES

23 患者,女,31 岁,主诉颈部吞咽困难。患者身体其他部位正常,进行咽部造影摄片。测压检查显示静息时食管上括约肌(UES)压力增加,UES 无法完全松弛。可能会出现哪种伴随症状?

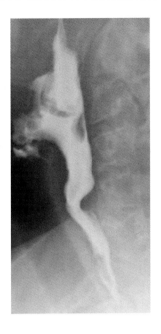

A.咽食管憩室   B.GERD

C.大脑神经功能紊乱   D.误吸引起的复发性肺炎

24 患者,女,85 岁,有吞咽困难和未消化食物反流病史,接受了咽钡餐检查。最有可能的诊断是:

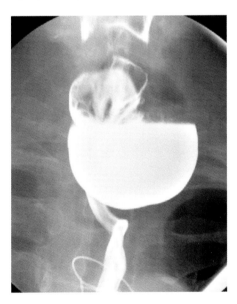 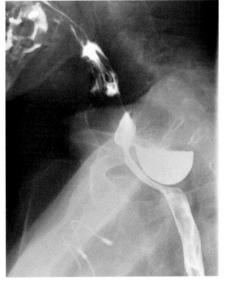

A.Killian-Jamieson 憩室   B.咽侧囊袋

C.咽侧憩室   D.咽食管憩室

25 患者,男,45岁,有长期吞咽液体和固体困难病史。在典型原发性贲门失弛缓症中,食管测压检查出现的最典型表现是:

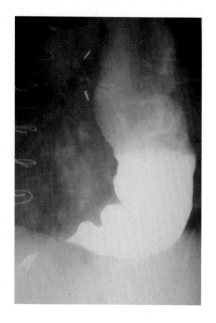

A.食管下 2/3 的强蠕动,食管多段同时收缩。

B.食管下括约肌(LES)静息压力异常降低。

C.食管多节段同时收缩。

D.LES 不完全松弛。

26a 患者,女,65岁,最近脑卒中后出现吞咽困难。临床医生要求患者吞服钡剂,并用稀钡剂对患者进行食管造影。初次吞钡后获得下列图片。这些表现代表什么?

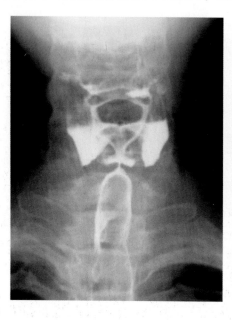

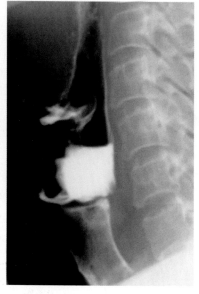

A.颈段食管高位狭窄

C.咽侧囊袋

B.环咽肌失弛缓综合征

D.误吸

26b　标记以下结构 A~H。每个答案可被选用一次或多次,也可不被选用。

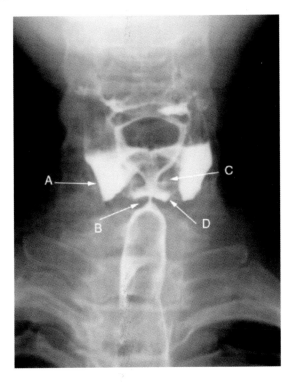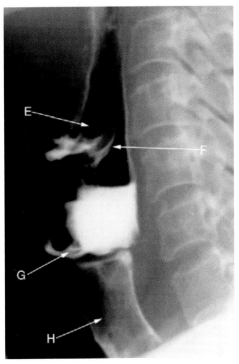

1.食管　　　　2.喉室　　　　3.喉部前庭　　　4.真声带　　　5.假声带
6.气管　　　　7.梨状窝　　　8.会厌软骨　　　9.会厌谷

26c　正常吞咽的咽部阶段不涉及下列哪项动作?

A.软腭抬高　　　　　　　　　　　B.舌骨凹陷伴喉的后下运动

C.会厌翻转　　　　　　　　　　　D.声带内收

E.UES 松弛

27　患者,女,79 岁,有 80 包-年的吸烟史和脑卒中史,进行了一项改良吞咽检查,以评估吸气情况。获得以下图像:

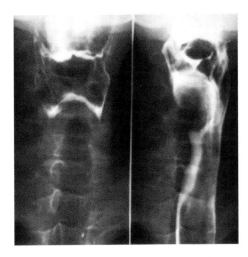

吞咽实验后进行的内镜检查和颈部 CT 扫描未能发现肿块。最可能的解释是:

A.这一表现为患者头部定位造成的假肿块。 B.假肿块可能代表咽后脓肿,后续成像的结果。

C.假肿块代表咽正常的一侧。　　　　　　　D.内镜检查未能发现病变。

答案与解析

1 答案 A。双重对比食管造影图像显示胃向上疝入胸部,胃食管结合部有较明显的迁移,称为 I 型食管裂孔疝(也称为滑动食管裂孔疝)。I 型食管裂孔疝占所有食管裂孔疝的85%~95%,与膈食管膜的退行性改变有关。膈食管膜常将远端食管固定在食管裂孔附近,膈食管膜的松弛允许胃食管结合部的向上错位和胃通过膈肌裂孔位移到胸部。I 型食管裂孔疝患者的 LES 张力可能减弱,因此经常出现胃食管反流症状。

列出的其他类型疝(II ~ IV 型)是食管旁疝,将在后面的问题中讨论。

参考文献:Abbara S, Kalan MM, Lewicki AM. Intrathoracic stomach revisited. *AJR Am J Roentgenol* 2003; 181(2):403–414.

Kahrilas PJ, Kim HC, Pandolfino JE. Approaches to the diagnosis and grading of hiatal hernia. *Best Pract Res Clin Gastroenterol* 2008;22(4):601–616.

2 答案 B。双重对比上消化道造影图像显示胃食管连接处(左图)位置正常,而与其相邻的膈上见胃底疝入(右图)。影像表现符合 II 型食管裂孔疝。膈食管膜的局部缺损为胃的向上疝入提供了一个小开口,形成食管旁疝,疝常从胃底开始疝入。

在外科文献中,食管裂孔疝常分为两大类:滑动疝和食管旁疝。

食管裂孔疝的类型	
滑动型(轴向型)	
I 型	胃食管结合部高于膈肌,无食管旁型的构成
食管旁型	
II 型(滚动型)	食管前外侧膈食管膜的局部缺损
	胃贲门和胃食管结合部仍在膈下
	胃底常是最先疝入的部分
III 型(混合型)	最常见的食管旁疝,具有 I 型和 II 型特征
	与胃扭转相关
	常较大
IV 型	膈肌裂孔明显扩大,包括其他器官(结肠、网膜、胰腺、小肠、肝脏)

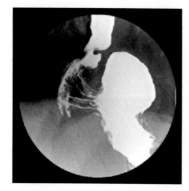
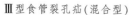

III 型食管裂孔疝(混合型)

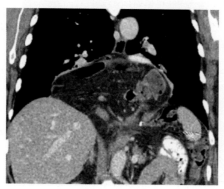

IV 型疝(冠状位)

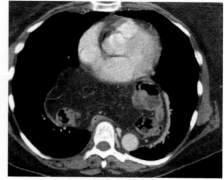

IV 型疝(轴位)

上述 III 型疝的例子显示胃食管结合部高于膈肌裂孔的水平,以及胃底疝囊疝处部分靠近胃食管结合部和食管远端。IV 型疝图像显示含有脂肪和一部分结肠的大疝囊。

参考文献：Abbara S, Kalan MM, Lewicki AM. Intrathoracic stomach revisited. *AJR Am J Roentgenol* 2003; 181(2):403–414.

Kahrilas PJ, Kim HC, Pandolfino JE. Approaches to the diagnosis and grading of hiatal hernia. *Best Pract Res Clin Gastroenterol* 2008;22(4):601–616.

3 **答案 C**。双重对比食管造影显示食管远端可见管腔狭窄、浅表溃疡、黏膜结节和邻近瘢痕造成的球囊状扩张。这些表现是 GERD 的典型特征。吞服腐蚀性制剂常会引起较长的狭窄，一般会有相应病史。静脉曲张呈现不规则的蚯蚓状充盈缺损，而非狭窄。药物性食管炎常发生于食管中段，这是由于药物（如四环素、奎尼丁、氯化钾）通过食管在主动脉弓或左主支气管处的生理性狭窄时有延迟。

　　GERD 是门诊患者中最常见的胃肠疾病。据报道，14%~20%的美国成人有过慢性胃灼热，此为 GERD 的典型症状。很难获得 GERD 的实际患病率，因为症状和内镜检查结果之间的相关性不高。大量有 Barrett 食管或食管炎内镜证据的人无相关症状。

参考文献：Kahrilas PJ, Kim HC, Pandolfino JE. Approaches to the diagnosis and grading of hiatal hernia. *Best Pract Res Clin Gastroenterol* 2008;22(4):601–616.

Shaheen NJ, Hansen RA, Morgan DR, et al. The burden of gastrointestinal and liver diseases, 2006. *Am J Gastroenterol* 2006;101(9):2128–2138.

4 **答案 B**。答案 B 示食管扩张，食管下括约肌呈"鸟嘴"状，为贲门失弛缓症的典型表征。这种表现与 LES 无法松弛有关。胃食管反流时，LES 是舒张的。

　　答案 A 示食管壁内假性憩室病（EIP），增大的黏液腺与反流性食管炎有关，这是个罕见的表现。念珠菌可在很多 EIP 患者体内繁殖，但这里更可能是继发感染。

　　答案 C 为轴向Ⅰ型食管裂孔疝，这种疝常见于 GERD 较重的患者。食管裂孔疝是否会引起胃食管反流尚存在争议。胃食管反流引起的炎症导致食管纵径缩短，破坏了 LES 的锚定作用，可能导致裂孔疝的形成。LES 的内在功能障碍是胃食管反流的主要决定因素。

反流性食管炎的钡剂造影表现	描述
动力异常	25%~50%的 GERD 患者原发性蠕动消失。但在老年性食管更常见非搏动性收缩（NPC）
黏膜充盈缺损	常呈结节状或颗粒状，偶尔有斑块状分泌物
溃疡	常较浅，可能是线形或星状的
疝	凹陷由厚褶皱或瘢痕附近的多余管壁引起，区别于真正的溃疡
增厚的纵行褶皱	褶皱规则增厚，在折叠视图中最清晰可见
横行褶皱（暂时性）	均匀而薄（又称"猫食管"，因为与猫正常食管的外观相似），由纵行肌肉短暂缩短引起；环绕食管
横行褶皱（固定的）	比猫食管更厚且更不规则，形态怪异
壁内假性憩室	由于腺体连接到食管管腔的颈部较小，扩张的壁内黏液腺似乎"漂浮"在管腔内
炎症性食管胃息肉	增厚的胃褶襞如息肉样伸入食管远端腔内
狭窄	常发生于食管远端，并伴有轴向型食管裂孔疝；如果为食管中段，与 Barrett 食管相关

答案 D 显示了食管造影中短暂出现的均匀细小的横行褶皱(被称为"猫食管"),这一表现与胃食管反流高度相关。

参考文献:Gore RM, Levine MS. *Textbook of gastrointestinal radiology*, 4th ed. Philadelphia, PA:Elsevier/Saunders, 2015.

Levine MS, Rubesin SE. Diseases of the esophagus: diagnosis with esophagography. *Radiology* 2005; 237(2):414–427.

5　**答案 B。**食管中段狭窄,扩张的胃食管结合部黏膜呈网状,病史提示 GERD。高位狭窄对于单纯性 GERD 来说不典型,应提高对 Barrett 食管这种癌前病变的注意。Barrett 食管另一个更特别的表现是双重对比食管造影可示黏膜形态异常表现为网状,特别是在合并食管中段狭窄时。这些更特异的表现见于少数 Barrett 食管患者(5%~30%)。食管裂孔疝、胃食管反流、食管远端消化性狭窄和溃疡在 Barrett 食管患者中很常见,但单纯性 GERD 也可出现这些表现。

Barrett 食管指正常食管鳞状上皮被柱状上皮所代替的化生。研究表明,6%~12% 有长期 GERD 症状的患者患有 Barrett 食管, 大多数为 50 岁以上男性。这可能低估了 Barrett 食管在普通人群中的真实患病率,因为 Barrett 食管患者中有很大一部分无相关症状。Barrett 食管可能通过不同程度的不典型增生化生为腺癌。无非典型增生 Barrett 食管发展成为腺癌的年度风险较低(0.12%~0.4%),但高度不典型增生癌症的年度风险高达 5%。对于无非典型增生的 Barrett 食管患者,建议每 3 年进行一次内镜检查。尽管进行了筛查,仍有 80%~90% 的无 Barrett 食管患者会患食管腺癌。

参考文献:Hvid-Jensen F, Pedersen L, Drewes AM, et al. Incidence of adenocarcinoma among patients with Barrett's esophagus. *N Engl J Med* 2011;365(15):1375–1383.

Rustgi AK, El-Serag HB. Esophageal carcinoma. *N Engl J Med* 2014;371(26):2499–2509.

6　**答案 C。**造影示固定、增厚的胃皱襞终止于食管远端或胃食管结合部的条状或息肉状影。称为炎性食管胃息肉、息肉皱襞复合体或前哨息肉,这常是良性的黏膜再生反应,与腐蚀性食管炎有关,最常见的是 GERD。该影像表现的早期报告表明,如果息肉光滑、较小(<2.5cm)且有反流症状史,则无须内镜检查。然而,息肉本身可能是良性的,但其是重症食管炎的标志。在成人中,这需要内镜监测和对独立于息肉的可疑炎性黏膜进行活检。

胃食管静脉曲张可有黏膜皱襞增厚表现,但在不同视图上,静脉曲张有典型的形态学改变。

参考文献:Abraham SC, Singh VK, Yardley JH, et al. Hyperplastic polyps of the esophagus and esopha-gogastric junction: histologic and clinicopathologic findings. *Am J Surg Pathol* 2001;25(9):1180–1187.

Bleshman MH, Banner MP, Johnson RC, et al. The inflammatory esophagogastric polyp and fold. *Radiology* 1978;128(3):589–593.

7　**答案 C。**钡剂食管造影的右前斜位图显示一个巨大的滑动型食管裂孔疝,胃食管结合部有局部向心性狭窄,与狭窄的下食管环的影像表现一致。由于患者有相关症状,这一表现可认为是 Schatzki 环。正常下食管环如下图所示,与 Schatzki 环相反,既不增厚,也不明显延伸至食管腔内。Schatzki 环异常增厚被认为是胃食管反流引起慢性炎性反应的结果,滑动型裂孔疝是常见的相关表现。当食管腔变窄,至<13mm 时,患者常会出现

症状。而当管径≥20mm 时，患者较少出现症状。进食大块食物，如咀嚼不良的肉类，会导致嵌顿和"牛排馆综合征"。

　　腐蚀性狭窄一般累及大段食管。食管癌的轮廓更为不对称且不规则。食管蹼一般位于食管颈段。

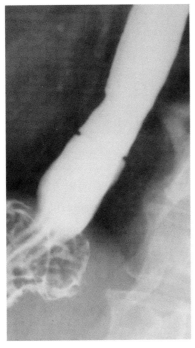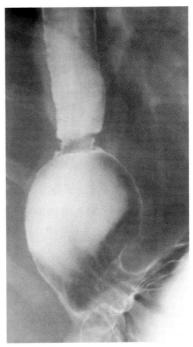

正常的 B 环　　　　　　　　　　　增厚狭窄的 B 环

参考文献：Norton RA, King GD. "Steakhouse syndrome": the symptomatic lower esophageal ring. *Lahey Clin Found Bull* 1963;13:55–59.

　　Ott DJ, Chen YM, Wu WC, et al. Radiographic and endoscopic sensitivity in detecting lower esophageal mucosal ring. *AJR Am J Roentgenol* 1986;147(2):261–265.

　　Richter JE, Castell DO. *The esophagus*, 5th ed. Chichester, West Sussex, UK: Blackwell, 2012:346–347.

　　Smith MS. Diagnosis and management of esophageal rings and webs. *Gastroenterol Hepatol(NY)*2010; 6(11):701–704.

8a　**答案 B。**胸部正位片显示一个密度不均匀的长条状肿块向右侧胸腔中部突出。钡剂食管造影可见明显的食管扩张，胃食管结合部表现为短而光滑的圆锥形。造成这些表现最常见的原因是贲门失弛缓症———一种 LES 无法正常松弛的疾病。本病是由食管肌壁内神经节(Auerbach 神经丛)缺如造成的，而食管肌壁内神经节是促进 LES 松弛的抑制性神经元。消化性狭窄常不会引起明显的扩张，并有更多不规则的黏膜(注意这种情况下 LES 上方光滑的褶皱)。吞服腐蚀性制剂常会导致大段的食管狭窄。进行性系统性硬化病(硬皮病)最终进展可为继发性消化性狭窄，但一般包括胃食管结合部扩张。假性贲门失弛缓症由肌间神经丛的恶性受累(最常见于贲门癌)而导致狭窄，并且常比这种情况下的狭窄更长、偏心性或不规则。

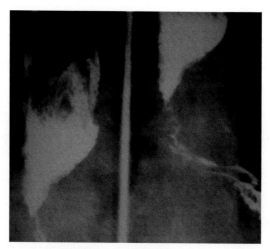

胃食管结合部的假性贲门失弛缓症

8b　答案 B。恰加斯病(美洲锥虫病)由锥虫感染后对食管肌壁内神经丛的神经节造成损伤引起,在外观和行为上可能与贲门失弛缓症相同。恰加斯病还会导致扩张型心肌病和巨结肠的发生。原生动物克鲁斯锥虫感染可引发本病,锥虫由锥蝽(猎蝽科或其亲属科的)携带。这种昆虫媒介主要见于拉丁美洲的农村人口,随着移民的增加,美国和欧洲的患病数量正在增加。

　　幽门螺杆菌与消化性溃疡、胃炎和胃癌有关。梅毒螺旋体是一种引起梅毒的螺旋体。班氏丝虫是一种寄生线虫,与淋巴丝虫病有关。

参考文献:Boeckxstaens GE, Zaninotto G, Richter JE. Achalasia. *Lancet* 2014;383(9911):83–93.

　　Francis DL, Katzka DA. Achalasia: update on the disease and its treatment. *Gastroenterology* 2010;139(2):369–374.

　　Levine MS, Ramchandani P, Rubesin SE. *Practical fluoroscopy of the GI and GU tracts*. New York, NY: Cambridge University Press, 2012.

9　答案 A。双重对比食管造影示食管缩短,胃食管结合部扩张,小的轴向型食管裂孔疝形成。横膈壶腹正上方的食管远端呈不规则狭窄。

　　进行性系统性硬化症(硬皮病)是一种影响皮肤、胃肠系统、肺和其他多个器官的自身免疫性疾病。在胃肠道中,食管是最常见的受累部位。本病可使食管远端 2/3 的平滑肌萎缩。胃食管结合部广泛性扩张,胃食管反流常见。如本例所示,在严重病例中,纤维变性取代萎缩的平滑肌,导致食管缩短,可将食管裂孔疝拉入胸腔。最终胃食管结合部的扩张可能被慢性反流引起的消化性狭窄所取代。

　　贲门失弛缓症可能表现为蠕动消失,但 LES 变窄,呈光滑的圆锥("鸟嘴")形,而不是出现扩张。老年性食管病变可能与蠕动消失有关,且运动功能障碍随着年龄增长而出现。重症肌无力累及近端食管和横纹肌。

参考文献:Boland, GW. *Gastrointestinal imaging: the requisites*. Philadelphia, PA: Elsevier/Saunders, 2014.

　　Margulis AR, Burhenne HJ. *Practical alimentary tract radiology*. St. Louis, MO: Mosby-Year Book, 1993.

10　答案 C。这组钡剂检查显示了几种类型的憩室或憩室样结构。

　　图 C 示膈上憩室,这是一种压出性假性憩室,常与动力障碍,如贲门失弛缓症有关。食管远端变窄和 LES 无法松弛使腔内压力升高,导致黏膜层和黏膜下层通过肌肉组织向外膨出。患有较大膈上憩室的患者可出现吞咽困难和胸痛,但常无反流症状。

其他选项与食管远端腔内压力增加无关。图 A 为咽食管憩室,可能与环咽肌失弛缓症有关。图 B 代表食管壁内假性憩室,食管壁内腺体增大,与 GERD 有关,且食管远端的腔内压力可降低,而不是增加。图 D 不是憩室,而是 Ⅱ 型食管旁裂孔疝。

参考文献:Fasano NC, Levine MS, Rubesin SE, et al. Epiphrenic diverticulum: clinical and radiographic findings in 27 patients. *Dysphagia* 2003;18(1):9–15.

Foltz C, Strum W. Images in clinical medicine. Epiphrenic diverticulum. *N Engl J Med* 2014;371(26): 2510.

11　**答案 D**。钡剂食管造影显示食管有多个充盈缺损,黏膜相对正常。此影像表现是早期念珠菌食管炎的典型特征。念珠菌食管炎是感染性食管炎的最常见类型,好发于免疫抑制患者。早期变化形成假膜斑块,疾病进展时会引起溃疡,加重时出现黏膜"紊乱"的表现。

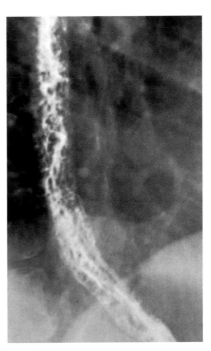

晚期念珠菌食管炎的食管黏膜紊乱

CMV 在艾滋病患者中最常见的表现为孤立性大溃疡。单纯疱疹病毒常形成浅溃疡,有时呈线形或星状,周围有水肿晕环。糖原性棘皮病是一种良性变性疾病,其上皮细胞糖原积聚引起类似于早期念珠菌病的假膜斑块,这种情况见于老年无症状患者。鳞状上皮乳头状瘤是一种癌前病变,也可引起小斑块,但常较罕见。

参考文献:Donnellan F, Walker B, Enns R. Esophageal papillomatosis complicated by squamous cell carcinoma. *Endoscopy* 2012;44(Suppl 2 UCTN):E110–E111.

Gore RM, Levine MS. *Textbook of gastrointestinal radiology*. 4th ed. Philadelphia, PA: Elsevier/ Saunders, 2015.

Roberts L Jr, Gibbons R, Gibbons G, et al. Adult esophageal candidiasis: a radiographic spectrum. *Radiographics* 1987;7(2):289–307.

12　答案 A。双重对比食管造影的正位和左后斜位片示一个大而平的菱形溃疡突出于中段食管后壁。所示黏膜的其余部分正常，并且无相关肿块病变。该影像表现是巨细胞病毒(CMV)食管炎的典型表现。在控制不良的人类免疫缺陷病毒(HIV)感染中可见相同表现。由于 CMV 食管炎(丙氧鸟苷)的检测较难，需要刷检、活检或内镜检查获取培养物进行确认。

　　HSV 常会导致多个微小的浅表溃疡，周围有放射状水肿晕环。念珠菌食管炎表现为沿食管长轴方向分布的多个假膜斑块(而非真正的溃疡)。EBV 感染会引起深处的线性溃疡，而不是与 CMV 和艾滋病毒食管炎相似的扁平形和卵圆形溃疡。感染 HPV 可形成微小息肉样病变。

参考文献：Levine MS, Ramchandani P, Rubesin SE. *Practical fluoroscopy of the GI and GU tracts*. New York, NY: Cambridge University Press, 2012:234, 44–49.

　　Levine MS, Rubesin SE. Diseases of the esophagus: diagnosis with esophagography. *Radiology* 2005; 237(2):414–427.

13a　答案 C。食管穿孔。该患者有明确的喉部骨折，左上图示左侧甲状软骨塌陷。然而，纵隔气肿的体积比预期的大，且纵隔向下位移的体积也增加。因此，必须考虑引起纵隔气肿的其他原因。

　　食管穿孔的 CT 间接表现包括：食管周围气体、食管周围积液和食管壁增厚，这三者均出现在本次扫描检查的图像中。CT 上可识别食管壁的全层撕裂伤(不是此例)，口服造影剂可能从食管外漏出来。

　　其他选项可能是纵隔气肿的原因，但无喉部骨折的 CT 征象。创伤性插管不会出现上述纵隔的影像表现，依据 Macklin 现象(肺泡破裂导致间质性肺气肿和纵隔气肿)可排除诊断。

参考文献：de Lutio di Castelguidone E, Merola S, Pinto A, et al. Esophageal injuries: spectrum of multidetector row CT findings. *Eur J Radiol* 2006;59:344–348.

　　Young CA, Menias CO, Bhalla S, et al. CT features of esophageal emergencies. *Radiographics* 2008; 28:1541–1553.

13b　答案 E。对比食管造影图示胸段食管穿孔的两个部位。较大的食管穿孔常被认为是外科急症，需要开胸手术来修复缺损的食管壁，清除坏死组织，冲洗纵隔，必要时冲洗胸膜间隙。

　　对食管穿孔的确认只能用水溶性造影剂进行。只有确认水溶性造影检查结果为穿孔阴性后，才能使用钡剂。外漏于纵隔的钡剂可导致化学性纵隔炎，残留钡剂可产生 CT 伪影。在这种情况下，支气管镜检查和诊断性内镜检查对于穿孔的诊断也是不必要的。内镜支架的放置无法冲洗纵隔或清理胸腔污染，因此不建议单独放置。

参考文献：Nirula R. Esophageal perforation. *Surg Clin North Am* 2014;94:35–41.

14　答案 B。单对比上消化道 CT 造影示食管右后外侧方见对比剂向管腔外渗漏。食管周围纵隔气肿的平扫 CT 可以证实。此为 Boerhaave 综合征(自发性食管穿孔)中的食管撕裂不太常见的部位。自发性食管穿孔的典型表现为食管下段左后外侧壁撕裂。食管穿孔是由于胃内容物从无松弛的食管用力喷向闭合的声门。典型临床表现是呕吐、胸痛和皮下气肿(Mackler 三联征)。全层撕裂常呈纵行，长度为 1~4cm。穿孔死亡率较高，因此及时发现穿孔至关重要,24h 后生存率可降至 20%。

　　CXR 的征象是非特异性的,但可包括纵隔气肿、气胸和胸腔积液。食管透视可显示对比剂从食管远端漏入纵隔的位置。在常规荧光透视检查中,外漏检查的假阴性率为 10%~38%,因此,如果患者临床情况不稳定,建议 CT 检查或代替荧光透视检查。除探查微小的纵隔气肿或少量气胸外, 如果裂口较小且胸腔密闭,CT 还可显示荧光透视检查遗漏的内漏。

参考文献:Gimenez A, Franquet T, Erasmus JJ, et al. Thoracic complications of esophageal disorders. *Radiographics* 2002;22(Spec No):S247–S258.

　　Tonolini M, Bianco R. Spontaneous esophageal perforation (Boerhaave syndrome): diagnosis with CT-esophagography. *J Emerg Trauma Shock* 2013;6(1):58–60.

15　**答案 B**。枪伤不如医源性穿透性颈部食管损伤常见。图像示胸腔入口处有连续性食管穿孔(与手术引流管水平相同)。气管支气管树内也出现对比剂,可能是误吸或气管食管瘘。对于任何有胃肠道损伤和可能出现上呼吸消化道瘘或误吸的患者,均应使用等渗水溶性造影剂,如欧乃派克(碘海醇,通用电气医疗保健公司)或碘帕醇(碘异酞醇,博莱科成像公司)。不应使用高渗透性水溶性造影剂胃加芬液(泛影葡胺和泛影葡胺钠溶液,博莱科成像公司),因为这可能导致严重的支气管刺激和肺水肿。此外,关于诊断的问题(存在渗漏)已经回答。据报道,医源性损伤是颈段和胸段食管穿孔的最常见原因,其次是穿透性损伤。与血管损伤相比,食管损伤较为罕见。对比食管造影,即使用钡剂完成,报道的假阴性率为 10%(颈部食管更高),但假阳性率接近 0。有些食管破裂可采取保守治疗,但大多数颈段食管外漏需要手术探查和引流。放置支架不是最优选择。

参考文献:Bryant AS, Cerfolio RJ. Esophageal trauma. *Thorac Surg Clin* 2007;17(1):63–72.

　　Morcos SK, Oldroyd S, Haylor J. Effect of radiographic contrast media on endothelium derived nitric oxide-dependent renal vasodilatation. *Br J Radiol* 1997;70:154–159.

16　**答案 C**。食管钡剂造影显示食管管腔广泛性严重狭窄,更近端的食管扩张。对于这种长度的严重狭窄,首要考虑的诊断是苛性或腐蚀性制剂吞服。在检查前可了解到相关的病史。严重的胃食管反流可能造成长时间的严重狭窄,留置胃管是最常见病因,而很少由佐林格-埃里森综合征和胃食管反流相关的高酸性物引起。嗜酸性食管炎可能产生广泛性食管壁变薄。其他任何情况均不会导致如此严重的狭窄。

　　摄入强碱试剂,如碱液(浓缩氢氧化钠)会导致液化性坏死和严重的溃疡性食管炎。30%氢氧化钠溶液在 1s 内就可造成食管全层损伤。1~3 个月后纤维化和严重瘢痕形成。酸摄入造成的伤害往往没有那么严重。除造成机械性梗阻外,这种急性事件发生后的 10~25 年内,患恶性肿瘤的风险增加了 1000 倍。

参考文献:Luedtke P, Levine MS, Rubesin SE, et al. Radiologic diagnosis of benign esophageal strictures: a pattern approach. *Radiographics* 2003;23(4):897–909.

　　Lupa M, Magne J, Guarisco JL, et al. Update on the diagnosis and treatment of caustic ingestion. *Ochsner J* 2009;9(2):54–59.

17a　**答案 B**。上消化道双重对比造影片显示在食管远端纵向延伸的蚯蚓状充盈缺损。轴位对比 T1 加权 MRI 显示上腹部有较多强化的静脉曲张,包括胃食管结合部周围。门脉高压引起的胃食管静脉曲张被称为上行性静脉曲张,因为血液从腹部流向胸部。从门静脉回流的静脉血经过胃左静脉(冠状静脉)进入食管周围静脉丛,然后进入奇静脉和上腔静脉。治疗常旨在改善可疑的门静脉高压症(例如,放置 TIPS 或肝移植)。

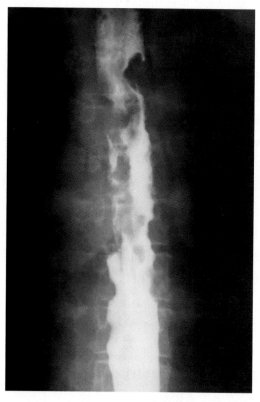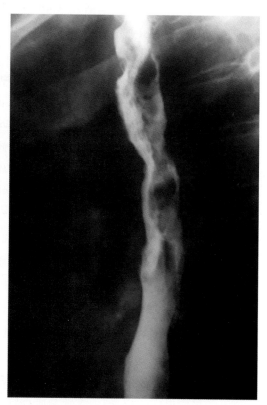

下行性静脉曲张,正位和侧位钡剂食管造影

下行性静脉曲张不太常见,与上腔静脉阻塞有关。这些静脉曲张包括食管上中段 1/3 的周围静脉丛,血液沿尾侧流动。血液受阻从奇静脉系统引入上腔静脉。然而,如果奇静脉或奇静脉入口水平以下的下段上腔静脉阻塞,则血流必须流至远端食管静脉丛并进入门静脉,由此处汇入下腔静脉。这些静脉曲张会累及整个胸段食管。

食管癌可能有静脉曲张表现,纵隔淋巴结病可能在食管上留下瘢痕,但这两个答案均未解释 MRI 表现。肥大性胃炎为胃皱襞增厚,而非食管皱襞增厚。

17b　答案 C。如果检查技术运用不当,食管静脉曲张可能很难在钡剂造影检查中显示出来。事实上,不同位置的不同影像表现有助于明确诊断。如增加四肢静脉回流的卧位(而非直位)和食管腔塌陷(而非完全扩张)有助于检查。

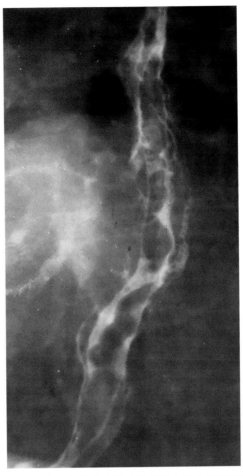

无管腔扩张的卧位食管造影右前斜位片示食管静脉曲张

参考文献：Levine MS. Radiology of esophagitis: a pattern approach. *Radiology* 1991;179(1):1-7.

Levine MS, Rubesin SE. Diseases of the esophagus: diagnosis with esophagography. *Radiology* 2005; 237(2):414-427.

18a 　**答案 B**。胸部 CT 显示中段食管壁的环周增厚及邻近的气管隆嵴下增大的淋巴结(左图)。肿瘤与主动脉接触超过180°，且周围大部分脂肪间隙消失(中间图)。远端食管周围可见一圆形淋巴结(右图)。

手术切除食管癌和邻近恶性淋巴结——唯一有治愈可能的治疗方法。准确分期对于确定合适的治疗至关重要。分期方式包括超声内镜、CT 和 PET-CT。食管癌的临床分期采用由 AJCC 发表的 TNM 系统。

食管鳞状细胞癌的 TNM 分期

原发性肿瘤(T)	
Tis	重度不典型增生
T1	肿瘤侵犯黏膜固有层、黏膜肌层或黏膜下层
T1a	肿瘤侵及黏膜固有层或黏膜肌层
T1b	肿瘤累及黏膜下层
T2	肿瘤侵犯固有肌层
T3	肿瘤侵犯食管纤维膜

(待续)

食管鳞状细胞癌的 TNM 分期(续)

T4	肿瘤侵犯周围结构
T4a	(可手术切除)肿瘤侵犯胸膜、心包或膈肌
T4b	(不可手术切除)肿瘤侵犯其他邻近结构,如主动脉、椎体和气管等
区域淋巴结(N)	
N0	无局部淋巴结转移
N1	1~2 处区域淋巴结转移
N2	3~6 处区域淋巴结转移
N3	≥7 处区域淋巴结转移
远处转移(M)	
M0	无远处转移
M1	有远处转移

　　超声内镜是评估 T 分期的主要手段。其可确定肿瘤侵犯食管壁的深度,并区分出 T1、T2 和 T3 期,而这是 CT 或 PET-CT 无法做到的。在原发性肿瘤的评估中,CT 最有助于 T4 期的检查(答案 B),表现为肿瘤和邻近纵隔结构之间的脂肪消失。如本例所示,当肿瘤与主动脉壁呈 90°或 90°以上接触时(三角箭头所示),或主动脉、食管和脊柱之间的脂肪间隙受累时(箭头所示),提示主动脉受累。

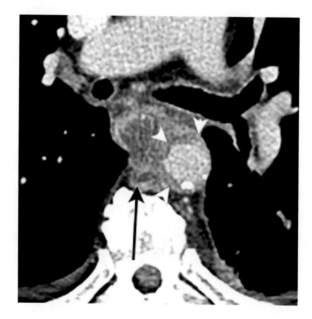

　　以 1cm 或更大作为异常淋巴结的主要诊断标准,CT 对检测淋巴结转移的敏感性和特异性有限。与其他肿瘤一样,小淋巴结转移和大淋巴结良性改变限制了 CT 在淋巴结分期方面的准确性。超声内镜在探查淋巴结转移方面优于 CT,细针抽吸最容易通过超声内镜完成(而不是答案 D 中所建议的经皮穿刺)。

18b　答案 C。PET-CT 图像示高摄取的原发性中段食管肿瘤(左图)、右侧气管旁淋巴结和左侧胸膜腔(中间图),以及胃肝/腹腔淋巴结肿块(右图)。

　　与标准 CT 一样,除非累及局部结构,否则 PET-CT 无法准确评估肿瘤侵犯食管壁的深度。局部淋巴结受累可能难以用 PET-CT 检测,因为原发性肿瘤的高摄取可能掩盖邻近的局部转移。PET 检查远处淋巴结和非淋巴结转移具有高灵敏度。尽管在这种情况下,由于主动脉受累,认为患者不可进行手术,PET-CT 显示了一个转移受累区域(左侧胸膜腔的转移),未来可能需要对局部进行对症治疗。

区别胃左和腹腔轴部淋巴结之间的异常在临床上非常重要,因为后者被认为是不可切除的。随着新结果的数据出现,这种情况可能会发生变化。然而,由于这些淋巴结之间非常接近,这种区分在任何成像检查中均较为困难。

参考文献:Kim TJ, Kim HY, Lee KW, et al. Multimodality assessment of esophageal cancer: preoperative staging and monitoring of response to therapy. *Radiographics* 2009;29(2):403–421.

Varghese TK, Hoffstetter WL, Rizk NP, et al. Esophagus and esophagogastric junction. In: Edge, SB, Byrd DR, Compton, CC. et al. (eds). *AJCC cancer staging manual*, 7th ed. New York, NY: Springer, 2010: 103–111.

19　答案 D。食管钡餐造影示食管有多个短的同心环,为典型的嗜酸性食管炎表现。嗜酸性食管炎可有上段和中段食管的节段性狭窄,在食管远端则较少见,或为弥漫纤细的狭窄食管。如本例所示,嗜酸性食管炎也可能出现独特的环状或波纹状形态,而其他疾病则不会出现。

嗜酸性食管炎是一种特发性慢性炎性疾病,在过去 20 年中,越来越多的患者被诊断为嗜酸性食管炎,此病的患病率和人们对该疾病的认识都有所提高。其临床特征为食管功能障碍,组织学表现为以嗜酸性粒细胞浸润为主的食管炎症。其可见于儿童和成人,与食物过敏有较强相关性(尽管不是所有都表现如此)。患者也可能有过敏史,包括哮喘和季节性过敏。一些嗜酸性食管炎患者由食物诱导引起,其病情描述存在季节性变化。嗜酸性食管炎被认为是一个单独的病种,但嗜酸性浸润也可能存在于 GERD,嗜酸性食管炎和 GERD 之间关系的讨论仍在进行中。

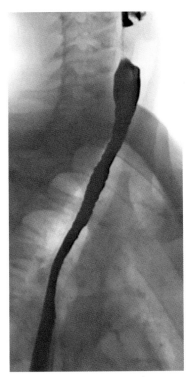
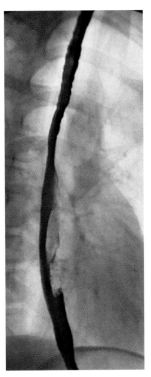

嗜酸性食管炎及细长的食管

参考文献：Moawad FJ, Veerappan GR, Wong RK. Eosinophilic esophagitis. *Dig Dis Sci* 2009;54(9):1818–1828.

Zimmerman SL, Levine MS, Rubesin SE, et al. Idiopathic eosinophilic esophagitis in adults: the ringed esophagus. *Radiology* 2005;236(1):159–165.

20a　答案 C。图像显示上中段食管有多个不规则的充盈缺损和肿块。鉴于患者有长期吸烟和饮酒史，最有可能的诊断是食管鳞状细胞癌。此病引起的食物嵌塞非常严重。与此不同的是平滑肌瘤是一种边缘光滑的黏膜下层病变。

　　该肿瘤的形态类似于静脉曲张的表现，根据提供的临床病史，该患者可能存在肝硬化，但其位于食管下方，与吞咽困难无关。

　　鳞状细胞癌的主要危险因素是吸烟和饮酒。下面列出了一些不太常见的原因。

食管鳞状细胞癌发生的危险因素

酒精（乙醇）
吸烟
慢性反流病/Barrett 食管
头颈部肿瘤
贲门失弛缓症
腐蚀性（碱性）制剂吞服
辐射
乳糜泻
Plummer–Vinson 综合征
胼胝症
自身免疫性皮肤黏膜疱病（大疱性天疱疮性表皮松解症）

20b　答案 A。腺癌的主要危险因素是 GERD、肥胖和吸烟。GERD 和腺癌之间有明确的关系，特别是存在 Barret 食管的情况下。腹部肥胖可能导致胃内压升高，从而使 LES 松弛，并能促进胃食管反流。吸烟者患食管腺癌的风险是从不吸烟者的两倍，因此，吸烟是鳞状细胞癌更大的风险因素。饮酒似乎不会增加患腺癌的风险。有趣的是，实际上幽门螺杆菌感染与降低患腺癌的风险有关，这可能是由于慢性胃炎使得幽门螺杆菌引起的胃萎缩患者的产酸量减少。

　　鳞状细胞癌占全世界食管癌的 90%，但在过去的几十年里，腺癌的发病率一直在快速上升，在北美和欧洲的几个地区已经超过鳞状细胞癌。

参考文献：Levine MS, Rubesin SE. Diseases of the esophagus: diagnosis with esophagography. *Radiology* 2005;237(2):414–427.

Rustgi AK, El-Serag HB. Esophageal carcinoma. *N Engl J Med* 2014;371(26):2499–2509.

21　答案 D。食管双重对比钡剂造影显示食管中段有一处病变，表面光滑，与食管壁界面呈直角，这是黏膜下病变的典型表现。

　　平滑肌瘤是最常见的良性食管肿瘤，占所有良性食管肿瘤的 50%。肿瘤常发生于食管中段和远端（对应于平滑肌所处的食管段）。肿瘤直径为 2~8cm，常为 3cm 或更小，很少发生溃烂。平滑肌瘤在 MRI 中类似于肌肉信号，不同于腺瘤，其有着比食管壁更高的 T2 信号(见以下不同患者的案例)。超声内镜下与肌肉回声相等。

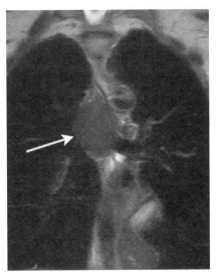

T2 加权 MRI 显示中段食管平滑肌瘤(箭头所示)

弥漫性食管平滑肌瘤是食管平滑肌瘤的特殊形式,在组织学上与典型的局限性肿块相同。这些可能与 Alport 综合征(肾小球肾炎、听力丧失、各种眼病,以及发生于食管和女性生殖道的平滑肌瘤病)有关。

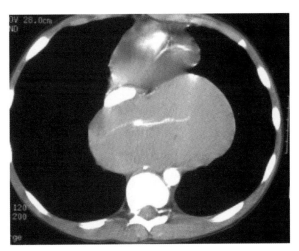

弥漫性食管平滑肌瘤病

颗粒细胞肿瘤在形态学上类似于平滑肌瘤,但体积更小,更不常见。其最初被认为起源于肌肉,所以被称为颗粒细胞成肌细胞瘤,但其真正的来源是施万细胞。

纤维血管性息肉来源于颈段食管或下咽部。它们由正常鳞状上皮覆盖的脂肪和纤维血管组织组成。它们是软组织肿瘤,长入腔内形成肿块。

GIST 是另一种常见的胃肠道间叶肿瘤。胃肠道食管是唯一一个平滑肌瘤比 GIST 更常见的部位。

参考文献:Jang KM, Lee KS, Lee SJ, et al. The spectrum of benign esophageal lesions: imaging findings. *Korean J Radiol* 2002;3(3):199–210.

Lewis RB, Mehrotra AK, Rodriguez P, et al. From the radiologic pathology archives: esophageal neoplasms: radiologic-pathologic correlation. *Radiographics* 2013;33(4):1083–1108.

22 **答案 B。**自身免疫性皮肤黏膜水疱病是一组涉及皮肤黏膜水疱的疾病。该组疾病也可累及咽部和食管上段。水疱的不断破裂、愈合会导致管腔狭窄并形成网状结构。大疱性类天疱疮是最常见的例子，常见于老年女性，大疱性表皮松解症是一种罕见的相关疾病。包括移植物抗宿主反应、中毒性表皮坏死松解症和史蒂文斯–约翰逊综合征在内等的其他导致脱屑的疾病也可能在愈合期出现类似的食管狭窄和网状结构。

列出的其他选项不太可能如图中表现。与留置胃管相关的狭窄会较长且往往会累及食管远端。ZES 也可能由酸性物质回流增加导致食管远端狭窄。GERD 不太可能出现如本例中所见的高位细长的食管。颈部淋巴结病放射治疗的照射部位应该避开下咽部和食管。

食管网状结构形成的其他原因包括异位胃黏膜，多达 10%的患者在内镜检查中可在颈段食管看到异位胃黏膜。异位胃黏膜一般无症状，但由于产酸，可能与瘢痕和网状结构形成有关。

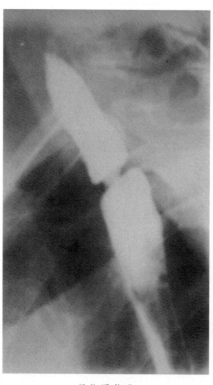

异位胃黏膜

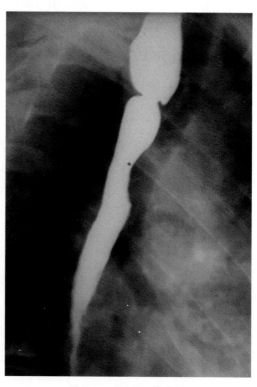

Plummer–Vinson 综合征

Plummer–Vinson 综合征包括颈段食管蹼、缺铁性贫血和舌炎。患者有与食管蹼相关的吞咽困难，患下咽部癌和食管癌的风险增加。

参考文献：Akbayir N, Alkim C, Erdem L, et al. Heterotopic gastric mucosa in the cervical esophagus (inlet patch): endoscopic prevalence, histological and clinical characteristics. *J Gastroenterol Hepatol* 2004;19 (8):891–896.

Ergun GA, Lin AN, Dannenberg AJ, et al. Gastrointestinal manifestations of epidermolysis bullosa. A study of 101 patients. *Medicine* (*Baltimore*) 1992;71(3):121–127.

Nosher JL, Campbel WL, Seaman WB. The clinical significance of cervical esophageal and hypopharyngeal webs. *Radiology* 1975;117(1):45–47.

von Rahden BH, Stein HJ, Becker K, et al. Heterotopic gastric mucosa of the esophagus: literature-review and proposal of a clinicopathologic classification. *Am J Gastroenterol* 2004;99(3):543–551.

23 　**答案 B**。咽侧图显示下咽部和食管交界处(C5–C6 椎体水平)的食管显著后突,与环咽肌(也称为环咽肌压迹)的表现明显一致。环咽肌一般在休息时收缩,吞咽开始时松弛。虽然可见于无症状人群中,其常与 GERD 有关。环咽肌起着屏障的作用,防止摄入的食物和胃酸逆向流入气管,并防止空气进入食管。应注意的是环咽肌压迹也可表现为无症状,只在偶然间被发现。

　　静息时肌肉张力增加可能引发 Zenker 憩室(本次检查中未显示)。脑干梗死伴后组脑神经功能障碍可能导致与环咽肌有关的咽部麻痹,但不一定与测压压力增加有关,与患者年龄也不太可能有关。环咽肌功能异常可能与吸入性肺炎有关,但与该患者的临床表现并不一致。

参考文献:Cook I. Cricopharyngeal bar and Zenker diverticulum. *Gastroenterol Hepatol* (*N Y*)2011;7(8):540.

　　Tao TY, Menias CO, Herman TE, et al. Easier to swallow: pictorial review of structural findings of the pharynx at barium pharyngography. *Radiographics* 2013;33(7):e189–e208.

24 　**答案 D**。在钡剂咽食管造影图上,突出的囊袋状影源于环咽肌上方的咽后壁,称为咽食管憩室。咽食管憩室为内压性假憩室,是由黏膜层和黏膜下层组成的咽囊,其从 Killian 间隙突出,是由下咽缩肌的斜行纤维和环咽肌的横行纤维围成的裸区后壁肌纤维缺失所致。憩室向下延伸至颈段食管后环咽肌以下。当憩室较小时,可以保持在中线上,随着增大,可沿侧面延伸。憩室形成的发病机制尚不明确,但与环咽肌痉挛或食管上括约肌开放与吞咽不协调有关。GERD 和食管动力异常与咽食管憩室有关,GERD 也与环咽肌痉挛有关。患者可出现口臭,与尚未消化食物的反流有关。憩室内容物可能发生二次误吸。憩室较大时,可见明显的颈部肿块。

　　侧壁憩室位于环咽肌下,出现于颈段食管侧壁(从 Killian–Jamieson 间隙突出,而不是 Killian 间隙)。下面例子中的憩室较大,但此憩室一般较小,无症状,可双侧发生,且不如咽食管憩室常见。

　　咽侧壁憩室是位于甲状腺舌骨膜区,突出于咽侧壁的局灶性隆起,常双侧发生,吞咽时会短暂显影。咽侧壁憩室很常见,常无症状。当咽黏膜向甲状腺舌骨膜凸出时,可能形成使颈部狭窄(常为单侧)的固定的咽旁憩室,会出现吞咽困难和误吸等症状。咽旁憩室的形成常与腔内压力增加有关(如喇叭形播放器和玻璃鼓风机)。

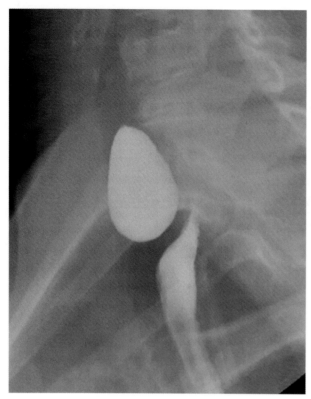

侧壁憩室

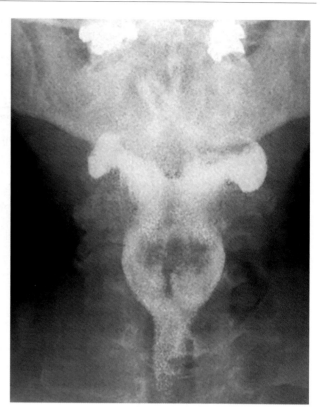

咽侧壁憩室

参考文献:Gore RM, Levine MS. *Textbook of gastrointestinal radiology*, 4th ed. Philadelphia, PA:Elsevier/Saunders, 2015.

　　Rubesin SE, Levine MS. Killian-Jamieson diverticula: radiographic findings in 16 patients. *AJR Am J Roentgenol* 2001;177(1):85–89.

25 　**答案** D。原发性贲门失弛缓症的典型测压特征包括原发性蠕动缺如(答案 A 不正确)、LES 的静息压力增加或正常(答案 B 不正确),以及吞咽反应不完整或无松弛。出现不典型测压结果的变异包括高动力型贲门失弛缓症,可见同时的、高振幅的、重复的收缩(答案 C),以及早期贲门失弛缓症,可见原发性蠕动减少,但 LES 松弛正常。另一种运动障碍是弥漫性食管痉挛(DES),同时出现的非推动性收缩形成钡剂检查中典型的螺旋钻形态,收缩可能由管腔闭塞造成。典型 DES 被认为与 LES 无关,但最近研究表明,其与 LES 功能障碍有密切联系。目前一些研究者认为贲门失弛缓症、高动力型贲门失弛缓症和 DES 代表了一系列与食管动力异常相关的疾病。

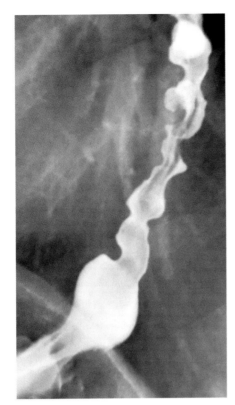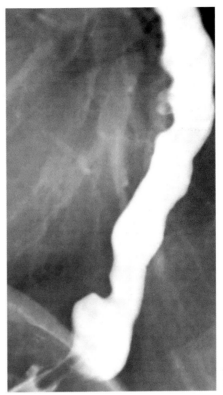

DES

参考文献:Boeckxstaens GE, Zaninotto G, Richter JE. Achalasia. *Lancet* 2014;383(9911):83–93.

Goldenberg SP, Burrell M, Fette GG, et al. Classic and vigorous achalasia: a comparison of manometric, radiographic, and clinical findings. *Gastroenterology* 1991;101(3):743–748.

Ott DJ, Richter JE, Chen YM, et al. Radiographic and manometric correlation in achalasia with apparent relaxation of the lower esophageal sphincter. *Gastrointest Radiol* 1989;14(1):1–5.

Prabhakar A, Levine MS, Rubesin S, et al. Relationship between diffuse esophageal spasm and lower esophageal sphincter dysfunction on barium studies and manometry in 14 patients. *AJR Am J Roentgenol* 2004;183(2):409–413.

26a 答案 D。此病例示花状误吸。注意侧位图,钡涂层位于颈部前的喉和气管。UES 和食管无异常表现,因此,这不是环咽肌失弛缓症或食管狭窄。也无证据证明此为下咽部向侧面延伸的咽侧壁憩室。

如有误吸风险,钡剂是首选造影剂,因为水溶性试剂可能导致严重的化学性肺炎。

26b 答案:

A. 7.梨状窝

B. 4.真声带

C. 5.假声带

D. 2.喉室

E. 9.会厌谷

F. 8.会厌

G. 3.喉部前庭

H. 6.气管

钡涂层能够使咽喉和近端气管的解剖结构容易显影。这些结构也常可在 X 线片上看到。误吸发生于吞咽的咽部期。钡剂异常地进入声带以上的喉前庭，称为误侵。当食物短暂进入喉前庭近端，并且随着咽收缩而自动清除时，这被称为"一过性"误侵。较深的喉误侵进一步延伸到喉前庭时，无法自动清除。误侵较深的患者更容易发生误吸。在这种情况下，梨状窝有明显的对比剂积聚，并可使误吸的食物潴留。

26c 答案 B。正常吞咽过程涉及复杂的意识和反射性神经肌肉活动。许多情况，包括认知障碍、神经肌肉异常（如脑卒中或先天性肌肉无力）或结构异常（如狭窄、憩室、肿块）都会扰乱正常的吞咽机制。吞咽分为口腔期、咽期和食管期。在口腔期形成食团，并由舌头推向咽部。咽部期包括抬高软腭以封闭鼻咽，舌骨和喉抬高并向前运动，声带内收并列同时喉部闭合，会厌内翻和食管上括约肌松弛（因此，除了答案 B 中的描述，所有动作均是存在的）。然后食团进入食管，被蠕动波推向胃。

参考文献：Carucci LR, Turner MA. Dysphagia revisited: common and unusual causes. *Radiographics* 2015; 35(1):105–122.

Friedman B, Frazier JB. Deep laryngeal penetration as a predictor of aspiration. *Dysphagia* 2000;15 (3):153–158.

Gates J, Hartnell GG, Gramigna GD. Videofluoroscopy and swallowing studies for neurologic disease: a primer. *Radiographics* 2006;26(1):e22.

Harnsberger HR. *Diagnostic imaging. Head and neck*, 2nd ed. Salt Lake City, UT: Amirsys, 2010.

Harris JA, Bartelt D, Campion M, et al. The use of low-osmolar water-soluble contrast in videofluoroscopic swallowing exams. *Dysphagia* 2013;28(4):520–527.

27 答案 C。正常的咽收缩包括侧壁向中线的会聚和咽腔关闭。在脑干梗死或局部因素，如瘢痕形成的情况下，咽缩肌或其动力减弱可能是不对称的。正常收缩的一侧可以补偿无力一侧的力量，并推动团块至无力的一侧，造成假肿块。

参考文献：Dodds WJ, Stewart ET, Logemann JA. Physiology and radiology of the normal oral and pharyngeal phases of swallowing. *AJR Am J Roentgenol* 1990;154(5):953–963.

Gore, RM, Levine MS. *Textbook of gastrointestinal radiology*. Philadelphia, PA, Elsevier/Saunders, 2015.

（王永晨 译　周智洋 审校）

第 2 章　胃

1　患者,女,59 岁,有乳腺癌病史,恶心、呕吐、食欲降低,行上消化道造影和 CT 增强扫描。正确的诊断是:

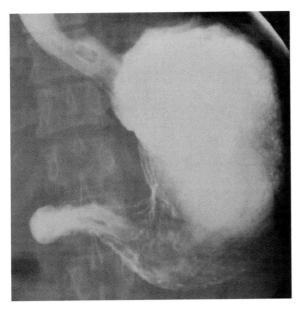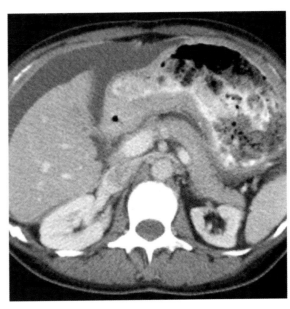

A.化疗性改变

C.皮革胃

B.胃溃疡

D.胃扭转

2 患者,67 岁,出现呕血,内镜检查显示胃皱褶明显增厚伴溃疡,活检提示为淋巴瘤。CT 和 PET 扫描如下图所示。关于原发性胃淋巴瘤,下列陈述正确的是:

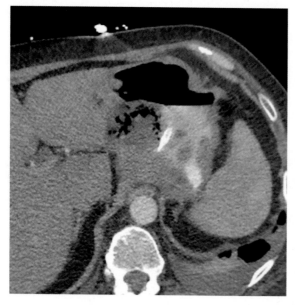
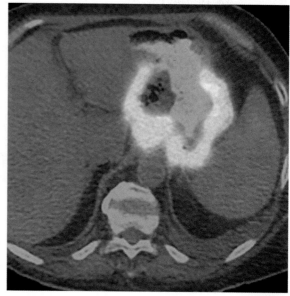

A.大多数原发性胃淋巴瘤是霍奇金淋巴瘤。

B.淋巴瘤是最常见的胃恶性肿瘤。

C.胃肿块经幽门扩散有助于淋巴瘤的诊断,而不是腺癌。

D.根除幽门螺杆菌感染有助于低级别黏膜相关淋巴组织淋巴瘤消退。

3 患者,男,38 岁,上腹痛,行上消化道钡餐检查,下一步最佳选择是:

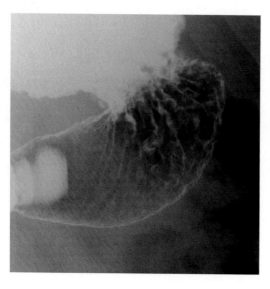
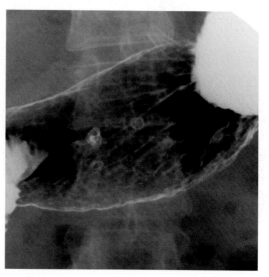

A.检查结果可能是恶性的,建议内镜下进行息肉切除。

B.检查结果可能是良性的,无须进一步检查。

C.检查结果可能是良性的,但患者应进行内镜检查和活检,并应考虑结肠镜检查。

D.检查结果可能是良性的,但内镜下息肉切除仍是必要的。

4　患者,34 岁,有消化不良病史,行上消化道钡餐检查,根据图像表现,下一步最佳选择是:

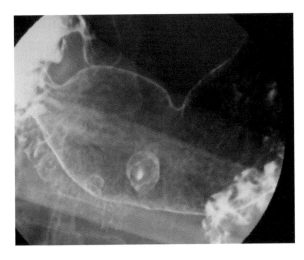 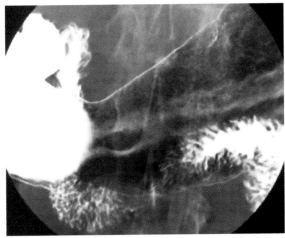

A.检查结果可能是良性的,无须进一步检查。

B.检查结果可能是良性的,建议在质子泵抑制试验后重复行上消化道钡餐检查。

C.检查结果可能是恶性的,内镜下息肉切除是必要的。

D.检查结果可能为恶性,建议内镜下行息肉切除,应考虑行结肠镜检查。

5a　患者,男,45 岁,左上腹痛,便血,血细胞比容为 30%,胃镜检查显示溃疡性肿块,免疫组化 CD117 强阳性,为分期进行 CT 检查,最有可能的肿瘤是:

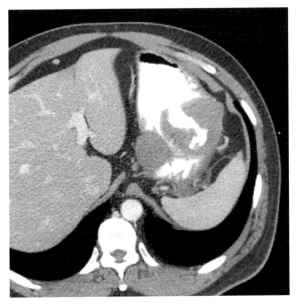 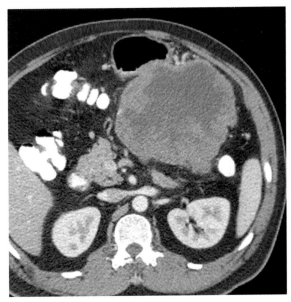

A.平滑肌肉瘤

C.淋巴瘤

B.腺癌

D.GIST

5b GIST 恶性潜能的决定因素是：

A.大小 B.溃疡

C.强化程度 D.周围肠系膜脂肪侵犯

5c 该肿瘤最可能转移到哪个部位？

A.肝脏 B.肺

C.淋巴结 D.大脑

6 患者,女,45 岁,上腹部疼痛,行单对比钡剂胃肠道造影检查。根据图像表现,下列陈述最准确的是：

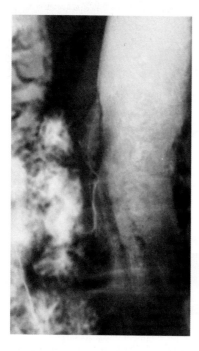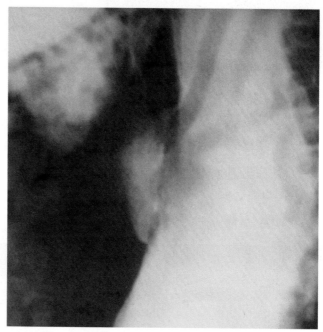

A.溃疡可能是良性的,因其超出了胃腔之外。

B.溃疡是恶性的,因其与肿块有关。

C.溃疡是恶性的,因其位于胃体。

D.溃疡不确定,未提示良性或恶性性质的特征。

7 一名放射科医生在进行胃肠道造影检查中,发现胃部有小溃疡。溃疡较小,医生选择了一个更小的视野(FOV),以便更好地观察。由于这种放大,下列陈述正确的是：

A.空间分辨率降低 B.患者放射剂量增加

C.缩小增益更高 D.kVp 降低

8　关于胃糜烂,下列陈述正确的是:

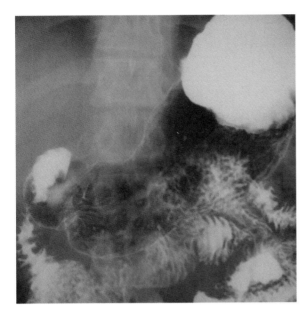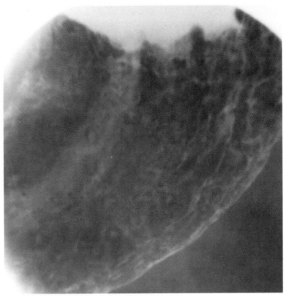

A.胃糜烂在单对比剂胃肠道造影检查中显像最好。

B.胃糜烂是幽门螺杆菌感染引起的胃炎中最常见的影像学表现。

C.胃糜烂最常见于胃底。

D.胃糜烂是非特异性的,可在许多不同的病因中见到。

9a　患者,男,56 岁,有吸烟及周围血管疾病史,术前行下肢 CT 血管检查时,发现胃部异常。尿素呼气试验报告异常。最可能的诊断是:

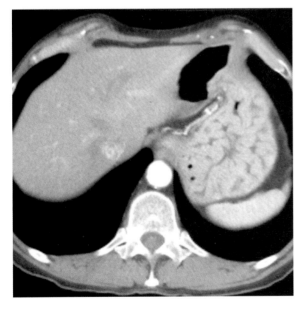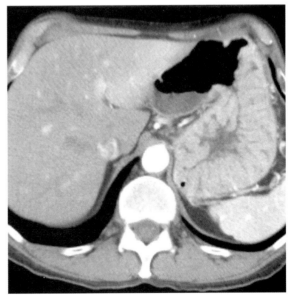

A.幽门螺杆菌胃炎　　　　　　　　　B.Ménétrier 疾病

C.胃淋巴瘤　　　　　　　　　　　　D.ZES

9b　根据美国的幽门螺杆菌感染,下列陈述正确的是:

A.幽门螺杆菌是一种罕见的革兰阳性杆菌,通常感染年轻患者。

B.幽门螺杆菌感染在胃溃疡和十二指肠溃疡患者中经常出现。

C.幽门螺杆菌胃炎在上消化道造影检查中很容易与 Ménétrier 疾病区分开来。

D.幽门螺杆菌胃炎是一种慢性疾病,无长期临床意义。

10a　患者,女,41 岁,有慢性腹痛病史,行增强 CT 和 ^{111}In–奥曲肽 SPECT 检查,最准确的诊断是:

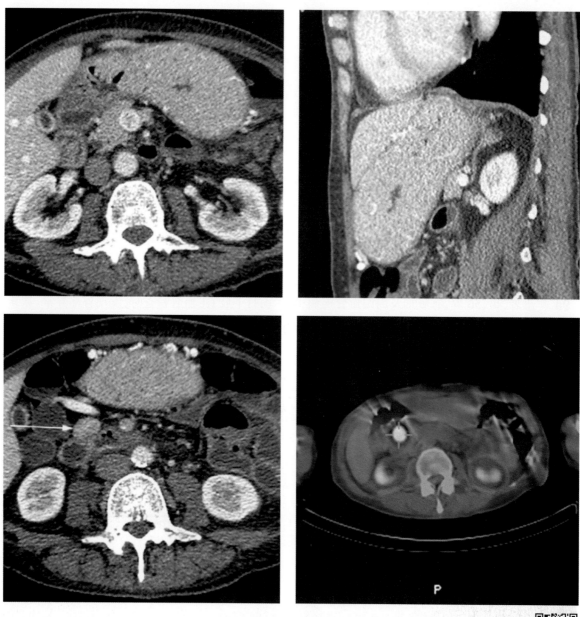

A.幽门螺杆菌胃炎
C.胃淋巴瘤

B.Ménétrier 疾病
D.ZES

10b 本病例所见肿块位于胃泌素瘤三角区,其内侧与胰颈-体相连,下方与十二指肠第二、三段部分相连,胃泌素瘤三角区的上边缘是:

A.镰状韧带 　　　　　　　　　　B.肝总动脉与胃十二指肠动脉交界处

C.胆囊管与胆总管交界处 　　　　D.右门静脉

11 下面是胃出口型梗阻病例,将下列图像与最佳诊断相匹配,每个答案只能选一次。

1.患者,男,39 岁,行内镜逆行性胰胆管造影(ERCP)检查后呕吐。

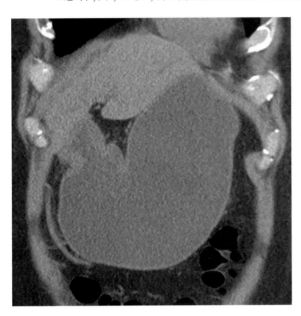 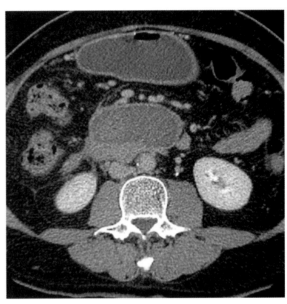

2.患者,男,31 岁,最近开始服用质子泵抑制剂,并伴有餐后腹胀。

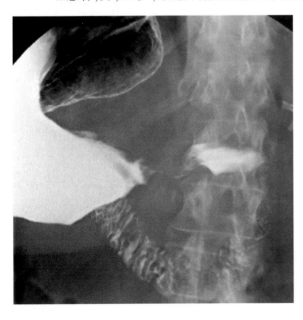 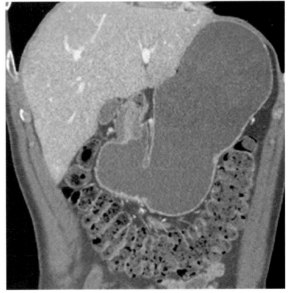

3.患者,女,78岁,早晨有腹胀感。

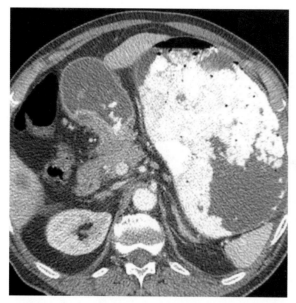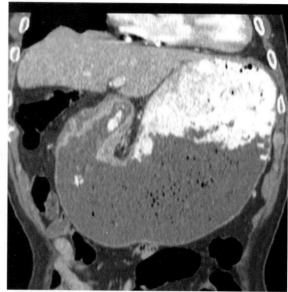

4.患者,男,40岁,严重急性腹痛。

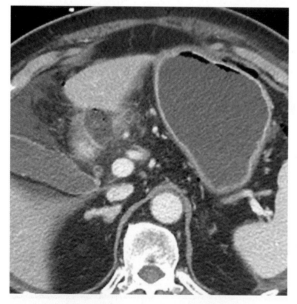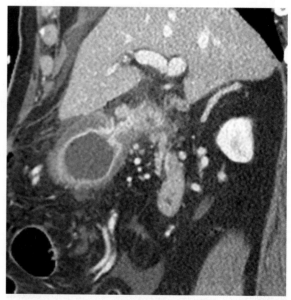

A.胃癌累及胃窦和十二指肠球部

B.成人肥厚性幽门狭窄

C.十二指肠溃疡穿孔

D.十二指肠血肿

12　患者,女,53 岁,因罹患病态肥胖,曾接受腹腔镜胃束带治疗,现行上消化道造影检查,最可能的诊断是:

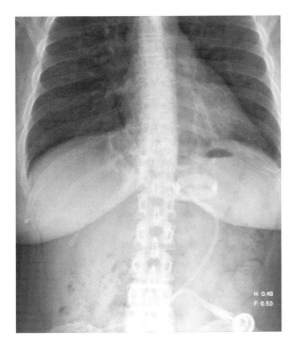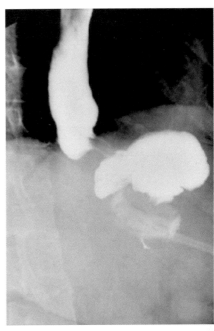

A.胃束带滑脱　　　　　　　　　　　　B.胃穿孔

C.胃束带腔内侵袭　　　　　　　　　　D.正常

13　患者,女,60 岁,5 天前行袖状胃切除术,行常规术后上消化道造影检查,最准确的诊断是:

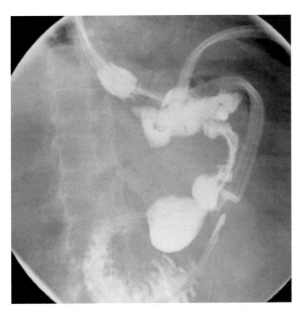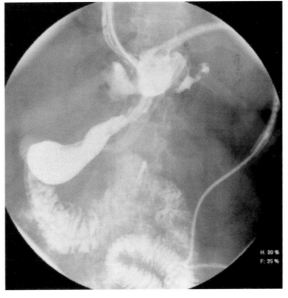

A.正常的术后表现　　　　　　　　　　B.缝合钉脱落

C.胃结肠瘘　　　　　　　　　　　　　D.胃梗阻

14 患者,女,50岁,有腹腔镜下 Roux-en-Y 胃改道手术史,现持续性腹痛且体重减轻,行上消化造影检查,检查结果是:

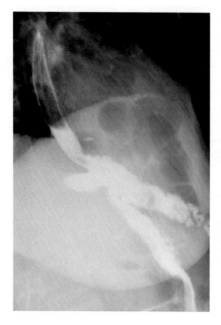
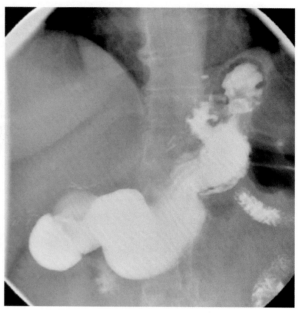

A.食管反流   B.胃结肠瘘

C.胃瘘   D.输出道梗阻

15 患者,女,86岁,早晨有腹胀感,行上消化道钡餐检查,胃异常是:

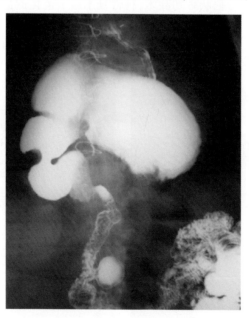

A.器官轴向旋转   B.网膜轴扭转

C.Borchardt 疝   D.Bochdalek 疝

16 患者,女,26 岁,上腹部绞痛,行上消化道和小肠造影检查,最可能的诊断是:

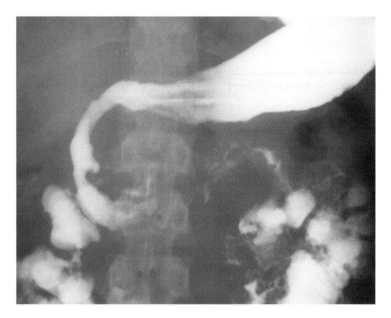

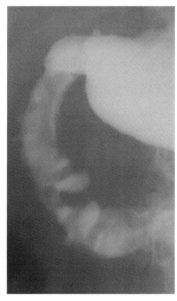
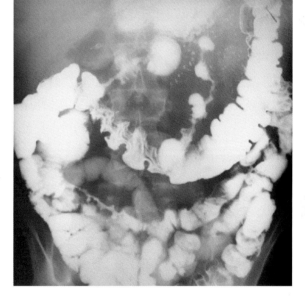

A.幽门螺杆菌胃炎   B.克罗恩病

C.嗜酸性胃肠炎   D.胰腺炎

17　患者,女,74岁,有食管裂孔疝病史,因恶心、呕吐急症被送入院,行上消化道造影检查。基于这些检查结果,最合适的治疗策略是:

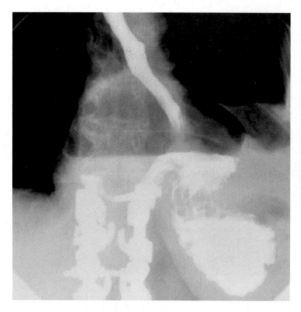

A.带质子泵抑制剂处方出院　　　　　B.胸部和腹部 CT 扫描

C.接受医学观察　　　　　　　　　　D.接受紧急手术的外科咨询

18　患者,男,77岁,疑似胆总管结石和胆管炎,行 ERCP。由于胆总管远端角度问题,多次插管均未成功。放置经皮经肝胆管引流导管后患者临床情况改善,之后行 CT 扫描。根据以下图像,最可能的原因是:

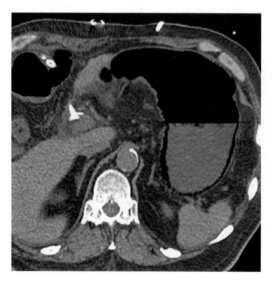
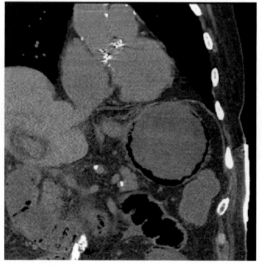

A.梭状芽孢杆菌感染　　　　　　　　B.局部缺血

C.来自 ERCP 的医源性结果　　　　　D.与潜在 COPD 相关的良性肺炎

19　患者,男,81 岁,在严重间歇性呕吐数小时后,出现急性腹痛和血压降低。由于肾功能受损,对患者行 CT 平扫,诊断是:

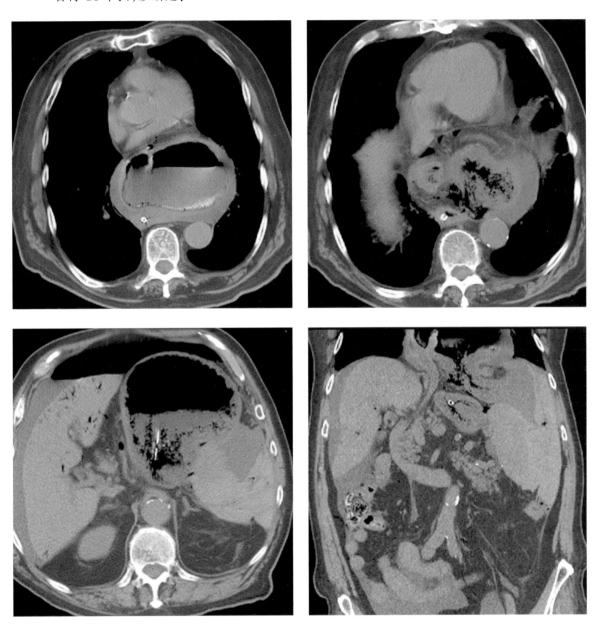

A.大滑脱食管裂孔疝伴肝内胆管积气

B.鼻胃管穿孔伴纵隔脓肿

C.大滑脱食管裂孔疝伴胃缺血穿孔

D.贲门失弛缓伴穿孔

20 腹部 CT 图像显示如下,下列陈述符合胃内伪影的是:

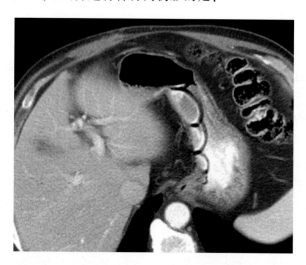

A.伪影是图像采集和重建过程的产物。　　B.通过慢速扫描可以消除伪影。

C.伪影是由静止气泡的存在引起的。　　D.食用固体食物会增加伪影。

21 患者,女,38 岁,上腹痛,行上消化道造影检查。最可能的诊断是:

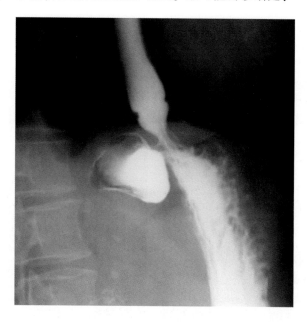

A.横膈憩室　　　　　　　　　　　　B.胃憩室

C.胃底折叠　　　　　　　　　　　　D.胃底溃疡

22 患者,男,22 岁,表现为不明原因的上腹部疼痛,行上消化道钡餐检查。检查未发现食管、胃或十二指肠的其他病变。最可能的诊断是:

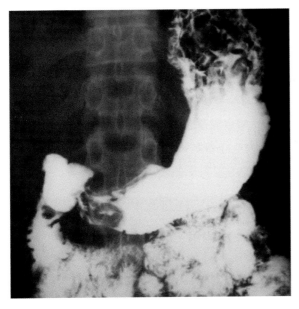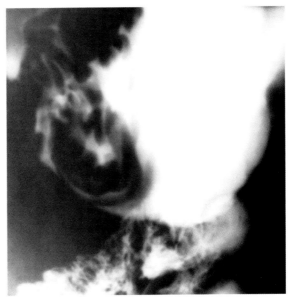

A.转移性黑色素瘤　　　　　　　　　B.GIST

C.淋巴瘤　　　　　　　　　　　　　D.异位胰腺

23 患者,女,20 岁,2 周前开始腹痛和恶心。查体可触摸到其有脐周肿块,行 CT 扫描,评估的下一步应该推荐什么?

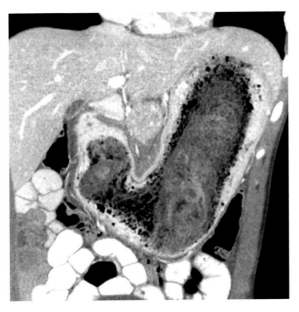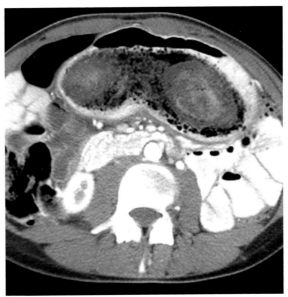

A.内镜评估　　　　　　　　　　　　B.外科咨询

C.PET 扫描　　　　　　　　　　　　D.胃排空检查

答案与解析

1 **答案 C**。双重对比上消化道造影显示胃体扩张,胃窦结节性狭窄。轴位增强 CT 图像示沿胃窦和幽门的软组织增厚伴腔体缩小,未发现溃疡,胃的位置正常。化疗引起的胃炎不局限于胃窦,胃底壁大多不受侵犯。影像学特征与皮革胃相符合,在这一病例中为乳腺癌转移至胃。

皮革胃的特征是由于肿瘤浸润性生长,正常胃轮廓消失,胃呈"皮革瓶"状外观。胃胀程度可变,可从轻微到严重僵硬。通常,其发生于进展期癌症的背景下,如下图所示,来自不同的患者,注意 AP(左)和 RAO(右)图像上胃轮廓僵硬。

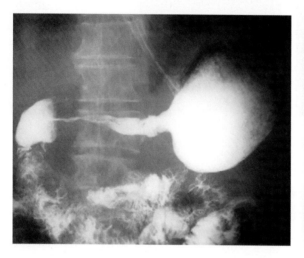
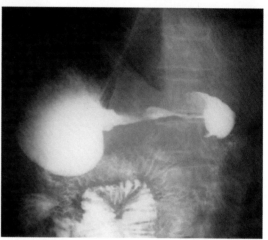

在淋巴瘤或转移性疾病(最常见的是乳腺和肺源性)中也可见皮革胃。影像学检查在诊断中起重要作用,多达 30% 的病例由于肿瘤浸润较深,内镜活检可能出现假阴性。

参考文献:Levine MS. Stomach. In: Levine MS, Ramchandani P, Rubesin SE(eds). *Practical fluoroscopy of the GI and GU tracts*. New York: Cambridge University Press, 2012:73–104.

Taal BG, Peterse H, Boot H. Clinical presentation, endoscopic features, and treatment of gastric metastases from breast carcinoma. *Cancer* 2000;89(11):2214–2221.

2 **答案 D**。原发性胃淋巴瘤是最常见的结外淋巴瘤类型,占原发性胃肠淋巴瘤的 50%~70%。胃肠道淋巴瘤几乎都是非霍奇金淋巴瘤,胃淋巴瘤比胃腺癌要少得多,仅占胃恶性肿瘤的 1%~5%。腺癌和淋巴瘤在影像学上有重叠的表现,包括黏膜增厚、息肉样肿块和溃疡等多种表现。淋巴瘤的严重浸润可导致皮革胃的出现,其与腺癌的鉴别点在于胃腔形态是否正常。值得注意的是,胃淋巴瘤比腺癌更容易发生经幽门转移,但若肿块经幽门扩散,更多地应考虑是腺癌,因为腺癌的发病率要高得多。

在原发性胃淋巴瘤中,黏膜相关淋巴组织(MALT)型淋巴瘤占很大比例(50%~72%)。MALT 型淋巴瘤与慢性幽门螺杆菌感染有关,可分为低度和高度组织学类型。采用包括抗生素和质子泵抑制剂在内的双重或三重疗法根除幽门螺杆菌感染是治疗低级别肿瘤的第一步,可能导致肿瘤完全消退。高级别肿瘤可能起源于未得到治疗或治疗失败的低级别肿瘤。

影像学上,大多数低级别 MALT 型淋巴瘤在钡餐检查中表现为黏膜结节、浅表溃疡和轻度黏膜增厚的浅表弥漫性病变。高级别肿瘤与肿块形成或明显的壁增厚有关。

参考文献：Choi D, Lim HK, Lee SJ, et al. Gastric mucosa- associated lymphoid tissue lymphoma:helical CT findings and pathologic correlation. *AJR Am J Roentgenol* 2002;178(5):1117–1122.

Ghai S, Pattison J, Ghai S, et al. Primary gastrointestinal lymphoma: spectrum of imaging findings with pathologic correlation. *Radiographics* 2007;27(5):1371–1388.

Park MS, Kim KW, Yu JS, et al. Radiographic findings of primary B- cell lymphoma of the stomach: low- grade versus high- grade malignancy in relation to the mucosa- associated lymphoid tissue concept. *AJR Am J Roentgenol* 2002;179(5):1297–1304.

3 **答案 C**。在行双重对比剂的上消化道造影检查中,胃内有多个小的无蒂息肉,大多数胃息肉是良性的,最常见的两种类型是增生性息肉和胃腺瘤性息肉(FGP)。增生性息肉以往是最常见的胃息肉类型, 在幽门螺杆菌感染流行的国家仍然如此。在西方国家,因PPI 的广泛使用,幽门螺杆菌感染正在减少。FGP 是目前最常见的胃息肉类型,占内镜下胃息肉的 50%~70%。FGP 与幽门螺杆菌感染负相关,幽门螺杆菌感染在 FGP 存在时很少见,FGP 随着幽门螺杆菌感染的发生而消退。

增生性息肉是对慢性炎症的一种反应,当出现萎缩性胃炎时,并发胃癌的风险增加。因此,即使对于较小的很可能是良性的无蒂息肉,仍有必要行内镜检查,以对可能发生的癌症进行评估。

FGP 通常为散发,但高达 84% 的家族性腺瘤性息肉病(FAP)患者可出现 FGP,散发性 FGP 具有较低风险或无恶性风险可能。当与 FAP 相关时,FGP 通常为多发,并且出现在更年轻的年龄组。与 FAP 相关的 FGP 可能会增加发育不良的发病率,但恶性转化风险较低。如果 FGP>20 个,患者年龄在 40 岁以下,应行结肠镜检查,以确认是否患有 FAP 综合征(答案 D 是正确的,但答案 C 是该患者更好的选择)。

参考文献：Carmack SW, Genta RM, Schuler CM, et al. The current spectrum of gastric polyps: a 1- year national study of over 120,000 patients. *Am J Gastroenterol* 2009;104(6):1524–1532.

Spiegel A, Stein P, Patel M, et al. A report of gastric fundic gland polyps. *Gastroenterol Hepatol(N Y)* 2010;6(1):45–48.

4 **答案 D**。双重对比上消化道造影检查显示了几个息肉,包括一个大的有蒂息肉。由于内环(墨西哥帽标志)的存在,可从左边图中推断出蒂的存在。在右边的图像中,钡池中勾勒出一个结节状皱襞。

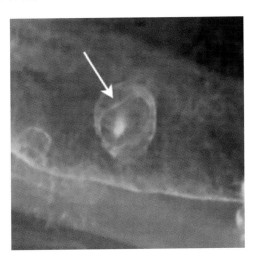

胃腺瘤可以是无蒂或有蒂的,小的无蒂病变与其他良性息肉(增生性息肉或胃腺瘤性息肉)难以区分。有蒂且较大的息肉更可能是腺瘤性息肉。腺瘤上皮内瘤变(后更名为隆起性上皮内瘤变)是一种癌前病变,与结肠中发生的病变相似,通过不同程度的异型增生进展为癌。

大多数良性无蒂息肉直径<1cm,呈多发,而腺瘤多为单发且直径>1cm。恶性肿瘤的风险随着肿瘤的增大而增加,>2cm的息肉中有50%可能为恶性。因此,对于所有大的或潜在可疑息肉,应进行息肉切除或必要的手术切除。

腺瘤经常发生于有萎缩性胃炎的情况下,而萎缩性胃炎本身就与胃癌的高风险相关,因此监测残余胃癌发生非常重要。约10%的FAP患者存在胃腺瘤性息肉,但恶性潜能尚不清楚。一些研究显示,在西方人群中,FAP患者胃癌的发展风险并未增加。考虑到该患者较年轻,并多发息肉,除内镜检查、结肠镜检查和潜在基因检测外,还建议筛查FAP。

参考文献:Gore RM, Levine MS. *Textbook of gastrointestinal radiology*, 4th ed. Philadelphia, PA:Elsevier/Saunders, 2015.

Lauwers GY, Srivastava A. Gastric preneoplastic lesions and epithelial dysplasia. *Gastroenterol Clin North Am* 2007;36(4):813–829, vi.

Ming SC II. Malignant potential of gastric polyps. *Gastrointest Radiol* 1976;1(2):121–125.

Ngamruengphong S, Boardman LA, Heigh RI, et al. Gastric adenomas in familial adenomatous polyposis are common, but subtle, and have a benign course. *Hered Cancer Clin Pract* 2014;12(1):4.

5a　**答案 D**。CT 扫描显示胃体一大肿块中心部位伴有溃疡,可能是出血的原因,肿块向下延伸,呈外生型生长。GIST 是胃肠道最常见的间质肿瘤,它们的定义是免疫反应 CD117(KIT,酪氨酸激酶生长因子受体)阳性,其他间质肿瘤 CD117 呈阴性或弱阳性。

在 GIST 中,溃疡很常见,占 50%,外生型生长模式也很常见,有出血倾向。强化往往不均匀,外周强化明显。除免疫组化标志物外,与淋巴瘤或腺癌相关的淋巴结肿大征象较少见。

5b　**答案 A**。GIST 的恶性程度取决于肿瘤大小和有丝分裂程度。肿瘤直径<5cm,每 50 个连续高倍镜视野(HPF)中有 5 个或更少的有丝分裂,恶性行为的风险较低。肿瘤直径>10cm,每 HPF 有丝分裂超过 5 个,被认为具有高风险。肿瘤介于它们之间的,则有不确定性或中度风险。恶性潜伏期风险也与部位有关。在大小相同的情况下,小肠中的 GIST 可能比在胃中的更具侵袭性。

5c　**答案 A**。GIST 最常转移到肝脏和腹腔内。淋巴结转移较罕见的,一般无须淋巴结例行切除,肺和脑转移也很少见。可用酪氨酸激酶抑制剂治疗肝转移瘤,转移瘤几乎为完全囊性。

参考文献:Burkill GJ, Badran M, Al-Muderis O, et al. Malignant gastrointestinal stromal tumor: distribution, imaging features, and pattern of metastatic spread. *Radiology* 2003;226(2):527–532.

Joensuu H. Gastrointestinal stromal tumor(GIST). *Ann Oncol* 2006;17(Suppl 10):x280–x286.

Kim HC, Lee JM, Kim KW, et al. Gastrointestinal stromal tumors of the stomach: CT findings and prediction of malignancy. *AJR Am J Roentgenol* 2004;183(4):893–898.

Levy AD, Remotti HE, Thompson WM, et al. Gastrointestinal stromal tumors: radiologic features with pathologic correlation. *Radiographics* 2003;23(2):283–304, 456; quiz 532.

Sandrasegaran K, Rajesh A, Rydberg J, et al. Gastrointestinal stromal tumors: clinical, radiologic, and pathologic features. *AJR Am J Roentgenol* 2005;184(3):803-811.

6 **答案 A。**上消化道造影检查示胃小弯溃疡,溃疡超出正常胃腔范围之外,未发现相关肿块,符合良性溃疡。其他有利于良性诊断的特征包括规则的卵形、黏膜辐射状到溃疡边缘及溃疡边缘平滑。良性溃疡更常见于胃窦和胃小弯,但位置不是良恶性的可靠指标。十二指肠溃疡几乎总是良性的。

良性胃溃疡的特点	恶性胃溃疡的特点
无肿块	有肿块
位于胃腔外	位于胃腔内
溃疡边缘黏膜呈辐射状	溃疡边缘黏膜积聚呈结节状
圆形或卵圆形	不规则
黏膜线(黏膜下层不受累)或较厚但光滑的溃疡颈"项圈征"	不规则厚边缘

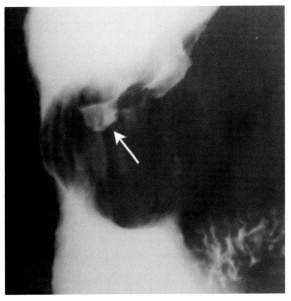
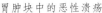
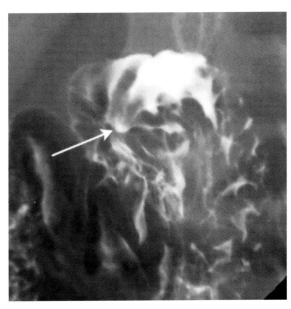

胃肿块中的恶性溃疡　　　　　　　　　　良性十二指肠溃疡

幽门螺杆菌感染是十二指肠溃疡和胃溃疡的主要病因。目前诊断消化不良患者的方法是通过无创试验(粪便抗原和尿素呼气试验)筛选幽门螺杆菌,或尝试质子泵抑制剂(PPI)治疗。对于年龄>55 岁或具有风险特征(如异常体重减轻、胃肠道出血、胃肠道恶性肿瘤家族史)的患者,通常建议行内镜检查。在过去 30 年,由于早期研究认为对于胃恶性肿瘤,钡剂检查缺乏敏感性和特异性,该检查已被内镜检查所取代。这些数据是基于内镜与单对比钡剂检查比较得出的,尽管双重对比剂检查在大多数溃疡的检测和表征方面与内镜具有同等的敏感性和特异性,对钡剂检查的偏见仍然存在。然而,由于有些患者可能无法忍受内镜检查,钡剂检查诊断溃疡仍然很有必要。

参考文献：Gore RM, Levine MS. *Textbook of gastrointestinal radiology*, 4th ed. Philadelphia, PA:Elsevier/ Saunders, 2015.

Talley NJ; American Gastroenterological Association. American Gastroenterological Association medical position statement: evaluation of dyspepsia. *Gastroenterology* 2005;129(5):1753-1755.

7　**答案 B**。当 X 线检查选择较小的 FOV 时,影像增强器会以电子方式改变输入视场的大小,同时保持输出视场不变,这将提高空间分辨率性能。细化增益定义为输入荧光屏面积/输出荧光屏面积,因此,减小输入面积会降低屏增益。

随着输入 FOV 的减小,输入荧光屏的辐照面积减小,这降低了亮度增益,因此为了补偿,自动亮度控制反馈电路增加曝光率,以保持输出荧光屏的亮度,给患者的剂量增加了。根据经验,剂量一般随图像增强器直径比值的平方增加。为减少空气角,在透视中使用放大模式通常伴随着 kVp 增加。此外,增加 kVp,以保持低管电流,并防止 X 线管过热。

参考文献:Bushberg JT. *The essential physics of medical imaging*, 3rd ed. Philadelphia, PA:Wolters Kluwer Health/Lippincott Williams & Wilkins, 2012.

Mahesh M. Fluoroscopy: patient radiation exposure issues. *Radiographics* 2001;21(4):1033–1045.

8　**答案 D**。上消化道造影检查显示多个周围有明亮水肿晕的钡剂聚集点,这通常在双重对比剂检查中见到,尽管它们可在使用压迫的单对比检查中见到。胃糜烂最常见于胃窦,并有沿黏膜延伸的趋势。

胃糜烂是一种非特异性表现,可见于多种不同病因的胃炎。非甾体抗炎药(NSAID)导致胃糜烂是最常见的原因,其他原因包括酒精(乙醇)、压力、创伤、烧伤、病毒或真菌感染,以及克罗恩病。幽门螺杆菌感染引起的胃炎有多种影像学特征,其中最常见的表现为黏膜增厚或息肉样黏膜。

参考文献:Chen MY, Ott DJ, Clark HP, et al. Gastritis: classification, pathology, and radiology. *South Med J* 2001;94(2):184–189.

Ott DJ, Gelfand DW, Wu WC, et al. Sensitivity of single-vs. double-contrast radiology in erosive gastritis. *AJR Am J Roentgenol* 1982;138(2):263–266.

Sohn J, Levine MS, Furth EE, et al. *Helicobacter pylori* gastritis: radiographic findings. *Radiology* 1995;195(3):763–767.

9a　**答案 A**。胃增强 CT 图像示胃黏膜明显增厚,主要累及胃底和胃体。胃窦似乎相对完好。胃黏膜增厚的鉴别诊断包括幽门螺杆菌胃炎(常见)或其他不常见疾病,包括Ménétrier病、胃淋巴瘤和 ZES 综合征。尿素呼气试验是一种简便、准确的幽门螺杆菌感染的临床评估方法。由于幽门螺杆菌中存在脲酶,患者吸入带有碳同位素标记的尿素后,其会迅速转化为二氧化碳,随患者呼出并被检测到。尿素呼气试验的敏感性和特异性均超过95%。

参考文献:Logan RP. Urea breath tests in the management of *Helicobacter pylori infection*. *Gut* 1998;43(Suppl 1):S47–S50.

Rubesin SE, Levine MS, Laufer I. Double-contrast upper gastrointestinal radiography: a pattern approach for diseases of the stomach. *Radiology* 2008;246(1):33–48.

9b　**答案 B**。幽门螺杆菌是一种常见的革兰阴性杆菌,在西方人群中,超过 50%的 50 岁以上人有幽门螺杆菌感染,其是慢性胃炎的最常见病因,在大多数胃溃疡和十二指肠溃疡病例中均能发现幽门螺杆菌感染。幽门螺杆菌胃炎是引起胃黏膜增厚的首要原因,可以是弥漫性增厚,也可以是局限性增厚,增厚程度通常是轻微到中度。可见明显的黏膜增厚,并与其他实体成分重叠,导致巨大的胃黏膜,可见于 Ménétrier 病和 ZES。幽门螺杆菌胃炎可引起胃痛和消化不良等局部症状,也是胃癌和胃淋巴瘤发生的重要原因之一。

参考文献:Levine MS. Stomach. In: Levine MS, Ramchandani P, Rubesin SE(eds). *Practical fluoroscopy of the GI and GU tracts*. New York: Cambridge University Press, 2012:73–104.

Rubesin SE, Levine MS, Laufer I. Double-contrast upper gastrointestinal radiography: a pattern approach for diseases of the stomach. *Radiology* 2008;246(1):33–48.

10a 答案 D。轴位和矢状位增强 CT 图像(左上和右上)显示胃底和胃体胃黏膜明显增厚,在胰头附近有一肿大淋巴结(箭头所示,左下角)。轴位 SPECT 图像 ^{111}In –奥曲肽扫描显示右腹部的一示踪剂高摄取灶,对应肿大的淋巴结。影像学特征与 ZES 相符。ZES 是一种自主产生胃泌素的神经内分泌罕见肿瘤,通常见于胰腺或十二指肠。其通常多发且位于胰腺外,实验室检测经常有血清胃泌素水平升高,胃酸分泌增多,从而导致溃疡。胃泌素瘤在 50% 以上的病例中是恶性的, 约 25% 的患者会有多发性内分泌肿瘤 I 型。从影像学角度来看,传统影像技术,如 CT 和 MRI 在鉴别原发肿瘤和转移灶方面不如生长抑素受体闪烁成像有效。

参考文献:Ellison EC, Johnson JA. The Zollinger-Ellison syndrome: a comprehensive review of historical, scientific, and clinical considerations. *Curr Probl Surg* 2009;46(1):13–106.

Metz DC, Jensen RT. Gastrointestinal neuroendocrine tumors: pancreatic endocrine tumors. *Gastroenterology* 2008;135(5):1469–1492.

10b 答案 C。胃泌素瘤三角区是确诊胃泌素瘤患者的重要手术区,因为大多数产生胃泌素的肿瘤发生于该区域。三角区以胰颈和胰体交界处为界,下边缘以十二指肠第二和第三段的交界处为界,上缘以胆囊管与胆总管交界处为界。

参考文献:Howard TJ, Zinner MJ, Stabile BE, et al. Gastrinoma excision for cure. A prospective analysis. *Ann Surg* 1990;211(1):9–14.

Stabile BE, Morrow DJ, Passaro E Jr. The gastrinoma triangle: operative implications. *Am J Surg* 1984; 147(1):25–31.

11 答案:

1.D

2.B

3.A

4.C

在成人中,胃出口型梗阻可能由多种肿瘤、炎症引起,或发生于创伤后。先天性异常不包含在内,如十二指肠闭锁和环状胰腺,梗阻通常发生于婴幼儿期。

病例 1:CT 示胃扩张,见一卵圆形病灶毗邻十二指肠水平段,内容物为高密度,符合血肿,这可能是由安全带损伤或其他医源性原因造成的,如该病例中的 ERCP。

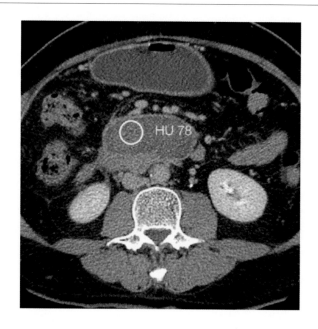

病例2:上消化道造影及CT表现为胃扩张及幽门长时间狭窄,CT表现为平滑肌肥大,呈低密度平行结构。这种病较少见,其病因也存在争议。可能的原因包括炎症后改变、从幼年期持续到成年期的消化性溃疡、克罗恩病或其他炎症病变。

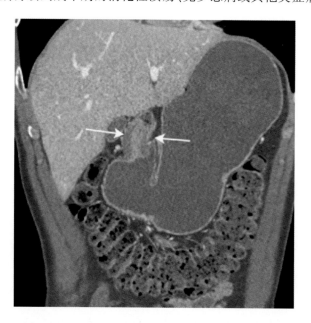

病例3:CT表现为胃扩张,大量残留食物未与口服造影剂混合。胃窦、幽门和球部表现为不规则的壁增厚和软组织浸润邻近血管。与良性老年性胃窦肌肉肥大相比,胃壁增厚更为显著,强化模式为结节状强化。胃出口型梗阻最常见的恶性原因为胰周恶性肿瘤。

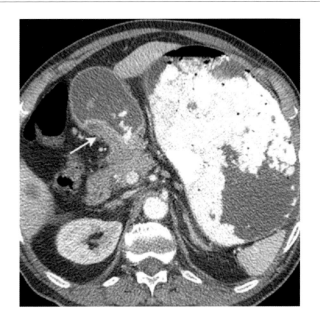

病例 4:CT 示胃扩张,腹腔内见游离气体,腹膜后积液。在本例中,十二指肠溃疡是确定(箭头所示)的,虽然其可能处于静止状态,在许多情况下无法检测到。消化性溃疡是成人胃出口型梗阻的最常见原因。

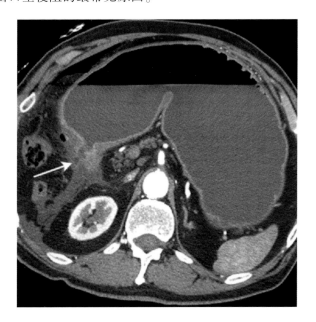

参考文献:Gibson JB, Behrman SW, Fabian TC, et al. Gastric outlet obstruction resulting from peptic ulcer disease requiring surgical intervention is infrequently associated with *Helicobacter pylori* infection. *J Am Coll Surg* 2000;191(1):32-37.

Horton KM, Fishman EK. Current role of CT in imaging of the stomach. *Radiographics* 2003;23(1): 75-87.

Zarineh A, Leon ME, Saad RS, et al. Idiopathic hypertrophic pyloric stenosis in an adult, a potential mimic of gastric carcinoma. *Patholog Res Int* 2010; 2010: 614280.

12 **答案 A。** 上消化道造影图像(左图)示上腹部有一条狭窄水平的带状影,在这张正面图中,带子呈近似圆形/O 形外观,而非矩形外观。上消化道造影检查图像(右图)示胃下垂,胃束带上方有袋状扩张,束带水平,几乎完全梗阻,无穿孔迹象(腔外对比剂或气体),束带似乎在胃腔外。

腹腔镜胃束带术已成为一种流行的减肥手术,其在胃食管交界处下方约 2cm 处放置一个小束带,形成一个小的限制性胃袋。该束带可通过皮下注射盐水调整位置,或通过皮下输液港取出。通常情况下,在腹部正面 X 线片中可见这条束带位于近端。束带滑脱将导致束带的斜位投影改变,类似于 O 形或圆形。φ 角为评估束带的长轴和脊柱垂直轴(棘突方向)之间的角度。正常值为 4°~58°。这例患者计算的 φ 角为 88°(见下图)。束带方向改变是另外的诊断束带滑脱的有价值线索。

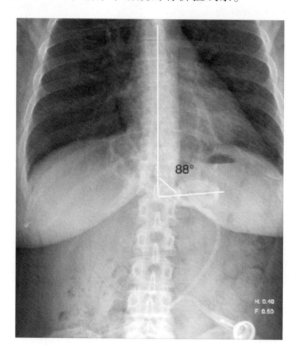

比较 3 年前上消化道造影检查图像,发现胃束带呈正常的长方形,φ 角角度正常(51°)。

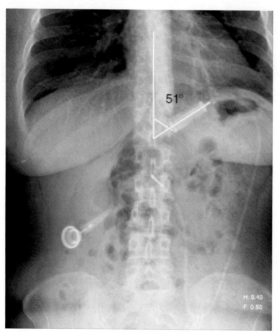

束带滑脱可导致出口狭窄和(或)阻塞与束带上游扩张。一般情况下,15~20mL 的口服造影剂应使近端的最宽直径不超过 4cm,且束袋水平处气孔的直径不应超过 4mm。

参考文献 :Levine MS, Carucci LR. Imaging of bariatric surgery: normal anatomy and postoperative complications. *Radiology* 2014;270(2):327–341.

Sonavane SK, Menias CO, Kantawala KP, et al. Laparoscopic adjustable gastric banding: what radiologists need to know. *Radiographics* 2012;32(4):1161–1178.

13 答案 B。单对比剂上消化道造影检查图像显示胃袖边缘周围有异常对比剂积聚,与缝合钉脱落(箭头所示)相符。术区造影剂外漏涂布,结肠未见显影,小肠充盈,未见胃阻塞。

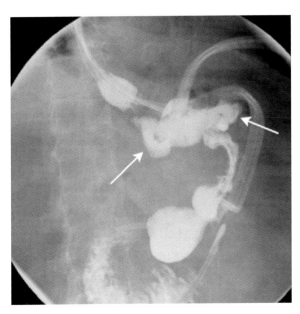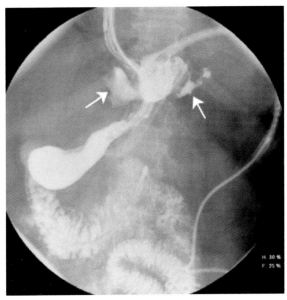

胃袖状切除术是起源于肥胖症的一种分阶段十二指肠转位手术,由于腹腔镜技术的进步和单阶段手术后的良好效果,胃袖状切除术成为一种独立的手术。在这一过程中,一个小香蕉形状的胃是通过切除部分胃大弯形成的,由此产生的胃腔大约是原来的 25%,从而限制了摄入。胃袖状切除术的并发症发病率较低,为 1.3%。脱落通常发生于靠近胃食管交界处的缝合钉近端。患者可能会出现腹部感染或脓毒症症状,包括发热、白细胞增多和腹痛。

胃袖状切除术也可能会发生缝合钉处狭窄,如下图所示。根据病情的严重程度,可采用内镜或手术治疗。

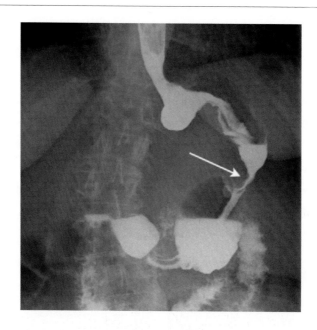

参考文献：Deitel M, Gagner M, Erickson AL, et al. Third International Summit: Current status of sleeve gastrectomy. *Surg Obes Relat Dis* 2011;7(6):749-759.

Levine MS, Carucci LR. Imaging of bariatric surgery: normal anatomy and postoperative complications. *Radiology* 2014;270(2):327-341.

14　答案 C。单对比剂上消化道造影检查图像示 Roux-en-Y 胃旁路手术后变化。左图为造影剂进入胃腔，并逐渐排出，进入胃空肠吻合口输出端，如右图。在 Roux-en-Y 胃旁路手术中，将胃小袋与胃的其余部分分开，通过胃空肠吻合术的输出端排出，以产生限制性减肥效果。胃残余部分保持在原位，通过正常解剖路径排出，包括十二指肠 C 环和近端空肠。手术后，造影剂通常应从食管经胃小袋进入胃空肠吻合口的输出端，胃残余部分在造影时不应有造影剂进入，尽管在 Roux 旁路/空肠吻合术后，由于输出端逆行，会有造影剂逆向进入胃残余部分。胃瘘的发生可能是由胃袋钉线裂开（如胃小袋过度膨胀、感染或缺血）导致造影剂漏入胃外组织。由于纤维化胃小袋的限制作用减弱，患者术后可能会出现较大的体重减轻。

参考文献：Chandler RC, Srinivas G, Chintapalli KN, et al. Imaging in bariatric surgery: a guide to postsurgical anatomy and common complications. *AJR Am J Roentgenol* 2008;190(1):122-135.

Scheirey CD, Scholz FJ, Shah PC, et al. Radiology of the laparoscopic Roux-en-Y gastric bypass procedure: conceptualization and precise interpretation of results. *Radiographics* 2006;26(5):1355-1371.

15　答案 A。在该患者上消化道造影检查中，胃完全位于胸腔内。胃轴向旋转和中度胃扩张提示部分梗阻，然而钡剂是可通过幽门的。

胃的异常旋转有两种主要形式：沿器官轴和肠系膜轴。器官轴向旋转为更常见形式，胃沿其长轴旋转，胃大弯在胃小弯上方。肠系膜轴向旋转时，胃沿短轴旋转，胃窦在胃食管交界处上方。器官轴向旋转常与食管疝或创伤性膈肌缺损有关。如果胃旋转超过 180°，就会产生闭环阻塞，称为扭转。"扭转"一词通常用于描述异常旋转，但也用于导致阻塞的情况。

胃扭转的临床三联征为突发上腹疼痛、持续性呕吐和鼻胃管无法通过，被称为 Borchardt 三联征。完全胃扭转是一种外科急症，如果未处理扭转，会有胃缺血和穿孔风险。与肠系膜轴向旋转相比，器官轴向完全扭转的风险较小。Bodchalek 疝是一种先天性膈疝，位于左侧后胸部，而不像该疝位于中心位置。

参考文献：Abbara S, Kalan MM, Lewicki AM. Intrathoracic stomach revisited. *AJR Am J Roentgenol* 2003;181(2):403–414.

Peterson CM, Anderson JS, Hara AK, et al. Volvulus of the gastrointestinal tract: appearances at multimodality imaging. *Radiographics* 2009;29(5):1281–1293.

16 **答案 B**。上消化道造影检查示十二指肠 C 形黏膜增厚或消失伴狭窄和畸形。胃窦也略呈圆锥状。小肠显影示小肠其他异常部位，包括末端回肠明显变窄，伴有"弦"征（箭头所示），以及部分小肠壁假增厚（三角箭头所示）。

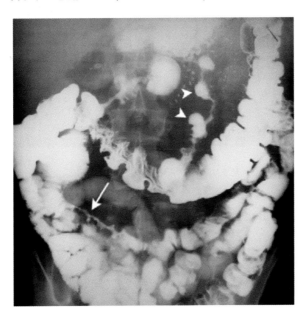

选项中包含的一些情况可能导致胃十二指肠黏膜增厚，但与较远端小肠异常相关的唯一选项是克罗恩病。

在临床中，克罗恩病累及胃和十二指肠的患者占 4%，通常伴有其他部位的累及，胃壁和十二指肠黏膜增厚，胃窦可呈硬结状（羊角征）。

嗜酸性胃肠炎是一种罕见的与嗜酸性粒细胞浸润有关的疾病，常有食物过敏或其他特应性病史，表现可类似于消化性溃疡。

胰腺炎通常引起胃和十二指肠水肿，如果严重，可导致梗阻。

参考文献：Burakoff R. Gastroduodenal Crohn's disease. In: Bayless TM, Hanauer SB (eds). *Advanced therapy of inflammatory bowel disease*. Hamilton, ON: BC Decker, 2001:421–423.

Farman J, Faegenburg D, Dallemand S, et al. Crohn's disease of the stomach: the "ram's horn" sign. *Am J Roentgenol Radium Ther Nucl Med* 1975;123(2):242–251.

Kefalas CH. Gastroduodenal Crohn's disease. *Proc (Bayl Univ Med Cent)* 2003;16(2):147–151.

17 **答案 D**。图像示对比剂进入横膈膜下方的胃体近端（左图），随后进入含大部分胃体远端和胃窦的食管旁疝（右图）。疝囊沿胃短轴旋转，幽门位于胃底附近，胃窦位于胃食管交界处上方。根据临床症状（急性呕吐）和影像学特征，诊断为胃扭转伴急性梗阻。食管旁疝有发生肠扭转的危险，如果不治疗，可导致胃缺血、坏死和穿孔。有些食管旁疝患者可能无症状，或仅有间歇性轻微症状，但对有进展性症状或急性梗阻的患者需要紧急手术。下面是一个食管旁疝沿肠系膜轴向旋转的例子(注意胃窦前区位置相对于胃食管交界处)，无完全阻塞。

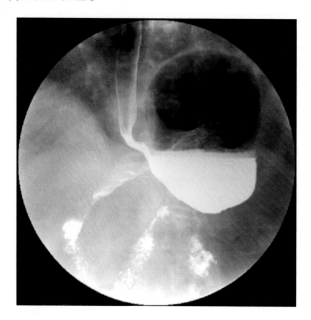

参考文献：Abbara S, Kalan MM, Lewicki AM. Intrathoracic stomach revisited. *AJR Am J Roentgenol* 2003; 181(2):403–414.

Levine MS. Stomach. In: Levine MS, Ramchandani P, Rubesin SE (eds). *Practical fluoroscopy of the GI and GU tracts*. New York: Cambridge University Press, 2012:73–104.

18 答案 C。CT 图像示胃壁有积气，称为胃气肿(或积气)。胃气肿是一种罕见疾病，有多种病因：轻者为良性自限性，重者可危及生命。当形成气体的有机物引起感染性胃炎时，使用"气肿性胃炎"一词，这是一种死亡率较高的疾病(60%~80%)。在可能受累的内脏中，胃是最不常见的受累部位。腐蚀性摄取和酒精(乙醇)滥用是黏膜损伤相关的气肿性胃炎的最常见原因。致病菌包括大肠杆菌、产气梭菌和金黄色葡萄球菌。

该患者临床状况改善，并不符合预期的气肿性胃炎或缺血的临床过程。考虑到其病史，更有可能是良性胃气肿。在患者失败的内镜手术中，手术过程中的壁内剥离和腔内高压力造成空气注入，导致壁内有空气。外伤性鼻胃管置入也是另一个原因。

良性胃气肿也可能出现于慢性阻塞性肺疾病中，特别是在患者咳嗽时，但这可能会导致更广泛的小肠受累，而不是本例中所见情况。任何原因引起的胃出口梗阻均可能导致胃内压升高。溃疡或肿瘤引起的黏膜破坏可能是气体的入口。

参考文献：Grayson DE, Abbott RM, Levy AD, et al. Emphysematous infections of the abdomen and pelvis: a pictorial review. *Radiographics* 2002;22(3):543–561.

Johnson PT, Horton KM, Edil BH, et al. Gastric pneumatosis: the role of CT in diagnosis and patient management. *Emerg Radiol* 2011;18(1):65–73.

19 答案 C。CT 检查显示食管旁疝胃扩张(注意疝后完整的无扩张的食管内鼻胃管)。胃壁有积气，腹腔内有游离气体，肝内周围气体与门静脉气体一致。缺乏胃缺血的病因，该患者可能的病因是嵌顿性食管旁疝。

既往报道指出，食管旁疝并发症具有较高发病率，急诊修补术具有较高的手术死亡率(56%)。基于这些报道，传统上建议选择修复大多数食管旁疝，即使患者无症状。最近的一系列研究表明,未修复疝的并发症发病率和手术死亡率均被高估,有症状患者可更有选择性地进行修复。

参考文献:Schieman C, Grondin SC. Paraesophageal hernia: clinical presentation, evaluation, and management controversies. *Thorac Surg Clin* 2009;19(4):473–484.

Stylopoulos N, Gazelle GS, Rattner DW. Paraesophageal hernias: operation or observation? *Ann Surg* 2002;236(4):492–500; discussion 500–491.

20 答案 A。CT 示沿胃小弯造影剂旁有一系列气体衰减半圆形影,为气体运动伪影。

气体运动伪影定义为由气体移动通过液体产生的空气衰减结构,该伪影是由图像采集和重建过程引起的。旋转架在运动过程中不断测量气泡,产生伪影。所使用的重建技术假设衰减测量来自一个静止的物体。由于假设不正确,反向投影将发现映射到不正确的位置。伪影的形状和大小受气体大小和速度、扫描仪转速,以及 X 线管相对位置的影响。从理论上说,扫描速度越快(而不是越慢)应该越能够消除基于运动的伪影,当前的扫描采集时间仍然过慢,无法实现这一点。

参考文献:Liu F, Cuevas C, Moss AA, et al. Gas bubble motion artifact in MDCT. *AJR Am J Roentgenol* 2008;190(2):294–299.

21 答案 B。横膈膜下胃底后方有一巨大含钡含气结构影,这是胃憩室的典型表现。其起源于胃,而非食管,这是膈上憩室的特征。与巨大溃疡不同,憩室边缘光滑,黏膜正常。憩室颈部在垂直平面上,垂直于胃底平面。

胃底憩室是先天性真憩室,包含所有胃壁层。其较为罕见,仅出现于 0.12% 的患者腹部 CT 中,通常无症状,虽然其内可能包含胃内容物及溃疡,很少会发生扭转。胃憩室的另一常见部位是胃窦。这些是获得性的脉冲型外囊,是假憩室,不包含胃壁的所有层。

参考文献:Rashid F, Aber A, Iftikhar SY. A review on gastric diverticulum. *World J Emerg Surg* 2012;7(1):1.

Schramm D, Bach AG, Zipprich A, et al. Imaging findings of gastric diverticula. *Scientific World J* 2014; 2014: 923098.

22 答案 D。上消化道造影检查结果显示胃窦中有一个钡积聚的平滑黏膜下肿物,直径约为 2cm,这一病变很可能是异位胰腺。其作为年轻患者的单发病变,淋巴瘤和转移较少见。虽然孤立性病变更常见的是 GIST,这种大小的病变通常不会有溃疡。

异位胰腺并不常见,据报道在尸检中,异位胰腺占 0.21%。其最常见于幽门 6cm 以内的胃窦,其次是十二指肠。在 50% 的病变中,未发育的导管形成中央脐。异位胰腺通常无症状,但其可发展为胰腺炎和随后的胃出口梗阻,并有罕见异位胰腺发生癌变的报道。

参考文献:Jeong HY, Yang HW, Seo SW, et al. Adenocarcinoma arising from an ectopic pancreas in the stomach. *Endoscopy* 2002;34(12):1014–1017.

Kilman WJ, Berk RN. The spectrum of radiographic features of aberrant pancreatic rests involving the stomach. *Radiology* 1977;123(2):291–296.

Yuan Z, Chen J, Zheng Q, et al. Heterotopic pancreas in the gastrointestinal tract. *World J Gastroenterol* 2009;15(29):3701–3703.

23　答案 A。CT 示胃扩张，内有一致密物质影，周围有一圈造影剂，与致密影不混合，提示胃石。经询问，患者承认有 7 年吃头发病史。毛发在胃肠道中不易消化，并会在胃中积聚。内镜检查应是评估的下一步，以确认该物质不是摄入的普通食物，并试图去除该物质。然而，最终大多数患者需要手术去除粪石。

　　长发综合征指吃头发的情况（脱发），通常与拔头发冲动控制障碍（脱发狂）有关。由此产生的毛团可由胃延伸到小肠，甚至右半结肠。

　　另一种最常见粪石是植物粪石，由蔬菜和水果材料（通常是柿子）组成。这些可进入小肠并引起梗阻。

　　CT 是理想的粪石成像方法，可评估梗阻程度，并确定可能的多发性粪石。

参考文献：Gaillard M, Tranchart H. Images in clinical medicine. Trichobezoar. *N Engl J Med* 2015;372(6):e8.

　　Gorter RR, Kneepkens CM, Mattens EC, et al. Management of Trichobezoar: case report and literature review. *Pediatr Surg Int* 2010;26(5):457–463.

　　Ripolles T, Garcia-Aguayo J, Martinez MJ, et al. Gastrointestinal bezoars: sonographic and CT characteristics. *AJR Am J Roentgenol* 2001;177(1):65–69.

（张文怡 译　周智洋 审校）

第 **3** 章 小肠

1 患者,男,54 岁,伴有慢性痉挛性腹痛,行小肠钡剂检查。最可能的诊断是:

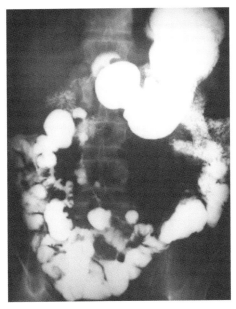

A.空肠憩室

B.缺血性小肠狭窄

C.类癌

D.克罗恩病

2 患者,56 岁,有长期腹泻病史(12 个月),结肠镜检查报告正常。磁共振小肠造影最可能的诊断是:

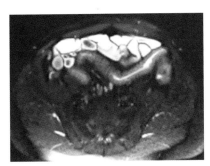

T2 加权脂肪饱和图像

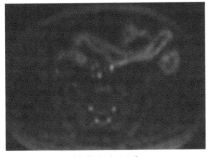

扩散加权图像

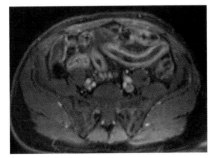

对比 T1 加权图像

A.活动期克罗恩病

B.缓解期克罗恩病

C.小肠淋巴瘤

D.急性胃肠炎

3　患者,男,48 岁,表现为轻微右下腹疼痛并持续 2 天腹泻。最可能的诊断是:

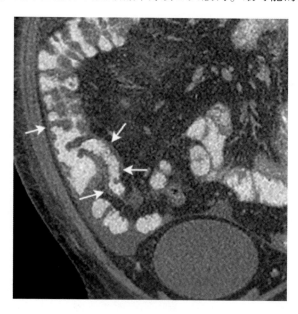

A.阑尾炎 　　　　　　　　　　　　B.淋巴瘤

C.腺癌 　　　　　　　　　　　　　D.感染

4　将患者与最佳成像选择相匹配。每个选项可以选择一次、多次或不选。

(1)患者,男,35 岁,最近开始一个疗程的免疫抑制治疗,以腹痛进展 1 周入急诊科。在检查中,患者表现出右下腹肌紧张,伴有白细胞增多和发热。

(2)患者,女,20 岁,15 岁时被诊断患有克罗恩病,并有回肠狭窄病史,在最近 1 个月有轻度餐后腹痛并逐渐进展。

(3)患者,女,56 岁,有长期克罗恩病病史及子宫切除史,表现为尿路感染及气尿。

(4)患者,男,73 岁,因腹部绞痛行回结肠镜检查,发现轻度回肠糜烂,怀疑为克罗恩病。

A.MR 小肠造影 　　　　　　　　　B.CT 小肠造影或常规 CT 检查

C.小肠钡剂检查 　　　　　　　　　D.胶囊内镜检查

5a　患者,女,23 岁,有 5 年腹痛和偶尔腹泻病史。粪便检查显示脂肪增加。患者行小肠造影检查。图像表现提示诊断为:

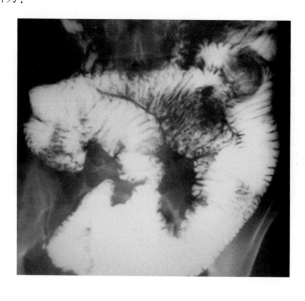

A.乳糜泻　　　　　　　　　　　　　　B.克罗恩病

C.ZES　　　　　　　　　　　　　　　D.贾第虫病

5b 与未经治疗乳糜泻相关的最常见恶性肿瘤是：

A.食管鳞状细胞癌　　　　　　　　　　B.小肠 T 细胞淋巴瘤

C.小肠腺癌　　　　　　　　　　　　　D.卵巢癌

5c 空洞性肠系膜淋巴结综合征(CMLS)包括：

A.低密度淋巴结、脾脏萎缩和小肠绒毛萎缩

B.低密度淋巴结、小肠皱襞增厚、结核分枝杆菌感染

C.低密度淋巴结、小肠皱襞增厚和迁徙性关节痛

D.低密度淋巴结、甲状腺炎和重症肌无力

6 患者,女,68 岁,3 年前因子宫颈癌伴淋巴结阳性行子宫全切及双侧输卵管–卵巢切除术,现出现腹痛。根据 CT,最可能的诊断是：

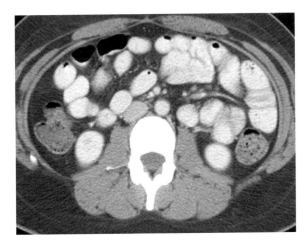
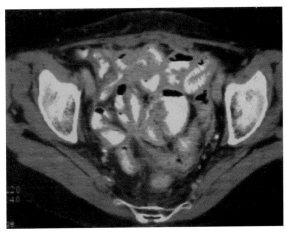

A.移植物抗宿主病　　　　　　　　　　B.晚期化疗性肠炎

C.肿瘤复发　　　　　　　　　　　　　D.慢性放射性肠炎

7 患者,男,33 岁,有哮喘病史,对多种食物过敏(但对小麦制品不过敏),临床表现为慢性间歇性腹痛。患者行小肠造影和 CT 检查。最适合该临床表现的诊断是：

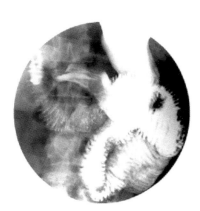
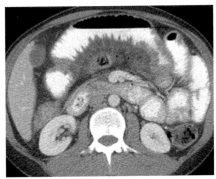
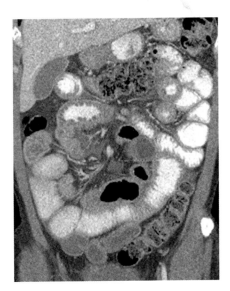

A.ZES
B.乳糜泻

C.贾第虫病
D.嗜酸性粒细胞性肠炎

8 患者,女,39岁,有腹胀及餐后腹痛病史,行CT扫描。最初打算行胶囊内镜检查,但根据CT表现,改为小肠造影检查。这些表现的可能病因是:

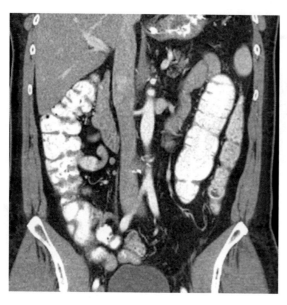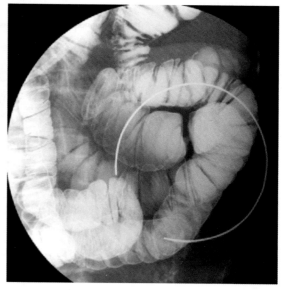

A.腺癌
B.先天性闭锁

C.克罗恩病
D.NSAID

9 患者,男,56岁,因急性严重腹痛及恶心2天入急诊科。患者无发热,窦性心律正常,但有轻度白细胞增多,为12.2×10^9/L。患者行腹盆部CT检查。图像示无血管阻塞。检查患者的药物清单,最可能与CT检查结果有关的药物是:

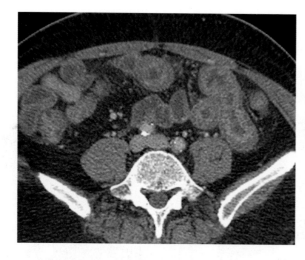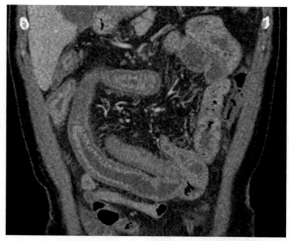

A.阿司匹林
B.普萘洛尔(β-受体阻滞剂)

C.赖诺普利[血管紧张素转换酶抑制剂(ACEI)]
D.奥美拉唑(质子泵抑制剂)

10a　患者,男,16 岁,表现为慢性痉挛性腹痛。诊断是:

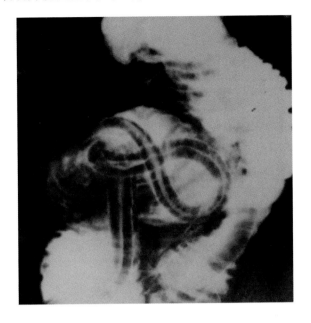

　　A.异尖线虫　　　　　　　　　　　　B.蛔虫

　　C.钩虫　　　　　　　　　　　　　　D.鞭虫

10b　选择匹配:

每个答案只能选一次。

1.食寿司

2.直肠脱垂

3.缺铁性贫血

4.胆管炎或胰腺炎

　　A.蛔虫　　　　　　　　　　　　　　B.鞭虫

　　C.钩虫　　　　　　　　　　　　　　D.异尖线虫

11a　患者,50 岁,有间歇性腹泻和面部潮红病史,行腹部 CT 检查。其他图像中胃肠道未见异常。患者否认有任何旅行史。最可能的诊断是:

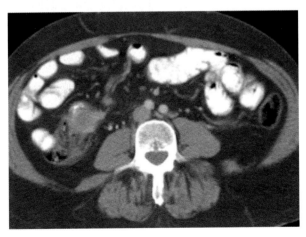 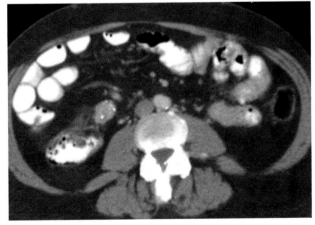

　　A.远端回肠结核和相关淋巴结肿大　　　　B.小肠淋巴瘤

　　C.回肠类癌和钙化淋巴结转移　　　　　　D.克罗恩病

11b   患者的症状可能表明什么？

A.肿瘤转移到肝脏。

B.肿瘤转移到肺部。

C.肿瘤无法切除。

D.肿瘤可能是多灶性的。

12   患者，男，49岁，腹部疼痛，腹泻，体重减轻，CT表现为一巨大的肿块累及空肠。最可能的诊断是：

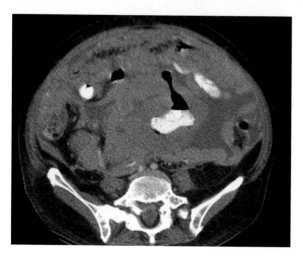

A.腺癌

B.GIST

C.非霍奇金淋巴瘤

D.类癌

13   患者，男45岁，出现餐后腹胀。进行小肠造影。可能的诊断是：

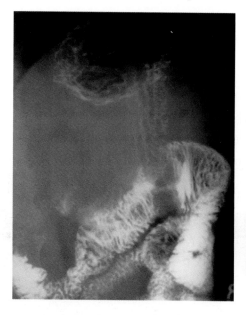
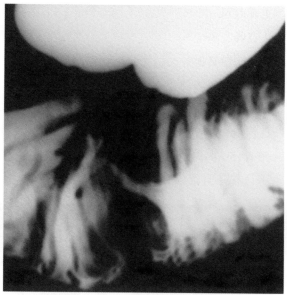

A.正常蠕动

B.克罗恩病

C.GIST

D.腺癌

14 关于小肠 GIST,以下正确的是:

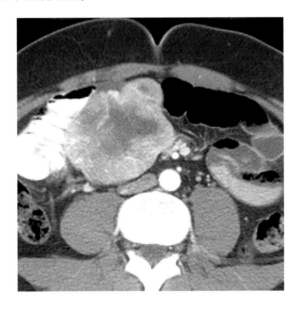

    A.GIST 最常见于小肠梗阻。   B.相关的淋巴结肿大通常大于原发肿瘤。

    C.经过治疗的转移瘤常见囊性变。   D.肺是最常见的转移部位。

15 将这些十二指肠充盈缺损与其诊断相匹配。每个选项只能选择一次。

1.

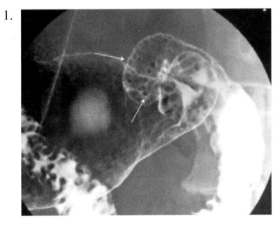

2.

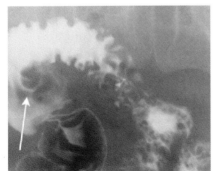
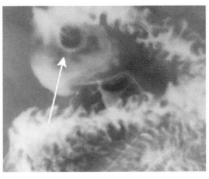
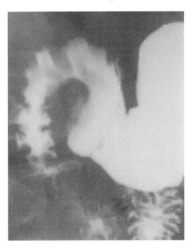

3.

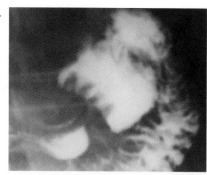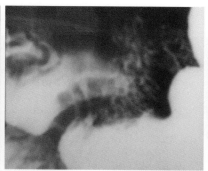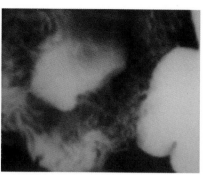

4.

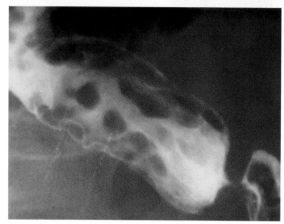

A.Brunner 腺体错构瘤　　　　　　　B.异位胃黏膜

C.弯曲性假瘤　　　　　　　　　　　D.胃黏膜脱垂

16 患者,男,41 岁,出现腹痛和发热。可能的诊断是:

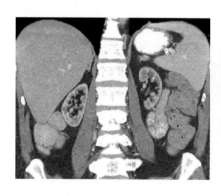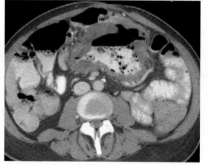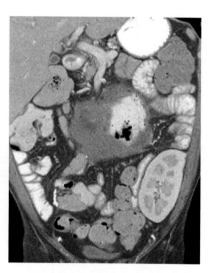

A.GIST　　　　　　　　　　　　　B.类癌

C.淋巴瘤　　　　　　　　　　　　　D.腺癌

17 最常见的累及小肠的恶性肿瘤类型是:

A.GIST　　　　　　　　　　　　　B.淋巴瘤

C.类癌　　　　　　　　　　　　　　D.转移瘤

18　在美国,导致小肠梗阻(SBO)的最常见原因是:

A.粘连　　　　　　　　　　　　　　　B.内疝

C.肿瘤　　　　　　　　　　　　　　　D.克罗恩病

19　患者,男,78 岁,膀胱切除术后 2 天出现恶心、呕吐和腹痛加重。拍摄仰卧和立位腹部 X 线片。接下来要进行的最合适的检查是:

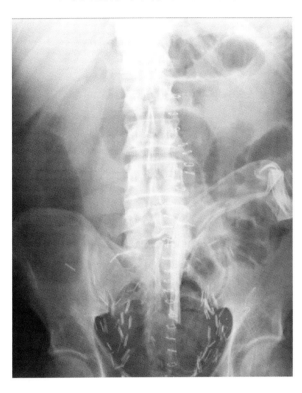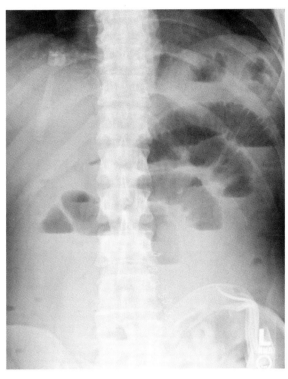

A.无须进一步检查,此检查可确诊　　　B.CT

C.小肠造影检查　　　　　　　　　　　D.MRI

20a　患者,女,78 岁,有间歇性腹痛病史。食管、胃、十二指肠镜(EGD)为阴性。患者行小肠造影(SBFT)检查。最符合影像学表现的描述是:

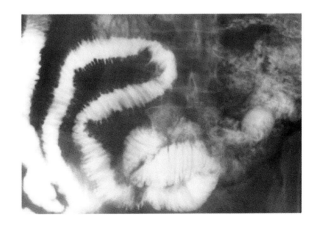

A.小肠皱襞呈结节状,不规则增厚。　　B.小肠皱襞增厚且间隔紧密。

C.小肠皱襞较薄且间隔增宽。　　　　　D.小肠皱襞厚度正常。

20b　最可能的原因是:

A.肠壁出血　　　　　　　　　　B.克罗恩病

C.嗜酸性粒细胞性肠炎　　　　　D.进行性系统性硬化症

21　有关下面的 CT 图像,这种情况最常见的病因是:

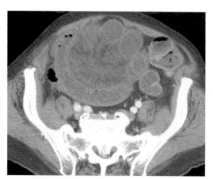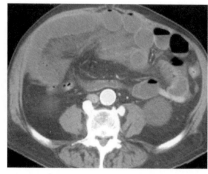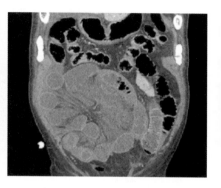

A.内疝　　　　　　　　　　　　B.粘连

C.先天性索带　　　　　　　　　D.腹膜肿块

22　患者,男,54 岁,长期低血压并出现腹痛,CT 图像如下。提示引起肠系膜缺血的表现是:

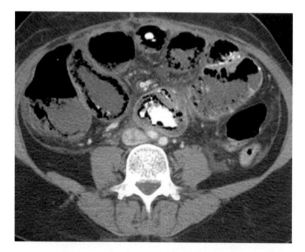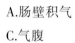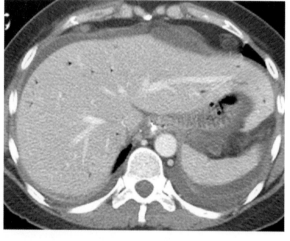

A.肠壁积气　　　　　　　　　　B.胆道积气

C.气腹　　　　　　　　　　　　D.腹膜后积气

23a　患者,女,65 岁,表现为间歇性右上腹绞痛、恶心、呕吐和腹胀,行 CT 检查。最可能的诊断是:

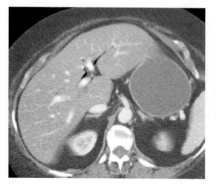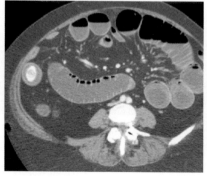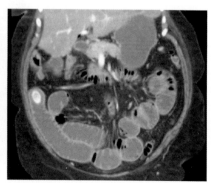

A.麻痹性肠梗阻   B.粪石性小肠梗阻

C.小肠肠套叠   D.胆石性肠梗阻

23b 在所示图像中以下哪些表现未显示但仍可能存在？

A.远端回肠狭窄   B.胆道肠瘘

C.肠系膜动脉血栓   D.远端回肠肿块

24a 患者，男，48 岁，被汽车撞到后行 CT 扫描。箭头指示的偶然异常解剖通过：

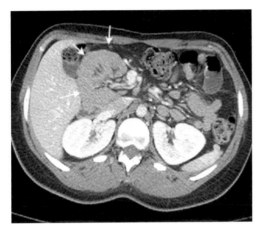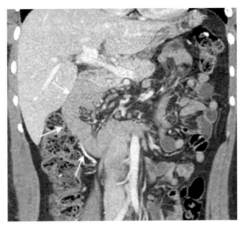

A.Landzert 窝   B.Waldeyer 窝

C.Winslow 孔   D.中结肠窝

24b 右侧十二指肠旁疝(PDH)占所有 PDH 的比例是：

A.25%   B.50%

C.75%   D.90%

25 在车祸事故中系安全带的乘客患者进行以下 CT 扫描。以下哪项陈述最有可能是真的？

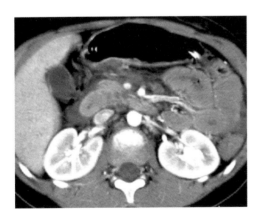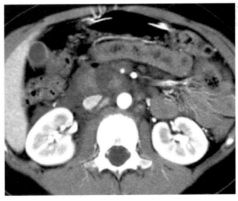

A.在钝器创伤中，十二指肠损伤通常与其他器官损伤有关。

B.十二指肠损伤通常在临床上立即显现。

C.如果 CT 不明确，水溶性对比剂十二指肠造影可能有助于确诊十二指肠损伤。

D.十二指肠壁内血肿需要紧急手术修复。

26　患者,女,90岁,举起沉重的箱子两天后出现恶心和呕吐。经检查,患者右侧腹股沟区触诊到肿块。行 CT 扫描,图像如下所示(FV=股静脉;IEV=腹壁下血管;H=疝环),诊断为:

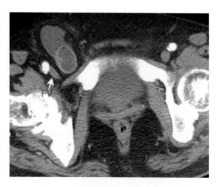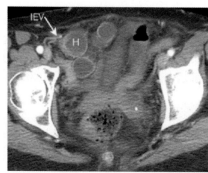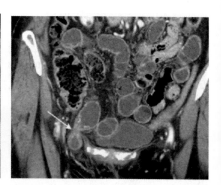

A.腹股沟斜疝　　　　　　　　　　　　B.腹股沟直疝

C.半月线疝　　　　　　　　　　　　　D.股疝

27　患者,女,53岁,有胰腺癌 Whipple 手术史。2 年后在常规随访中主诉有恶心、轻度上腹部疼痛,且胆红素和碱性磷酸酶升高。患者的 Ca 19-9 正常。可能的诊断是:

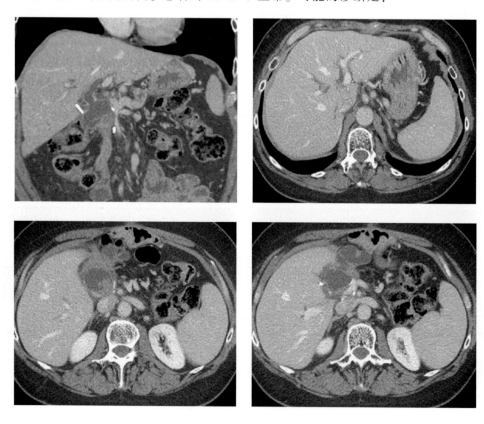

A.胆管空肠吻合术狭窄　　　　　　　　B.胆汁漏

C.输入袢综合征　　　　　　　　　　　D.胰腺炎伴假性囊肿

28 患者,男,64 岁,出现血便,血细胞比容为 22。患者既往无手术史,行腹盆部 CT 检查。这些表现提示可能的出血源是:

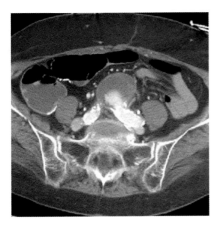 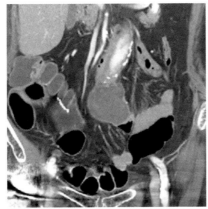 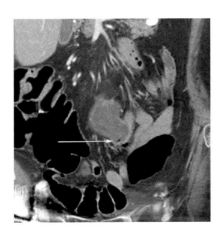

A.主动脉肠瘘　　　　　　　　　　　B.GIST

C.空肠血管畸形　　　　　　　　　　D.小肠淋巴瘤

29 患者,女,39 岁,有 Roux-en-Y 胃旁路手术病史,腹痛加重。进行 CT 扫描,并生成冠状位图像。影像学表现提示:

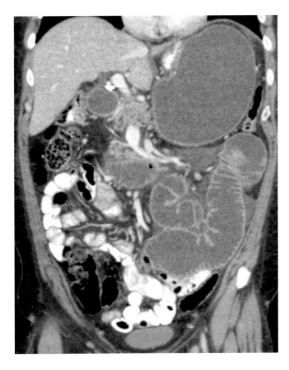 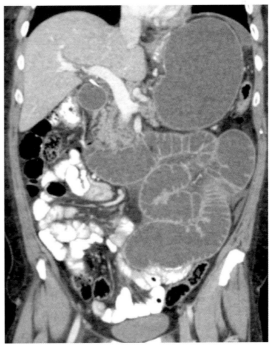

A.小肠梗阻伴扩张的消化道/ Roux 肢　　B.小肠梗阻伴胆胰肢扩张

C.小肠梗阻伴正常扩张的肠道　　　　　D.麻痹性肠梗阻

30 患者,女,45 岁,有腹泻病史,行小肠钡剂检查,结果如下。以下陈述正确的是:

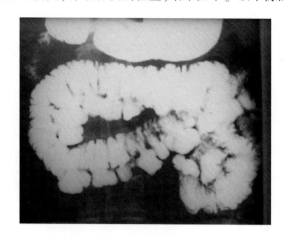

A.这一表现是先天性的,更常见于儿童。

B.治疗包括手术切除相关节段。

C.如果临床上怀疑该疾病,CT 是一项更好的初次检查。

D.这一表现可能与吸收不良、肠穿孔、梗阻或胃肠道出血有关。

31 透视标准操作的入口曝光值是:

A.1R/min   B.5R/min

C.10R/min   D.20R/min

32 患者,女,17 岁,有腹部绞痛病史,行小肠造影检查。回盲区的点片如下。最可能的诊断是:

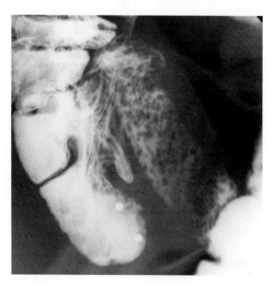

A.克罗恩病   B.淋巴结节性增生

C.非霍奇金淋巴瘤   D.类癌

33 在透视检查期间,以下哪项操作会降低患者的辐射剂量?

A.增加图像增强器与患者的距离 B.移除网格

C.使用脉冲荧光检查增加脉冲率 D.选择较低的千伏峰值

34 患者,女,45 岁,表现为慢性腹痛,患者有 10~15 年慢性腹痛病史,并且由于饮食而加重。小肠造影图像如下所示,影像学表现提示:

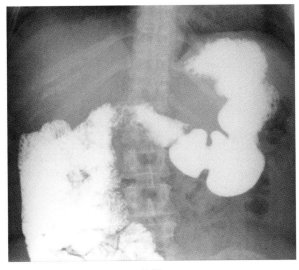
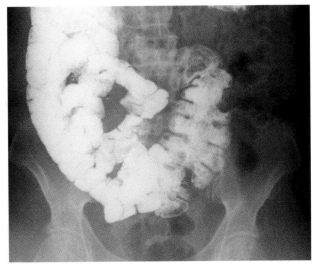

早期　　　　　　　　　　　　　　　　后期

A.小肠梗阻 B.肠旋转不良

C.小肠皱襞数量增加 D.多个小结肠息肉

35 患者,女,45 岁,出现咳嗽、便秘和胸骨后胸痛。行上消化道和小肠钡剂造影检查。最佳诊断是:

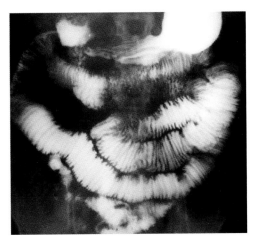
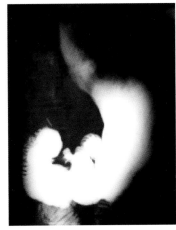

A.胃食管反流 B.胃和小肠梗阻

C.小肠梗阻 D.硬皮病

36　使用脉冲荧光透视将帧速率从 30 帧/秒降到 15 帧/秒:

A.无剂量变化　　　　　　　　　　　　B.减少剂量约 25%

C.减少剂量约 50%　　　　　　　　　　D.增加剂量约 50%

37a　患者,男,57 岁,因消化道出血而就诊。上消化道镜检查为阴性,结肠镜检查显示回肠内有血迹,出血源不清。行锝-99m 红细胞(^{99m}Tc-RBC)扫描,然后行 CT 小肠灌肠造影。最可能的诊断是:

46~48min　　　　　　　　54~57min　　　　　　　　87~90min

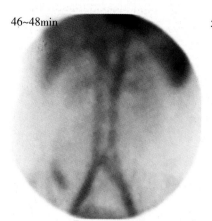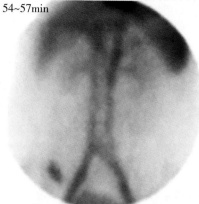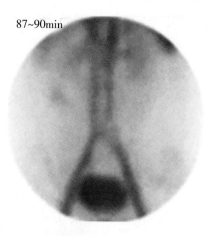

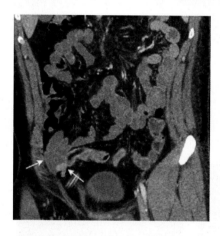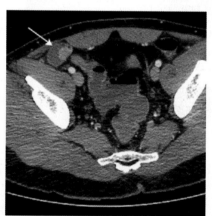

A.肠道重复畸形伴穿孔　　　　　　　　B.Meckel 憩室活动性出血

C.克罗恩病伴脓肿　　　　　　　　　　D.伴有腹膜假黏液瘤的阑尾黏液囊肿

37b　与 Meckel 憩室相同的胚胎起源可能产生的其他异常是:

A.卵黄管囊肿　　　　　　　　　　　　B.单脐动脉

C.脐尿管囊肿　　　　　　　　　　　　D.单角子宫

38 患者,女,24 岁,有神经性厌食症病史,表现为腹痛和呕吐。CT 扫描图像如下所示。引起这些表现的解剖因素可能是:

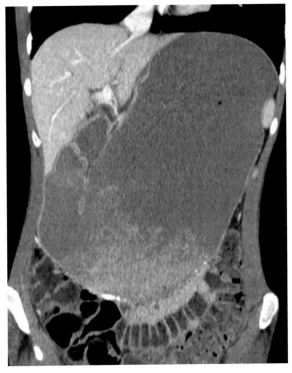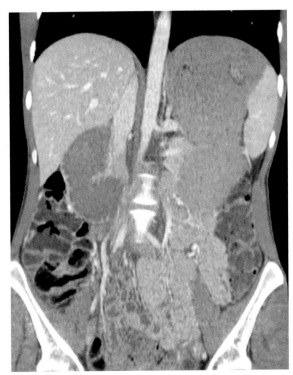

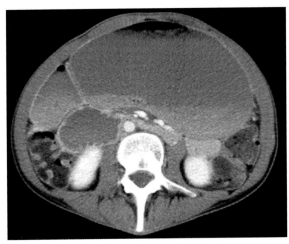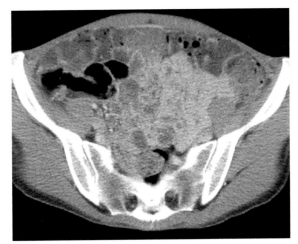

A.存在中间弓形韧带

C.Treitz 韧带位置异常

B.肠系膜上动脉和主动脉之间的狭窄角度

D.主动脉后左肾静脉的位置

39a 出现早期短暂性红斑的阈值剂量是:

A.0.2Gy

C.20Gy

B.2Gy

D.200Gy

39b 对于一例中等身材患者,在荧光透视检查的大约多久时间,红斑性皮肤改变会成为一种风险?

A.5min

C.1h

B.20min

D.2h

40   患者,女,29岁,有放射性背痛、进行性恶心和呕吐病史。目前,患者只能饮用酸奶和果汁。患者行
上消化道造影检查。最佳诊断是:

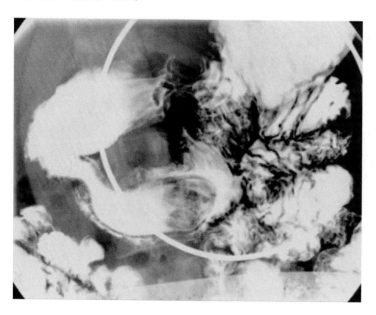

A.十二指肠癌   B.十二指肠息肉

C.十二指肠溃疡   D.十二指肠腔内憩室

答案与解析

1 **答案 D。**SBFT 示回肠长节段性狭窄伴假性憩室,这与克罗恩病表现一致。炎症导致纤维脂肪增生,沿肠系膜侧肠壁不对称变直和缩短,沿肠系膜对侧未受累肠壁形成囊袋样结构。典型克罗恩病表现为跳跃性病灶。管腔变窄可能是肠管痉挛与平滑肌纤维化、增生共同的结果,肠痉挛可能不会引起明显的近端肠管梗阻。平滑肌纤维化、增生则可能与近端肠管扩张有关。

空肠憩室不会出现本例所见的管腔狭窄。小肠缺血可能类似于急性期克罗恩病出现黏膜皱襞增厚,但在本病例中,皱襞因明显的肠壁增厚而消失。类癌可引起肠系膜缩短,类似于克罗恩病,但管腔狭窄不会导致本例所见的长节段性狭窄,而是会相对固定,导致更大程度的肠梗阻。

SBFT 显示了克罗恩病肠炎的表现,具有良好的黏膜细节,在早期疾病评估方面优于横断面影像学。实时荧光观察可区分狭窄和蠕动肠段,但其在评估疾病的肠外表现方面能力有限,且考虑到辐射剂量,不适合用于经常随访。

参考文献: Boland G. *Gastrointestinal imaging: the requisites*. Philadelphia, PA: Elsevier, 2014.

Gore RM, Levine MS. *Textbook of gastrointestinal radiology*, 4th ed. Philadelphia, PA: Elsevier/Saunders, 2015.

2 **答案 A。**一长段回肠示肠壁增厚,T2 呈高信号,弥散受限,黏膜强化。与慢性克罗恩病相比,这些表现高度提示活动性克罗恩病。注意,强化也可见于肠壁纤维化,但强度往往小于活动性疾病。本病例未显示的其他活动性征象包括肠系膜血管充血(梳状征)、明显强化的肠系膜淋巴结肿大、黏膜溃疡和瘘管。

有效治疗克罗恩病,目标是制订一种靶向治疗策略,改变克罗恩病的自然病史,防止不可逆的纤维狭窄性病变以及肠外穿透性并发症。

小肠淋巴瘤表现为肠管动脉瘤样扩张和局部淋巴结肿大,通常不会首先表现出黏膜强化。患者的慢性症状符合急性胃肠炎。

参考文献: Bruining DH, Bhatnagar G, Rimola J, et al. CT and MR enterography in Crohn's disease: current and future applications. *Abdom Imaging* 2015;40(5):965-974.

Griffin N, Grant LA, Anderson S, et al. Small bowel MR enterography: problem solving in Crohn's disease. *Insights Imaging* 2012;3(3):251-263.

3 **答案 D。**CT 示回肠末端环壁轻度均匀增厚。结肠未完全扩张,但盲肠和升结肠也显示出轻微的肠壁增厚。同时存在少量游离积液。

阑尾未显示,但病变累及回肠和升结肠,而不在盲肠顶部。肠壁表现为均匀的轻度增厚,不像肿块,因此不是肿瘤。回肠腺癌表现为环周增厚及管腔狭窄,但本例管腔正常。

对于相对轻微的肠壁增厚(<1cm),最有可能的病因是感染或炎性病变。克罗恩病(不包括在选项中)可能出现这种情况。回肠和右半结肠感染通常由耶尔森菌(本例)、弯曲杆菌或沙门菌引起。结核性感染也可累及此部位,表现与克罗恩病相似。在回盲部感染性病变中,淋巴结肿大(本例未显示)常见。

参考文献: Hoeffel C, Crema MD, Belkacem A, et al. Multi-detector row CT: spectrum of diseases involving the ileocecal area. *Radiographics* 2006;26(5):1373-1390.

4   答案:

1.**答案 B**。考虑到患者发热且白细胞增多,需要注意疾病的肠外表现。CT 是一种应用广泛、扫描时间最短的检查方法,对疼痛严重的患者有帮助。该检查可通过 CT 小肠造影进行,旨在最大限度地扩张肠管,以获得最佳肠壁分析。如果患者无法忍受口服造影剂,标准 CT 扫描加静脉对比剂仍足以评估肠外组织是否有脓肿或瘘管等并发症。

2.**答案 A**。考虑到患者年龄和将来可能需要反复影像检查,应尽量降低辐射剂量。MR 小肠造影无电离辐射,可评估肠壁增厚和强化,在已知狭窄的情况下可评估肠扩张程度及肠外病变。

3.**答案 B**。患者病史提示了小肠-膀胱或结肠-膀胱瘘的情况。鉴于患者有子宫切除史,小肠祥可能在盆腔内堆积,而小肠钡剂造影很难明确小肠位置。横断面成像更为合适,鉴于 CT 的空间分辨率优于 MR,CT 小肠造影或常规 CT 是理想选择。

4.**答案 C**。由于怀疑是早期克罗恩病的表现,有必要对近端小肠进行检查,以确定其受累程度。在横断面成像中,CT 或 MR 对早期疾病的诊断不敏感。小肠造影对早期病变的显示更加敏感,如口疮或糜烂。胶囊内镜也可检测克罗恩病的早期变化,但不应作为潜在狭窄性疾病患者的首次小肠检查。在一项小型研究中,15% 的疑似克罗恩病患者出现了胶囊滞留。

参考文献:Bruining DH, Bhatnagar G, Rimola J, et al. CT and MR enterography in Crohn's disease: current and future applications. *Abdom Imaging* 2015;40(5):965–974.

Lee NM, Eisen GM. 10 years of capsule endoscopy: an update. *Expert Rev Gastroenterol Hepatol* 2010; 4(4):503–512.

5a   **答案 A**。SBFT 显示空肠扩张,皱襞变薄,间隔增宽(正常皱襞密度为 4~6 个/英寸,1 英寸≈2.54 厘米)。空肠中的弹簧样充盈缺损也出现在肠套叠中。该例征象与乳糜泻的表现相吻合。列出的其他疾病(克罗恩病、ZES 和贾第虫病)均与黏膜皱襞增厚有关。

乳糜泻是一种自身免疫性遗传疾病,是由小麦、大麦和黑麦中面筋的醇溶蛋白反应引起的。发病可能出现在儿童早期,第二个发病高峰出现于年轻人。诊断是通过空肠活检和血清学检查。乳糜泻较常见(在 200 名美国人中有 1 人出现),但临床表现是非特异性的,诊断常被延迟。

由对蛋白质反应引起的炎症会引起绒毛萎缩,导致吸收不良,特别是脂肪。这一过程开始于十二指肠,逐渐发展到回肠。绒毛丢失和隐窝肥大减少了肠腔液的吸收。钡剂检查的典型表现包括肠扩张、空肠皱襞减少和回肠皱襞增加(回肠空肠化),以及短暂性空肠肠套叠。随着当前技术的发展,大多数腹痛患者行 CT 而非 SBFT。小肠扩张、回肠空肠化和肠套叠表现可在 CT 上被发现。与乳糜泻相关的其他表现包括在十二指肠、空肠和结肠观察到的显著肠系膜淋巴结和肠壁内脂肪沉积,如在其他慢性炎症下所见。

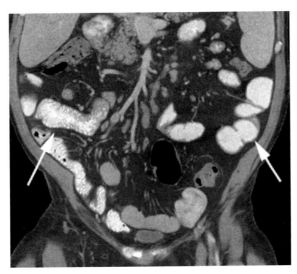

回肠空肠化

5b　答案 B。未经治疗的乳糜泻患者患恶性肿瘤的风险增加,其中约 50% 是淋巴瘤,最常见的是 T 细胞淋巴瘤。小肠腺癌是第二常见的恶性肿瘤,占 7%,食管鳞状细胞癌占 4%。其他少见恶性肿瘤包括口咽癌、卵巢癌、甲状腺癌、乳腺癌和肺癌。

5c　答案 A。CMLS 是一种少见疾病,在乳糜泻中的绒毛萎缩被认为会导致肠系膜淋巴引流中断和肠系膜淋巴结空洞。这些结节的大小为 2~7cm。长期暴露于抗原刺激下会使淋巴细胞功能下降,并导致脾脏萎缩。CMLS 预后差,由于严重恶病质和其他并发症,会导致 50% 的死亡率,包括肠出血和脾功能减退引起的脓毒症。

参考文献:Herlinger H. Radiology in malabsorption. *Clin Radiol* 1992;45(2):73–78.

Huppert BJ, Farrell MA. Case 60: cavitating mesenteric lymph node syndrome. *Radiology* 2003;228 (1):180–184.

Scholz FJ, Afnan J, Behr SC. CT findings in adult celiac disease. *Radiographics* 2011;31(4):977–992.

Swinson CM, Slavin G, Coles EC, et al. Coeliac disease and malignancy. *Lancet* 1983;1 (8316):111–115.

6　答案 D。CT 示盆腔多段肠管弥漫性肠壁增厚,上腹肠管不受累。本例宫颈癌患者淋巴结阳性,既往可能有辅助放疗(近距离放疗或联合外照射和近距离放疗)。慢性放射性肠炎在放疗后 6 个月至 7 年内发生。接受腹盆部放射治疗的患者出现这种情况的概率约为 20% 或更高。既往有手术史或腹膜炎史的患者可能导致肠管粘连,而发生放射性肠炎的风险增加。存在小血管疾病的患者,如糖尿病,也会增加放射性肠炎的风险。

胃肠道对辐射敏感,大多数患者在放射性肠炎急性期会出现一定程度的腹泻。最易受影响的肠段是固定的肠段,在盆腔放疗的情况下,通常是回肠末端和直肠乙状结肠。

在小肠造影中,放射性肠炎的改变表现为皱襞增厚,或通过间接压迫表现的肠管曲度消失、固定。

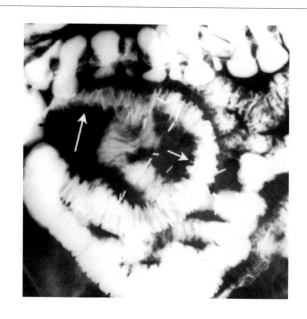

移植物抗宿主病最常见于白血病患者的骨髓移植。与化疗相关的肠炎可在急性期发作,并且表现为弥漫性病变,而非盆腔的单一病变。同样,肿瘤复发可能导致浆膜腔种植而引起肠壁增厚,但如果无上腹部肠管受累,盆腔肿瘤种植不太可能如此广泛。

参考文献:Addley HC, Vargas HA, Moyle PL, et al. Pelvic imaging following chemotherapy and radiation therapy for gynecologic malignancies. *Radiographics* 2010;30(7):1843–1856.

Rha SE, Ha HK, Lee SH, et al. CT and MR imaging findings of bowel ischemia from various primary causes. *Radiographics* 2000;20(1):29–42.

7　**答案 D**。SBFT 示十二指肠和空肠轻度皱襞增厚,CT 示近端和中段小肠更为明显的多处肠壁增厚。小肠皱襞增厚是非特异性的,但由于该患者有过敏史,提示有嗜酸性肠炎的可能。由于无小麦制品不耐受,排除了乳糜泻,其他导致小肠皱襞增厚的原因与过敏无关。

嗜酸性肠炎是一种嗜酸性粒细胞浸润胃肠道的罕见疾病。其可能是原发的,或与其他引起嗜酸性粒细胞增多的疾病相关,如血管炎、蠕虫感染、嗜酸性粒细胞增多综合征或药物。该疾病与特异性反应高度相关,75%~100%的患者存在外周嗜酸性粒细胞增多,白细胞介素–5 产量增加,出现嗜酸性粒细胞活化。其可累及从食管到直肠的胃肠道的多个部位,但最常见于胃和小肠。其可累及从黏膜到浆膜的肠壁的不同层次,随着浆膜的严重受累,可出现腹水和胸腔积液。治疗方法是皮质类固醇或其他免疫抑制剂及饮食限制。

参考文献:Shanbhogue AK, Prasad SR, Jagirdar J, et al. Comprehensive update on select immune-mediated gastroenterocolitis syndromes: implications for diagnosis and management. *Radiographics* 2010;30(6):1465–1487.

Triantafillidis JK, Parasi A, Cherakakis P, et al. Eosinophilic gastroenteritis: current aspects on etiology, pathogenesis, diagnosis and treatment. *Ann Gastroenterol.* 2005;15(2):106–115.

8　**答案 D**。最初 CT 示空肠扩张,皱襞明显伸入管腔。这在小肠造影上被证实为一个光滑的环状网状结构,有一个狭窄的开口("横膈膜样病变")。网状结构可能是由于先天性闭锁,但这些存在于儿童患者中。网状结构过短而光滑,与肿瘤或克罗恩狭窄无关。

在长期使用 NSAID 的患者中,多达 2/3 的患者与小肠损伤有关。这些损伤包括糜烂和溃疡,可能会引起出血,较少穿孔。它们还可导致薄的、类似于横膈膜的狭窄,这被认为是由 NSAID 的前列腺素抑制特性引起的局部缺血效应。这些网状结构与正常皱襞相似,如果是非梗阻性的,在影像学上很难诊断。越来越多的胶囊内镜检查有助于记录 NSAID 引起的小肠损伤的高发病率,但由于胶囊可能滞留,不应在本例患者中进行胶囊内镜检查。

参考文献: Fortun PJ, Hawkey CJ. Nonsteroidal antiinflammatory drugs and the small intestine. *Curr Opin Gastroenterol* 2007;23(2):134–141.

Higuchi K, Umegaki E, Watanabe T, et al. Present status and strategy of NSAIDs-induced small bowel injury. *J Gastroenterol* 2009;44(9):879–888.

Zalev AH, Gardiner GW, Warren RE. NSAID injury to the small intestine. *Abdom Imaging* 1998;23(1):40–44.

9 答案 C。CT 示小肠壁明显增厚,无明显肠腔扩张等提示梗阻的征象。这些表现为肠管血管性水肿。血管性水肿是使用 ACEI 的罕见副作用,ACEI 是一种常用的降压药物。0.1%~0.5%接受 ACEI 药物治疗的患者可能会出现血管性水肿。这种情况是由缓激肽水平升高导致的,其作为一种有效的血管扩张剂,会导致毛细血管通透性增加。ACEI 则导致缓激肽的分解延迟。可能会出现一次或反复多次的水肿,累及皮肤、上呼吸道或胃肠道。首次血管性水肿发作可能发生于药物开始治疗的几天内,也可能发生于药物开始治疗的几年后。

临床表现为腹痛、恶心、呕吐和腹泻。严重疼痛和 CT 表现可能会被误诊为肠缺血。发作是自限性的,症状改善与停药无关。血清 C4 和 C1 酯酶抑制剂测定有助于确诊。

CT 中可见肠壁水肿,可能出现靶征表现。由于水肿,肠管曲度可能变直。无肠梗阻或传输时间延长。常可见少量腹水。这些征象与肠缺血、克罗恩病和重度肠炎表现相重叠。由于疼痛严重并怀疑肠缺血,出现这种情况的一些患者会被实施紧急剖腹探查。有 ACEI 用药史、无闭塞性血管疾病危险因素的患者,以及既往突发和缓解的病史可能有助于诊断。

参考文献: De Backer AI, De Schepper AM, Vandevenne JE, et al. CT of angioedema of the small bowel. *AJR Am J Roentgenol* 2001;176(3):649–652.

Scheirey CD, Scholz FJ, Shortsleeve MJ, et al. Angiotensin-converting enzyme inhibitor-induced small-bowel angioedema: clinical and imaging findings in 20 patients. *AJR Am J Roentgenol* 2011;197(2):393–398.

10a 答案 B。影像学表现示小肠中有一管状充盈缺损,中央含有钡剂。所有列出的寄生虫均为线虫(蛔虫)。本例显示了一种与蛔虫一致的大型线虫。

10b 答案:

1.D

2.B

3.C

4.A

土壤传播的蠕虫感染在全世界感染超过 15 亿人,约占世界人口的 24%。感染发生于热带和亚热带地区。在美国,感染最常见于东南部地区。这些感染是由人类粪便中的虫卵传播的,这些虫卵污染了卫生条件不佳地区的土壤。会引起人类感染的主要种类是蛔虫、鞭虫和钩虫(美洲钩虫和十二指肠钩虫)。

蛔虫是人体胃肠道最大的线虫。在美国,蛔虫病是仅次于钩虫和鞭虫的第三大蠕虫感染。蛔虫感染可能无症状,但巨大的蠕虫可导致肠梗阻。蛔虫可阻塞胆胰管,引起胆管炎和胰腺炎。当蠕虫摄取钡剂,其在造影中可见。

钩虫附着于小肠黏膜上,可引起腹痛和缺铁性贫血。这些蠕虫较小,理论上可见(8~10mm),但目前在钡剂研究中未见报道。

鞭虫侵入结肠黏膜会引起出血和贫血。附着的蠕虫会引起肠套叠和直肠脱垂。这些蠕虫在钡灌肠时可表现为 3~5cm 的充盈缺损,偶尔形成环状。

异尖线虫类感染比其他感染要少见得多,每年影响全世界 20 000 人。异尖线虫是一种在鱼类和鱿鱼等海洋寄宿体内发现的蛔虫。人类是通过食用生鱼肉寿司造成幼虫感染的。幼虫侵入胃壁、小肠或大肠,引起水肿,且有时会出现溃疡。蠕虫长度为 5mm,目前已有钡剂的研究报道。

参考文献:Gore RM, Levine MS. *Textbook of gastrointestinal radiology*, 4th ed. Philadelphia, PA:Elsevier/Saunders, 2015.

Khuroo MS. Ascariasis. *Gastroenterol Clin North Am* 1996;25(3):553–577.

Ortega CD, Ogawa NY, Rocha MS, et al. Helminthic diseases in the abdomen: an epidemiologic and radiologic overview. *Radiographics* 2010;30(1):253–267.

World Health Organization. Fact sheet number 366. Soil-transmitted helminthic infections. April 2014.

11a　**答案 C**。靠近回肠出现部分钙化的肠系膜肿块,符合类癌并淋巴结转移。这一诊断得到了患者症状的支持。考虑到这例患者无旅行史,患者症状及 CT 检查中出现单个肿块伴单个淋巴结肿大,不太可能是肺结核。淋巴瘤钙化罕见,除非患者经过治疗。根据患者的临床表现和出现钙化的肿物周围肠壁表现正常,不太支持克罗恩病的诊断。

类癌是胺前体摄取脱羧酶(APUD)肿瘤类中的神经内分泌肿瘤。尽管可发生于任何器官,大多数类癌(60%~70%)发生于胃肠道。以往认为小肠和阑尾是胃肠道类癌的最常见部位,但随着上下消化道内镜的应用越来越多,近年来,不同部位胃肠道类癌的发病率和患病率也有所改变。胃肠道受累最常见的部位是直肠(34%),其次是小肠(26%)、胃(12%)和阑尾(6%)。肿瘤位于黏膜下,且范围局限。诊断和治疗取决于生化检查、影像学和内镜检查的综合分析。

在发生于小肠部位的类癌中,回肠是最常见的。在 CT 中,典型肠系膜转移表现为软组织肿块,呈放射状突起向小肠延伸,常导致肠管扭曲、粘连。这种纤维增生反应是由于肿瘤产生的血清素和其他血管活性肽对局部血管系统的影响。肠系膜肿块通常出现钙化。

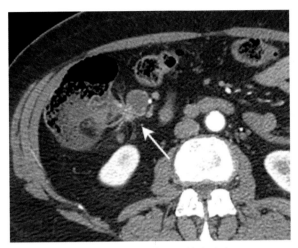

类癌结节样转移并纤维增生反应

与本例不同的是,在转移性疾病患者中,原发性肿瘤的检测可能具有挑战性,因为原发肿瘤往往很小。标准 CT 检查和生长抑素受体闪烁扫描(111I-奥曲肽扫描)对原发性肿瘤检测的敏感性相对较低(分别为 6% 和 23%)。CT 或 MR 小肠造影可提高原发性肠道肿瘤的检出敏感性。

11b 答案 A。类癌综合征包括一系列临床症状,包括潮红、腹泻、腹痛、气喘和心悸。多数类癌综合征患者有广泛的肝转移,当肝和肺中的单胺氧化酶无法代谢 5-羟色胺时,会出现临床症状。不常见的是,肠外类癌通过肠肝循环旁路时可能会出现这种综合征。

转移瘤在诊断时较常见,19% 的患者有淋巴结转移,21% 有远处转移。肝转移瘤往往是富血供的,应行多期扫描,因为 15% 的肿块可能只出现于动脉期。MRI 对肝转移瘤的诊断可能比 CT 或 111I-奥曲肽更敏感。肝转移瘤行外科切除手术是唯一可能治愈的方法,即使切除无治疗目的,生存期也会延长。

参 考 文 献 :Ganeshan D, Bhosale P, Yang T, et al. Imaging features of carcinoid tumors of the gastrointestinal tract. *AJR Am J Roentgenol* 2013;201(4):773–786.

Harring TR, Nguyen NT, Goss JA, O'Mahony CA. Treatment of liver metastases in patients with neuroendocrine tumors: a comprehensive review. *Int J Hepatol.* 2011;2011:154541.

Levy AD, Sobin LH. From the archives of the AFIP: Gastrointestinal carcinoids: imaging features with clinicopathologic comparison. *Radiographics* 2007;27(1):237–257.

12 答案 C。CT 显示腹部有一巨大肿块,中央有空洞,其内包含口服对比剂。邻近小肠无扩张,表明无明显梗阻。肿瘤累及肠壁并扩张管腔的这种表现称为动脉瘤样扩张。其在其他肿瘤,包括 GIST、转移瘤和罕见的腺癌中也可见,但淋巴瘤最常见。动脉瘤样肠扩张是由固有肌层侵犯和自主神经丛损伤引起的。

胃肠道是淋巴瘤最常累及的结外部位。危险因素包括幽门螺杆菌感染、HIV 感染,或器官移植引起的免疫抑制、炎性肠病或乳糜泻。淋巴瘤是小肠最常见的原发性恶性肿瘤。小肠淋巴瘤包括原发性非霍奇金淋巴瘤 (B 细胞和 T 细胞型)、Burkitt 淋巴瘤、MALT 淋巴瘤和非常罕见的霍奇金淋巴瘤。

淋巴瘤有多种形态变异,包括无肠壁增厚的局灶性息肉样肿块、多发性息肉样病变、长节段浸润性病变、溃疡性节段性病变和局部浸润到邻近组织的肿瘤。肿瘤通常不会引起梗阻。伴随巨大淋巴结可提示诊断。

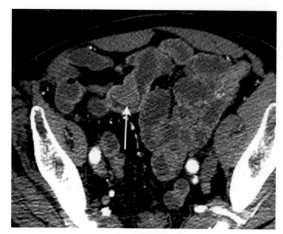

回肠息肉样淋巴瘤

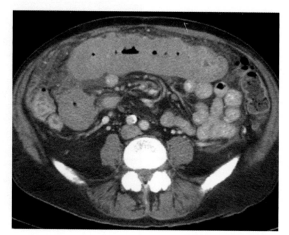

空肠长节段浸润性淋巴瘤

参考文献:Buckley JA, Fishman EK. CT evaluation of small bowel neoplasms: spectrum of disease. *Radiographics* 1998;18(2):379–392.

Ghai S, Pattison J, Ghai S, et al. Primary gastrointestinal lymphoma: spectrum of imaging findings with pathologic correlation. *Radiographics* 2007;27(5):1371–1388.

13 答案 D。SBFT 显示空肠内有环状肿块,呈"餐巾纸环"状,是小肠肿瘤的典型表现,很可能是腺癌。病灶在影像片中显示为持续固定的狭窄,并非肠蠕动所致的狭窄。对于克罗恩病,突兀而短暂的病变不典型。GIST 往往具有外生性生长方式。

小肠恶性肿瘤罕见,占所有胃肠道恶性肿瘤的2%。近2/3的小肠肿瘤是恶性的,40%的恶性肿瘤是腺癌。小肠腺癌起源于癌前腺瘤,类似于结肠腺癌。小肠腺癌多见于小肠近端,50%起源于十二指肠,30%起源于空肠,20%起源于回肠。十二指肠和空肠是小肠暴露于摄入毒素和胰胆分泌物的第一段,这可能是这些部位小肠腺癌发病率增加的原因。环状和息肉状肿块是小肠腺癌的最常见形态。

家族性腺瘤性息肉病、克罗恩病和遗传性非息肉病性结直肠癌会导致小肠腺癌发病率增加。

参考文献:Kummar S, Ciesielski TE, Fogarasi MC. Management of small bowel adenocarcinoma. *Oncology* (*Williston Park*)2002;16(10):1364–1369; discussion 1370, 1372–1363.

Neugut AI, Marvin MR, Rella VA, et al. An overview of adenocarcinoma of the small intestine. *Oncology*(*Williston Park*)1997;11(4):529–536; discussion 545, 549–550.

Vagholkar K, Mathew T. Adenocarcinoma of the small bowel: a surgical dilemma. *Saudi J Gastroenterol* 2009;15(4):264–267.

14 答案 C。CT 表现为典型的 GIST,增强不均匀,中心坏死。坏死部分可能与肠腔相连,肿瘤也可能累及肌间神经丛,导致类似淋巴瘤的动脉瘤样扩张。

治疗后的肝转移瘤通常几乎完全变成囊性。

GIST 通常为外生生长方式。与腺癌不同,其不累及肠管全周,很少引起梗阻。

GIST 会转移到肝脏、腹膜,很少转移到大网膜。其较少会出现淋巴结转移,如果肠系膜肿块与原发性肿瘤分开,更可能是腹膜转移。肺转移极为罕见。

参考文献：Levy AD, Remotti HE, Thompson WM, et al. Gastrointestinal stromal tumors: radiologic features with pathologic correlation. *Radiographics* 2003;23(2):283–304, 456; quiz 532.

Sandrasegaran K, Rajesh A, Rydberg J, et al. Gastrointestinal stromal tumors: clinical, radiologic, and pathologic features. *AJR Am J Roentgenol* 2005;184(3):803–811.

15 答案：

1.B

2.C

3.D

4.A

1.异位胃黏膜代表先天性胃黏膜残留。其位于十二指肠球部基底部(近弯曲)，具有典型的多边形，大小为 1~5mm。其大小与淋巴结相似，但与淋巴结增生不同的是呈圆形，分布于球部。

2.当球后十二指肠与球部顶点的夹角为锐角时，冗长的皱襞可能类似于一个肿块，称为十二指肠弯曲性假瘤。这种形状随蠕动而改变，当肠管充盈时发生变化。

3.脱垂的胃黏膜是指延伸到十二指肠球部的胃黏膜。其为独特的蘑菇形状，且会在胃蠕动的不同阶段发生变化，无临床意义。

4.Brunner 腺体是黏膜和黏膜下的碱性分泌腺，最常见于十二指肠的第一部分。Brunner 腺增生可表现为 5mm 或更小的平滑黏膜下结节。当>5mm 时(通常为单发，但在本例为多发)，可称为错构瘤。结节多发时出现"蜂窝"样改变。这些表现可见于有症状患者或被偶然发现。

参考文献：Eisenberg RL. *Gastrointestinal radiology: a pattern approach*, 2nd ed. Philadelphia, PA: Lippincott, 1990.

Patel ND, Levy AD, Mehrotra AK, et al. Brunner's gland hyperplasia and hamartoma: imaging features with clinicopathologic correlation. *AJR Am J Roentgenol* 2006;187(3):715–722.

16 答案 C。CT 表现为原位肾脏萎缩和左盆部移植肾。上腹部有一巨大肿块，中央有空洞，与肠腔相通。在肾移植和免疫抑制治疗的情况下，这一肿块可能提示淋巴瘤。类癌和腺癌不表现为这种形态。GIST 可能出现动脉瘤样扩张这一相似表现，但与免疫抑制无关。

移植后淋巴增生性疾病(PTLD)包括一系列可能作为器官移植后罕见并发症发生的情况。PTLD 有四种主要类型：增生性、多形性、单形性(淋巴瘤)或其他类型(如霍奇金病)。活检是诊断该亚型的必要手段，对制订治疗方案具有重要意义。PTLD 在多器官移植中最常见，按顺序是肠、心和肺，以及肺移植。肾移植受体者 PTLD 发病率为 1%。PTLD 与 EBV 感染密切相关。

PTLD 可累及腹部任意器官，但最常见的累及部位是胃肠道和肝脏。胃肠道受累与非霍奇金淋巴瘤相似。远端空肠和回肠是最常见的胃肠道受累部位，其次是近端结肠、胃、十二指肠和食管。大多数移植后淋巴瘤是在移植后的第一年被确诊。

参考文献：Borhani AA, Hosseinzadeh K, Almusa O, et al. Imaging of posttransplantation lymphoproliferative disorder after solid organ transplantation. *Radiographics* 2009;29(4):981–1000; discussion 1000–1002.

Newstead CG. Lymphoproliferative disease post-renal transplantation. *Nephrol Dial Transplant* 2000;15(12):1913–1916.

Opelz G, Dohler B. Lymphomas after solid organ transplantation: a collaborative transplant study report. *Am J Transplant* 2004;4(2):222–230.

17 **答案 D**。转移瘤是累及小肠的最常见肿瘤。最常见的转移灶是腹腔内扩散,如卵巢、结肠或阑尾原发性肿瘤。

血源性传播可见于肺、乳腺、黑色素瘤和肾细胞癌。肿瘤从原发灶的局部侵犯是另一种受累途径。

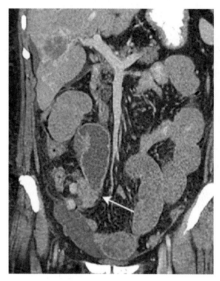
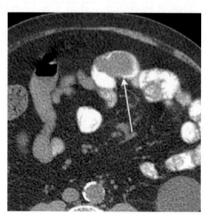
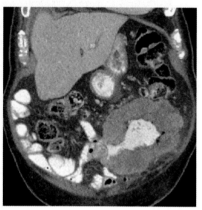

乳腺癌伴腹膜转移导致小肠梗阻　　　　小肠息肉样黑色素瘤转移　　　　小肠息肉样黑色素瘤转移伴动脉瘤样扩张

参考文献:Buckley JA, Fishman EK. CT evaluation of small bowel neoplasms: spectrum of disease. *Radiographics* 1998;18(2):379–392.

18 **答案 A**。在发达国家,粘连占 SBO 的 70%。大多数患者均有手术史,既往腹膜炎也可能导致粘连。粘连通常无法在影像学上直接显示,但在未发现肿块或其他梗阻原因的情况下,肠管从扩张到塌陷的急剧转变意味着粘连。

内疝曾是美国人 SBO 的最常见病因,在其他国家仍然如此。随着越来越多的横断面影像学检查的普及,越来越多的内疝被识别出来并进行选择性修复。

当肿瘤引起 SBO 时,最常见的原因是转移瘤和腹膜种植。

克罗恩病可由透壁性炎症和浆膜病变而导致急性 SBO,也可由慢性瘢痕性纤维化狭窄导致肠梗阻。

参考文献:Mullan CP, Siewert B, Eisenberg RL. Small bowel obstruction. *AJR Am J Roentgenol* 2012;198(2):W105–W117.

Silva AC, Pimenta M, Guimaraes LS. Small bowel obstruction: what to look for. *Radiographics* 2009;29(2):423–439.

19 **答案 B**。X 线片显示小肠多段扩张,立位片上有液平面(右)。麻痹性肠梗阻是术后出现小肠扩张的最常见原因,但结肠气体相对缺乏也需注意 SBO。CT 扫描是评估潜在移行段下一步的最佳检查。CT 还可以评估肠壁缺血征象。在非围术期患者中,CT 可评估有无液体和气体游离的穿孔迹象。在本例患者中,CT 显示在手术引流管附近有一个移行段。

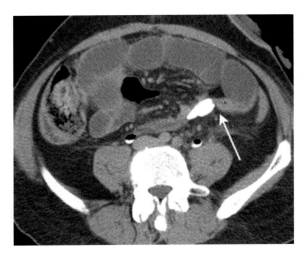
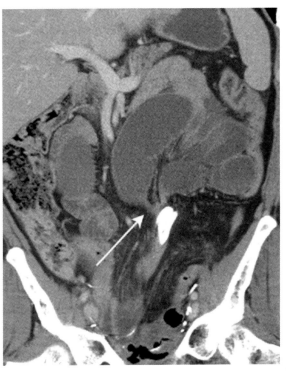

在这种情况下,临床医生通常要求进行 SBFT 检查,但应予以劝阻,因为肠梗阻会延长传输时间,存在的对比剂往往会产生不确定的后果。此外,对比剂的存在干扰了后续的 CT 检查。严重梗阻患者可能对口服对比剂耐受性差。另一例 SBO 患者的 SBFT 如下,由于肠管重叠,无法确定移行段。

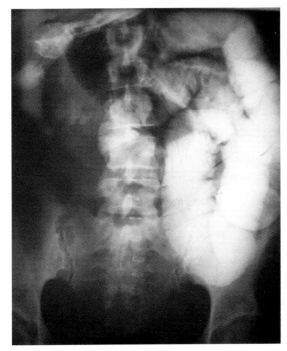
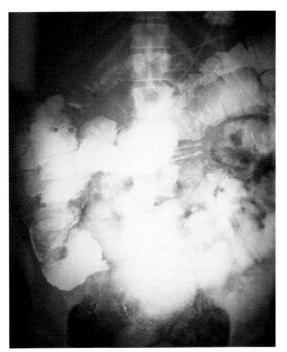

SBFT 延迟 6h　　　　　　　　　　　　　　SBFT 延迟 12h

对于术后未立即进行评估的患者,MRI 是一种可接受的替代检查,对这些患者来说,最大限度减少辐射照射是一种优先选择。MRI 的缺点是扫描时间长,空间分辨率低。

参考文献：Mullan CP, Siewert B, Eisenberg RL. Small bowel obstruction. *AJR Am J Roentgenol* 2012;198(2):W105-W117.

Silva AC, Pimenta M, Guimaraes LS. Small bowel obstruction: what to look for. *Radiographics* 2009;29(2):423-439.

20a 答案 B。

20b 答案 A。小肠造影示一段小肠皱襞均匀增厚,间隔紧密。正常小肠皱襞厚度为空肠 2~3mm,回肠 1~2mm,空肠皱襞数为 4~7 个/英寸。这种表现被称为"叠硬币"或"栅栏"样改变。这种表现通常是由缺血、抗凝治疗、辐射或血管炎引起的水肿或出血引起。克罗恩病一般导致皱襞不规则增厚。嗜酸性粒细胞性肠炎可表现为规则或不规则的皱襞增厚,但往往更弥漫。进行性系统性硬化症(硬皮病)表现为正常或变薄的皱襞。

多种疾病会导致小肠皱襞增厚。小肠皱襞的分析较为困难,这是因为许多疾病少见,在同一疾病中可能见到皱襞的不同表现,对细微表现的主观感觉也不同。诊断一种特定疾病可能具有挑战性,临床信息是鉴别诊断的首要因素。

当皱襞未完全消失时,一种方法是评估两个特征:皱襞增厚是规则的还是不规则的,受累是节段性的还是弥漫性的。下面列出了这些特征包含的疾病。

小肠壁增厚类型

规则节段("堆硬币")	不规则节段
● 缺血	● 克罗恩病
● 出血	● 淋巴瘤
● 血管炎	● 肺结核
● 放射性肠炎	● 耶尔森病
	● 贾第虫病
	● 圆线虫
规则弥漫	**不规则弥漫**
● 低蛋白血症水肿	● whipple 病
● 嗜酸性粒细胞性肠炎	● 肠淋巴管扩张
● 淀粉样变性	● 嗜酸性肠炎
● 无脂蛋白血症	

参考文献：Eisenberg RL. Thickening of small bowel folds. *AJR Am J Roentgenol* 2009;193(1):W1-W6.

Levine MS, Rubesin SE, Laufer I. Pattern approach for diseases of mesenteric small bowel on barium studies. *Radiology* 2008;249(2):445-460.

21 答案 B。闭袢性肠梗阻是小肠梗阻的一个亚型。机械性梗阻发生于小肠邻近的两个点。这就形成了一个狭窄的颈部,颈部周围的闭合肠管可以旋转形成小肠扭转。因此,血管受损导致肠缺血坏死的风险较高。最常见的原因是粘连。其他病因包括内疝或外疝、先天性索带和旋转不良。CT 表现为 U 形或 C 形,梗阻处小肠段梭形变细,梗阻处肠系膜血管汇合。应注意缺血的表现包括肠壁增厚、强化程度增加或降低、肠系膜充血和游离液体、肠壁积气或游离气体。由于高达 35% 的死亡率,这种情况是急诊。治疗方式是外科手术探查。

参考文献：Martin LC, Merkle EM, Thompson WM. Review of internal hernias: radiographic and clinical findings. *AJR Am J Roentgenol* 2006;186(3):703–717.

　　Takeyama N, Gokan T, Ohgiya Y, et al. CT of internal hernias. *Radiographics* 2005;25(4):997–1015.

22　**答案 A。**CT 表现为肠壁积气和小肠梗阻。此外，肝脏门静脉分支有气体积聚，强烈提示肠壁积气是肠缺血的原因，而不是其他良性疾病（如阻塞性肺疾病或内镜检查所致肠黏膜破裂）。由于胆汁的向心流动，胆道在肝脏的中心位置积气，与肠缺血无关。未发现气腹，这一表现可能表明肠穿孔，但并不一定与缺血有关。

　　肠系膜缺血的诊断仍然是放射科医生面临的最具挑战性的问题之一。肠缺血可有许多不同表现。在本例中显示的缺血特异性表现并不常见。遗憾的是，CT 上常见的表现往往不具有特异性。

　　以下图示为其他肠系膜缺血患者的病例。

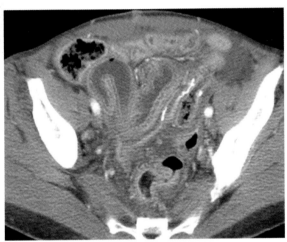

病例 A

　　病例 A 显示缺血小肠壁的靶征表现，肠壁增厚，黏膜强化，黏膜下层水肿。这种现象是非特异性的，可见于其他肠炎。

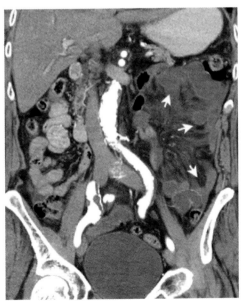

病例 B

　　病例 B 显示左腹部小肠壁强化降低 (短箭头所示),本例为网膜带引起的血管阻塞,肠系膜轻度水肿。这种症状对缺血有高度特异性,但并不常见。

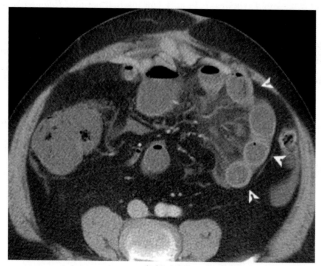

病例 C

　　病例 C 显示左腹部肠壁(三角箭头所示)明显强化,肠系膜明显绞窄。这是由动脉闭塞或瘀滞后再灌注充血和强化延迟所致,如本例中内疝性梗阻伴肠系膜静脉闭塞。

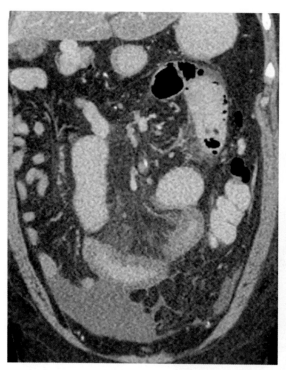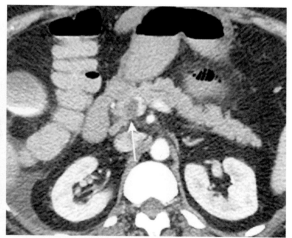

病例 D

　　病例 D 显示肠壁增厚伴肠系膜上静脉血栓形成(箭头所示,右)。静脉阻塞时肠壁增厚最为明显。

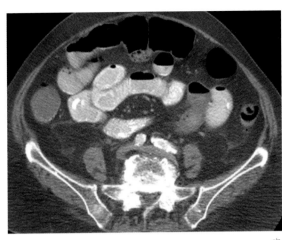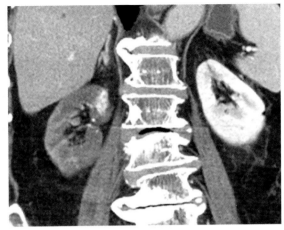

病例 E

病例 E 显示小肠扩张和肠梗阻，肠壁厚度正常，右肾梗死。本例经右肾动脉和肠系膜上动脉栓塞术治疗。单纯动脉阻塞时，肠壁通常正常或薄如纸。

参考文献：Furukawa A, Kanasaki S, Kono N, et al. CT diagnosis of acute mesenteric ischemia from various causes. *AJR Am J Roentgenol* 2009;192(2):408-416.

Wiesner W, Khurana B, Ji H, et al. CT of acute bowel ischemia. *Radiology* 2003;226(3):635-650.

23a 答案 D。CT 图像显示 Rigler 三联征，即胆囊炎、小肠梗阻和异位胆石（本例为回肠远端），诊断为胆石性肠梗阻。胆石性肠梗阻是一种胆石从胆道经过瘘管进入胃肠道后形成的肠梗阻，通常发生于老年女性。该病死亡率在过去高达 33%，可能是由于非手术内镜下治疗的发展，目前死亡率有所下降。

在一项大型研究中，胆石性肠梗阻占所有小肠梗阻病例的 1%~4%，但在 65 岁以上非绞窄性小肠梗阻患者中高达 25%。CT 有助于发现梗阻点，评估结石大小，并有助于发现多发性结石。在大多数情况下，异位结石阻塞在回盲瓣水平，这是胃肠道最狭窄的部分，但也可在胃、十二指肠，以及小肠或结肠的其他部位。

23b 答案 B。胆石性肠梗阻意味着胆道肠瘘。在所有胆石症合并胆囊炎的病例中，胆道肠瘘占 2%~3%。在慢性胆囊炎的情况下，瘘管最常发生于胆囊和十二指肠之间，尽管胆管和胃肠道之间的任何联系均可能导致类似表现。值得注意的是，伴有幽门或十二指肠梗阻的胆汁瘘也被称为 Bouveret 综合征（见下图）。

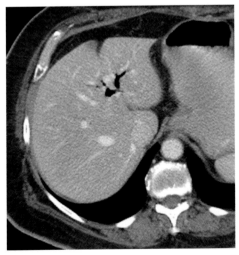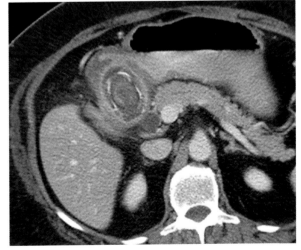

Bouveret 综合征

参考文献:Brennan GB, Rosenberg RD, Arora S. Bouveret syndrome. *Radiographics* 2004;24(4):1171–1175.

Lassandro F, Gagliardi N, Scuderi M, et al. Gallstone ileus analysis of radiological findings in 27 patients. *Eur J Radiol* 2004;50(1):23–29.

Lassandro F, Romano S, Ragozzino A, et al. Role of helical CT in diagnosis of gallstone ileus and related conditions. *AJR Am J Roentgenol* 2005;185(5):1159–1165.

Reisner RM, Cohen JR. Gallstone ileus: a review of 1001 reported cases. *Am Surg* 1994;60(6):441–446.

van Hillo M, van der Vliet JA, Wiggers T, et al. Gallstone obstruction of the intestine: an analysis of ten patients and a review of the literature. *Surgery* 1987;101(3):273–276.

24a　答案 B。轴位和冠状位图像显示右上腹有一簇小肠,代表右侧 PDH。腹内疝是由肠系膜先天性或后天性缺陷引起的肠管突入,与腹外疝相比,疝囊仍留在腹腔内。患者可能无症状,或出现肠梗阻或腹痛症状。腹内疝可能较难诊断,会导致较高发病率和死亡率。PDH 是由胚胎发育过程中肠系膜和腹膜异常旋转和融合而引起的先天性缺陷。

传统上,PDH 被认为是最常见的腹内疝类型,约占 50%。然而,由于腹部手术,特别是 Roux-en-Y 手术的增多,经肠系膜疝的发病率逐渐增加。

24b　答案 A。右侧 PDH 占 PDH 的 25%。其通过 Waldeyer 窝出现,Waldeyer 窝是空肠肠系膜第一部分缺陷。疝出的肠管延伸到肠系膜上动脉后,肠系膜上动脉向前移位,位于十二指肠横部下方。疝内容物位于横结肠系膜右侧,升结肠系膜后方。这种类型的疝更常见于非旋转的小肠。

左侧 PDH 占 PDH 的 75%。其在男性中更为常见(3:1),并通过 Landzert 窝发生。疝内容物位于胰腺和胃之间的屈氏韧带左侧, 在胃后壁和横结肠出现肿块样压迫改变。肠襻伸入横结肠系膜和降结肠系膜左侧。肠系膜下静脉(IMV)向上、前移位。

Winslow 孔是腹膜大小网膜囊之间的通道,通过这个孔的疝并不常见。结肠系膜窗是为结肠后 Roux 肢而建立的,可以是由收缩或经肠系膜内疝导致术后梗阻的部位。

参考文献:Martin LC, Merkle EM, Thompson WM. Review of internal hernias: radiographic and clinical findings. *AJR Am J Roentgenol* 2006;186(3):703–717.

Takeyama N, Gokan T, Ohgiya Y, et al. CT of internal hernias. *Radiographics* 2005;25(4):997–1015.

25　答案 A。CT 扫描显示十二指肠壁增厚,水平部强化正常,肠壁不连续(箭头所示)。腹膜后液体和少量空气(三角箭头所示)显示穿孔。

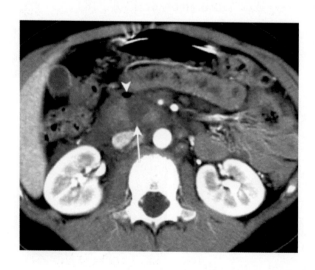

　　孤立性十二指肠损伤在钝性损伤中并不常见。通常,这些损伤是由严重前后压迫脊柱造成的,如腰带、转向柱或自行车车把损伤。其他器官损伤较常见。胰腺损伤常与肝左叶和脾脏损伤有关。

　　十二指肠损伤可能局限于腹膜后间隙,因此诊断可能不及时。延迟诊断会显著增加发病率和死亡率,需要仔细观察 CT 上的细微表现。

　　CT 是主要诊断方法。表现有肠壁增厚和肠壁内低密度提示挫伤,高密度显示血肿,肠壁明显破裂所致穿孔伴腹膜后也可能是腹腔内液体和气体。十二指肠造影对穿孔的诊断敏感性有限。

　　十二指肠血肿可采取保守治疗,而穿孔需要立即紧急修复。

参考文献:Linsenmaier U, Wirth S, Reiser M, et al. Diagnosis and classification of pancreatic and duodenal injuries in emergency radiology. *Radiographics* 2008;28(6):1591–1602.

　　Soto JA, Anderson SW. Multidetector CT of blunt abdominal trauma. *Radiology* 2012;265(3):678–693.

26　**答案 D**。CT 扫描显示右腹股沟小肠疝。小肠疝(H)位于腹壁下血管(IEV)内侧(右上)。疝的颈部狭窄(底部,箭头所示),右股静脉受压(左上)。这些表现与股疝相符。

　　腹股沟区疝可分为腹股沟疝(直疝和斜疝)和股疝。腹股沟直疝通过 Hesselbach 三角区的一个缺损(腹股沟韧带下缘、IEV 上缘和联合腱内侧)进入腹壁下血管内侧,上方为腹股沟韧带。这些患者出现嵌顿的风险相对较低。腹股沟斜疝发病率是直疝的 5 倍多,起源于 IEV 外侧腹股沟环深处,沿腹股沟管向下。在男性,斜疝可能延伸到精索前面进入阴囊。腹股沟斜疝有中度嵌顿风险。

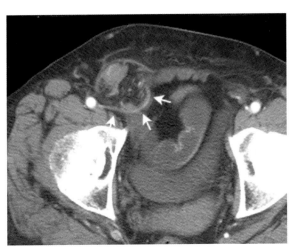 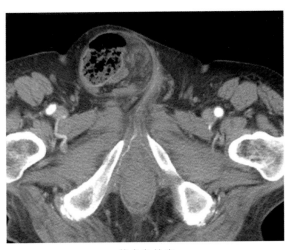

IEV 外侧斜疝(箭头所示)　　　　　　　精索旁斜疝

　　股疝并不常见,占腹部疝的 5%。其从腹股沟韧带下方进入股静脉内侧的股管,并在股静脉下侧。可见股静脉压迫及侧支静脉充盈。股疝通常有一狭窄的颈部,40% 的股疝表现为嵌顿。

　　半月线疝位于下腹壁,通过穗状筋膜延伸至腹直肌外侧。

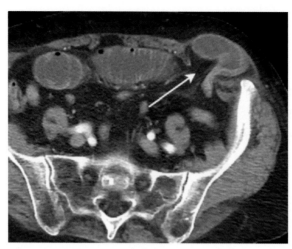

半月线疝

参考文献:Burkhardt JH, Arshanskiy Y, Munson JL, et al. Diagnosis of inguinal region hernias with axial CT: the lateral crescent sign and other key findings. *Radiographics* 2011;31(2):E1–E12.

Shadbolt CL, Heinze SB, Dietrich RB. Imaging of groin masses: inguinal anatomy and pathologic conditions revisited. *Radiographics* 2001;21(Spec No):S261–S271.

27 **答案 C。**门静脉周围有一充满液体的结构,代表扩张肠管。肝空肠吻合术在冠状位图像显示良好,无狭窄。本例患者的输入袢(胰胆管)被阻塞,导致胆管继发阻塞。输入袢梗阻可能是由粘连、内疝、放射性肠病或复发性肿瘤引起的,这取决于既往病史情况。这种综合征最初出现于 Billroth Ⅱ型手术,由于消化性溃疡病医学治疗方法的改进,目前已很少进行这项手术。目前最常见的两种可能出现输入袢综合征的临床手术方式是 Roux-en-Y 胃旁路手术和胰十二指肠吻合术(Whipple 手术)。并发症包括阻塞的输入袢肢穿孔、出血、胰腺炎或胆管炎。治疗可以是支架植入或外科修补。

参考文献:Pannala R, Brandabur JJ, Gan SI, et al. Afferent limb syndrome and delayed GI problems after pancreaticoduodenectomy for pancreatic cancer: single-center, 14-year experience. *Gastrointest Endosc* 2011;74(2):295–302.

Sandrasegaran K, Maglinte DD, Rajesh A, et al. CT of acute biliopancreatic limb obstruction. *AJR Am J Roentgenol* 2006;186(1):104–109.

Wise SW. Case 24: Afferent loop syndrome. *Radiology* 2000;216(1):142–145.

28 **答案 A。**CT 示肾下梭形主动脉瘤,与空肠紧密相连。轴位图像显示靠近主动脉腔的低密度物质是管壁血栓,而非小肠肿块。在第二个冠状位图像上,箭头表示动脉瘤周围有一小气泡,表明与肠有瘘管连通。

主动脉肠瘘是胃肠道出血的罕见原因,如果不及时治疗,死亡率近乎为100%。这些瘘管可能是原发性或继发性的。原发性主动脉肠瘘几乎总是与主动脉瘤相关,如本例。继发性主动脉肠瘘是主动脉重建的并发症,可由开放手术或腔内手术所致。继发性主动脉肠瘘常由移植物周围感染引起。

CT 血管造影是评估疑似主动脉肠瘘的最佳方法。CT 可评估动脉瘤的存在、既往手术血管或腔内手术的位置,以及动脉瘤或手术部位与肠道的关系。原发性主动脉肠瘘最常见的表现是位于主动脉附近或主动脉内的异位气体。主动脉和肠受累段之间的脂肪间隙消失。可见腹膜后血肿。

在继发性主动脉肠瘘病例中,移植物周围感染可能发生而未形成瘘,因此异位气体的存在不是特异的。

血管内对比剂外渗入肠腔是确定性诊断,但较少见。

参考文献:Cumpa EA, Stevens R, Hodgson K, et al. Primary aortoenteric fistula. *South Med J* 2002;95(9):1071–1073.

　　Vu QD, Menias CO, Bhalla S, et al. Aortoenteric fistulas: CT features and potential mimics. *Radiographics* 2009;29(1):197–209.

29　答案 B。冠状位增强 CT 扫描示胃、十二指肠和近端小肠明显扩张。扩张延伸到右图中左下腹的定位线。胃袋、Roux 支和远端小肠均未扩张,这些部位可见口服对比剂影。影像学特征与累及胆胰支的小肠梗阻一致。SBO 可影响 Roux-en-Y 胃分流术后的不同肠段,包括消化支(胃–空肠吻合术后 Roux 支出口)、胆胰支和胰胆管系统,以及常见的Roux-en-Y 空肠吻合术下游肠道。SBO 累及胆胰支是一种发生于空肠–空肠吻合术附近的闭祥性梗阻。此类 SBO 的发病率较低(估计为 0.3%~2.3%),但此类梗阻的穿孔风险增加,应及时采取手术治疗。由于胆胰支扩张、充满液体,而消化支、共同支管径正常、密度不均,CT 比透视诊断更容易。

参考文献:Levine MS, Carucci LR. Imaging of bariatric surgery: normal anatomy and postoperative complications. *Radiology* 2014;270(2):327–341.

　　Sandrasegaran K, Maglinte DD, Rajesh A, et al. CT of acute biliopancreatic limb obstruction. *AJR Am J Roentgenol* 2006;186(1):104–109.

30　答案 D。在整个小肠中存在多个广口的憩室,大多数在空肠中。大约 1.3% 的尸检和2.3% 的小肠钡剂检查中存在空肠憩室病。憩室是获得性的,空肠憩室病在老年人群中更常见,80%~90% 影响 40 岁以上患者。肠道运动障碍会导致传输时间增加。接着,腔内压力增加被认为是憩室的原因。传输时间延迟导致瘀滞和细菌过度生长,这可能导致腹泻和吸收不良。细菌过度生长综合征的治疗是采用抗生素(不是手术)。10%~30% 的患者可出现严重并发症,如憩室炎、穿孔、出血和肠梗阻。与 SBFT 检查相比,CT 对空肠憩室的检测不太敏感,因为憩室可以类似于横断面中的正常肠祥。当滚动图像并观察与小肠的关系时,这些憩室在 CT 上可更好地显示。

参考文献:Fintelmann F, Levine MS, Rubesin SE. Jejunal diverticulosis: findings on CT in 28 patients. *AJR Am J Roentgenol* 2008;190(5):1286–1290.

31　答案 C。患者的剂量率在 X 线束进入的皮肤处最大。标准透视暴露值为 10R/min(100mGy/min)。一些 X 线检查透视装置能够高输出"升压"模式,其上限为 20R/min(200mGy/min)。

　　对于一个中等身材的人来说,典型透视暴露率约为 30mGy/min,标准胃肠透视检查剂量通常在 100mGy 范围内。

参考文献:Parry RA, Glaze SA, Archer BR. The AAPM/RSNA physics tutorial for residents. Typical patient radiation doses in diagnostic radiology. *Radiographics* 1999;19(5):1289–1302.

32　答案 B。小肠造影摄片图像显示回肠末端有多个清晰的结节,外观均匀,大小为 2~3mm。这些是淋巴结节性增生的典型表现。这些可能是年轻人的正常发现。当数量众多或异常突出时,可能与感染、食物过敏或免疫缺陷状态有关。

未提示有克罗恩病的管腔狭窄。类癌可能是多发性的,但通常体积较大,数量较少。淋巴瘤可能表现为结节样异常,但会比在本例中看到的更大。

参考文献:Levine MS, Rubesin SE, Laufer I. Pattern approach for diseases of mesenteric small bowel on barium studies. *Radiology* 2008;249(2):445–460.

Mansueto P, Iacono G, Seidita A, et al. Review article: intestinal lymphoid nodular hyperplasia in children—the relationship to food hypersensitivity. *Aliment Pharmacol Ther* 2012;35(9):1000–1009.

33　**答案 B**。网格通过去除散射辐射来改善图像对比度,但这是以增加剂量为代价实现的。移除网格将导致 1/3~1/2 的剂量减少。

其他操作均会导致剂量增加。增加图像增强器与患者之间的距离(扩大气体间隙)会导致源到影像受体的距离增加和剂量增加。

使用脉冲荧光透视代替连续荧光透视可减少剂量。在给定的时间单位内,更快的脉冲率会导致更大的 X 线曝光,而较慢的脉冲率将减少 X 线曝光。

选择更高的千伏峰值会增加平均光束能量(光束硬化),从而导致更多的 X 线穿透患者到达图像增强器。这导致导管电流和剂量减少。相反,较低的千伏峰值将导致较少的穿透光束并增加管电流。

参考文献:Hernanz-Schulman M, Goske MJ, Bercha IH, et al. Pause and pulse: ten steps that help manage radiation dose during pediatric fluoroscopy. *AJR Am J Roentgenol* 2011;197(2):475–481.

Mahesh M. Fluoroscopy: patient radiation exposure issues. *Radiographics* 2001;21(4):1033–1045.

34　**答案 B**。在 SBFT 中获得的早期 X 线片显示十二指肠 C 形袢未能穿过中线,多个空肠/近端小肠段位于右腹部。在检查后期获得的影像显示盲肠模糊,盲肠位于左侧盆腔。影像学特征与肠旋转不良一致。在胚胎发育过程中,中肠在与肠系膜固定之前围绕中心血管蒂旋转。正常旋转和固定使十二指肠 C 形袢穿过中线,空肠位于左上腹,盲肠位于右下腹。肠道旋转失败可导致肠道位置异常和固定不良。这些先天性异常在婴儿和儿童中具有临床意义,表现为胆汁性呕吐、十二指肠梗阻或小肠扭转。成年人患病率仍未知,估计发病率为 0.2%~0.5%,大多数是无症状的。那些有临床症状的患者,包括餐后疼痛或抽搐,可能会从 Ladd 等手术中获益。

参考文献:Burke MS, Glick PL. Gastrointestinal malrotation with volvulus in an adult. *Am J Surg* 2008;195(4):501–503.

Gamblin TC, Stephens RE Jr, Johnson RK, et al. Adult malrotation: a case report and review of the literature. *Curr Surg* 2003;60(5):517–520.

35　**答案 D**。SBFT 示小肠扩张和紧密排列的薄皱襞。胃的图像示胃食管反流。虽然胃食管反流和肠梗阻均存在,小肠皱襞表现为硬皮病的特异性诊断。硬皮病(也被称为进行性系统性硬化症)是一种病因不明的自身免疫性疾病,在组织中广泛存在胶原沉积。其影响多器官系统,最常累及皮肤,其次是胃肠道。50%~90%的患者食管受累,50%的患者小肠受累。

胃肠道平滑肌纤维化会导致运动障碍和瘀滞。这会导致细菌过度生长和吸收不良。纤维化也可导致小肠扩张和假性梗阻。纤维化更易累及环形肌层,这会导致瓣膜填塞和皱襞压缩,即"皮包骨"表现。严重的胃肠道硬皮病预后不良,5 年死亡率超过 50%。

食管运动减弱(在食管远端 2/3 处,有平滑肌)会导致胃食管反流和吞咽困难,这是本病最常见的胃肠道表现。硬皮病的其他内脏表现包括胃弛缓、巨十二指肠和大憩室（更常见于结肠）。缺乏胃结肠反射可导致便秘。

参考文献：Domsic R, Fasanella K, Bielefeldt K. Gastrointestinal manifestations of systemic sclerosis. *Dig Dis Sci* 2008;53(5):1163–1174.

Pickhardt PJ. The "hide-bound" bowel sign. *Radiology* 1999;213(3):837–838.

36　**答案 B**。目前大多数透视系统都具有脉冲透视的特点，其利用 X 线束的短脉冲而不是连续发射。将脉冲率降低 50% 可能会导致剂量相应地减少 50%，但大多数透视系统的设计都是为了在不产生过多噪声的情况下，保持可接受的图像质量而使用脉冲透视增加毫安级，使帧速率从每秒 30 帧更改为每秒 15 帧，从而将剂量减少约 25%，这会达到减弱的剂量效果。

参考文献：Aufrichtig R, Xue P, Thomas CW, et al. Perceptual comparison of pulsed and continuous fluoroscopy. *Med Phys* 1994;21(2):245–256.

Mahesh M. Fluoroscopy: patient radiation exposure issues. *Radiographics* 2001;21(4):1033–1045.

37a　**答案 B**。^{99m}Tc-红细胞扫描显示放射性示踪剂在右下腹逐渐积聚，随后进入右中腹。CT 小肠灌肠造影显示右前盆腔囊性病变伴壁结节。结果与胃黏膜异位的 Meckel 憩室一致。放射性示踪剂在后面图像上的移动表明管腔内有血。

肠重复囊肿可能含有异位胃黏膜，但在无溃疡或瘘管的情况下，不会与肠腔沟通并导致胃肠道出血。克罗恩病伴脓肿与明显活动性出血无关。病变靠近盲肠基底部，可表现为阑尾黏液囊肿，尽管推测出血源的实性结节位于病变基底部，并非阑尾口梗阻的原因。

Meckel 憩室是 2%~3% 人群中最常见的胃肠道先天性异常。Meckel 憩室位于回盲瓣 100cm 范围内。该病在大多数患者中无症状，但多达 40% 的患者可能会出现并发症，包括出血、梗阻和憩室炎。

Meckel 憩室有 60% 的病例伴有异位组织，最常见的是胃黏膜，还发现有胰腺、十二指肠和 Brunner 腺。^{99m}Tc-高锝酸盐扫描（Meckel 扫描）可检测到胃黏膜的存在，因为该制剂的作用方式与卤化物（如氯化物）离子相同。

出血在儿科人群中更为严重且常见。肠梗阻可能是继发于纤维粘连带、憩室扭转或肠套叠形成。

憩室炎可能是由胃黏膜分泌酸性物质增多，或是由肠结石或异物阻塞所致。

37b　**答案 A**。脐肠系膜管（OMD）或卵黄管是胚胎中卵黄囊和中肠发育之间的通道。中肠拉长并疝入脐带（胚胎发生第 6 周），在脐带绕肠系膜上动脉轴逆时针旋转 90°。其回到腹部（到第 10 周），OMD 消退。如果 OMD 的任何部分无萎缩，可能会出现一些异常，包括脐瘘（完全持续）、窦道、囊肿或从回肠到脐的纤维连接。

其他答案并不是来自同一个胚胎学原基。

参考文献：Elsayes KM, Menias CO, Harvin HJ, et al. Imaging manifestations of Meckel's diverticulum. *AJR Am J Roentgenol* 2007;189(1):81–88.

Levy AD, Hobbs CM. From the archives of the AFIP. Meckel diverticulum: radiologic features with pathologic Correlation. *Radiographics* 2004;24(2):565–587.

38　**答案 B**。CT 显示，当十二指肠越过主动脉时，胃和十二指肠明显扩张到十二指肠水平部分的水平。远端小肠管径正常。由肠系膜上动脉(SMA)和主动脉形成的主动脉肠系膜角(AMA)变窄、腹膜后脂肪消失(正常角度为 28°~65°)、主动脉肠系膜距离减小(正常为 10~34mm),导致十二指肠受压,因其穿过主动脉和 SMA 之间,继发胃和十二指肠近端梗阻,称为肠系膜上动脉压迫综合征。该综合征是有争议的,因为在无症状的人中可能会看到十二指肠水平部不同程度的压迫。然而,在正常人中,由于体重迅速下降,AMA 可能不像那些腹膜后脂肪较少的患者那样固定。脊柱侧凸手术后,SMA 和主动脉之间的十二指肠水平部也可能受到类似的压迫。

其他选项描述了与不同类型梗阻相关的疾病。正中弓状韧带压迫腹腔动脉。Treitz 韧带位置异常表现为旋转不良,可能因纤维带(Ladd 带)引起近端小肠梗阻。如果左肾静脉经过主动脉后或主动脉和 SMA 之间,则可能会受到压迫。

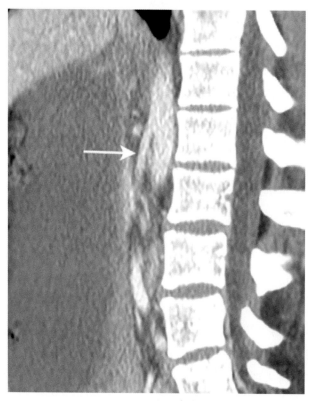

AMA 变窄

参考文献:Konen E, Amitai M, Apter S, et al. CT angiography of superior mesenteric artery syndrome. *AJR Am J Roentgenol* 1998;171(5):1279–1281.

　　Lamba R, Tanner DT, Sekhon S, et al. Multidetector CT of vascular compression syndromes in the abdomen and pelvis. *Radiographics* 2014;34(1):93–115.

39a　**答案 B**。透视照射的最大剂量被传送到 X 线束进入的皮肤表面。大多数已记录的放射性皮肤损伤病例均是通过心导管和介入手术发生的,而不是通过诊断性透视手术。在剂量超过 2Gy 的情况下,可在数小时后出现皮肤的早期短暂红斑。这是由毛细血管通透性变化造成的。主要红斑反应发生在暴露后约 1.5 周,剂量约 6Gy。其他重要影响包括脱发,这在剂量约为 3Gy 时可能是暂时性的,而在剂量超过 7Gy 时,则是永久性的。暴露数周后会出现干湿脱屑、继发性溃疡和晚期红斑。暴露于 10~18Gy 后,对皮肤的迟发影响包括皮肤萎缩和坏死。

39b　**答案 C**。皮肤损伤的暴露率 10~50mGy/min(中等身材的男性为 30mGy/min),正常(非高剂量)透视 1h 后,总剂量可达到 0.6~3Gy。如上所述,红斑性皮肤改变的阈值剂量为 2Gy。

参考文献:Hall EJ, Giaccia AJ. *Radiobiology for the radiologist*, 6th ed. Philadelphia, PA: Lippincott Williams & Wilkins, 2006.

　　Parry RA, Glaze SA, Archer BR. The AAPM/RSNA physics tutorial for residents. Typical patient radiation doses in diagnostic radiology. *Radiographics* 1999;19(5):1289–1302.

　　Wagner LK, Archer BR. *Minimizing risks from fluoroscopic x-rays*, 2nd ed. Houston, TX: Partners in Radiation Management, 1998.

40　**答案 D**。上消化道造影检查的摄片图像(图 14)示十二指肠第二和第三部分管腔内有一个充满钡的囊,由一条薄的放射线包围。这是十二指肠风袋征,符合十二指肠腔内憩室。十二指肠腔内憩室是一种罕见的先天性异常,是由于胚胎发育过程中十二指肠腔无法正常再通。结果,一个薄的网或横膈膜留在管腔中,并随着时间的推移缓慢拉长与持续的肠蠕动。憩室可偏心地或环周附着在十二指肠壁上,在这种情况下,必须有一个小的憩室孔来防止十二指肠梗阻。患者一般约在 30 岁时出现上腹部疼痛和呕吐。如果开口被食物残渣堵塞,就可能发生完全性十二指肠梗阻。胰腺炎、胆管炎和溃疡均是罕见并发症。也可采取外科手术,但越来越多的治疗是通过内镜检查进行的。

参考文献:Materne R. The duodenal wind sock sign. *Radiology* 2001;218(3):749–750.

　　Schroeder TC, Hartman M, Heller M, et al. Duodenal diverticula: potential complications and common imaging pitfalls. *Clin Radiol* 2014;69(10):1072–1076.

(周杰 译　周智洋 审校)

第 **4** 章 结肠和阑尾

1a 患者,女,55 岁,向其初级保健医生就诊,有左下腹痛 1 周病史。患者有轻度白细胞增多和低热,行腹部和盆腔 CT 检查。处理此病例的下一最佳步骤是:

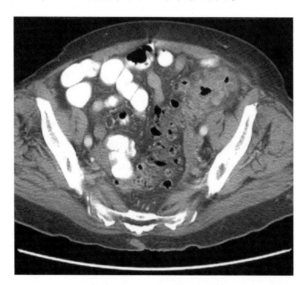

A.无须干预,检查正常。

B.饮食调整,开始口服广谱抗生素疗程。

C.结肠镜检查,以评估可疑的恶性肿瘤。

D.紧急外科会诊。

E.单对比剂灌肠,以评估梗阻程度。

1b 关于结肠憩室,以下说法正确的是:

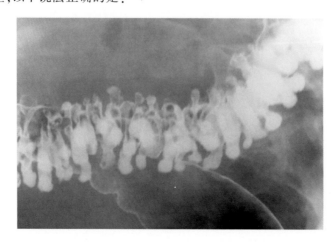

A.急性憩室炎是大肠梗阻的最常见原因。　　B.憩室是由邻近纤维化引起的牵引型假性憩室。

C.憩室最常见于直肠和乙状结肠。　　　　　D.憩室形成于肠壁的直小血管穿行部位。

2　患者,女,34 岁,出现右下腹痛发作 2 天。经检查,患者有轻度白细胞增多和低热,行对比增强 CT 检查。下一步最合适的是:

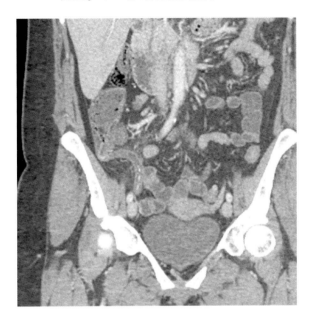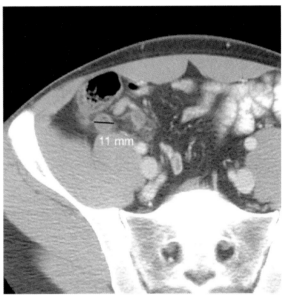

A.盆腔超声检查,以评估输卵管卵巢脓肿。　B.使用肠道对比剂重复进行 CT 检查。

C.外科会诊。　　　　　　　　　　　　　　D.自限性疾病,无须治疗。

3a　患者,女,70 岁,有冠状动脉疾病和心肌梗死病史,出现直肠出血和严重腹痛。对比增强 CT 扫描和钡灌肠随访显示横结肠远端出现问题。最可能的病因是:

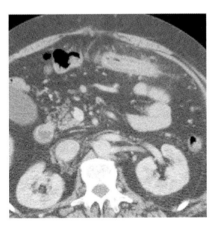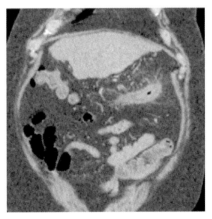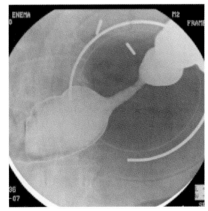

A.克罗恩病　　　　　　　　　　　　　　　B.放射性结肠炎

C.缺血性结肠炎　　　　　　　　　　　　　D.慢性憩室炎

3b　肠系膜上动脉和下动脉之间结肠分水岭的名称是:

A.Meyers 点　　　　　　　　　　　　　　　B.Drummond 点

C.Sudeck 点　　　　　　　　　　　　　　　D.Griffiths 点

4   患者,男,50岁,行单对比钡灌肠。乙状结肠的点片如下所示。下一步该怎么做？

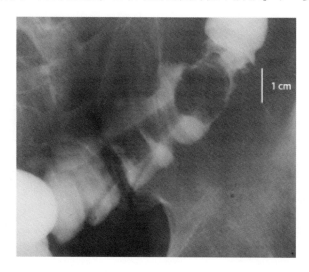

A.在 6 个月内重复进行钡剂检查,以评估稳定性。

B.乙状结肠切除术的外科会诊。

C.结肠镜检查并圈套息肉切除术。

D.软式乙状结肠镜检查并活检。

5   患者,男,89岁,因腹痛就诊于急诊室,行 CT 检查。最可能的诊断是:

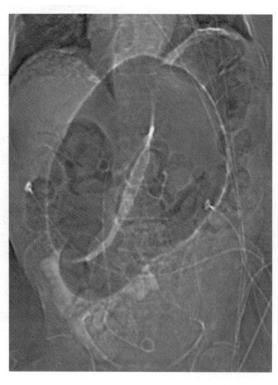

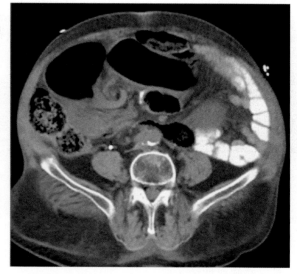

A.盲肠扭转   B.盲肠折合

C.乙状结肠扭转   D.急性憩室炎

6　患者,女,50 岁,行 CT 结肠成像检查,结果如下。下一步最合适的是:

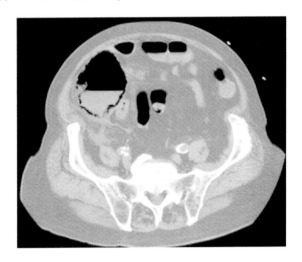

A.外科会诊,以评估肠穿孔。

B.外科会诊,以评估肠缺血。

C.消化科会诊,以考虑结肠镜检查。

D.如患者无症状,可以出院,并在出现症状时遵医嘱返回医院。

7a　接受抗生素治疗后,患者出现腹痛和腹泻。此过程是继发于以下哪种微生物?

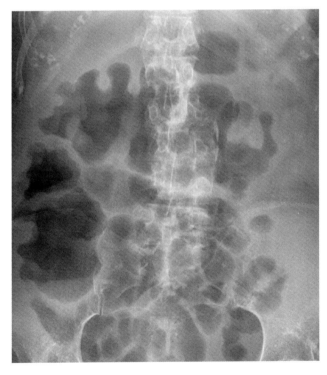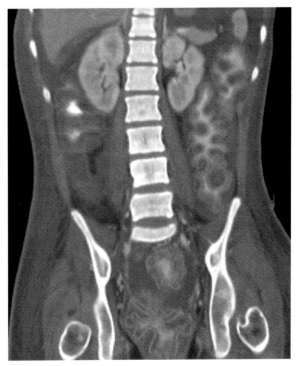

A.革兰阴性厌氧菌	B.革兰阳性厌氧菌
C.革兰阴性需氧菌	D.革兰阳性需氧菌

7b　该过程的临床表现被认为是由哪种毒素引起的?

A.毒素 A	B.毒素 B
C.毒素 C	D.毒素 D

8　患者有直径 1.5cm 的息肉,其患浸润性癌的风险为:

A.<1% 　　　　　　　　　　　　　B.约 10%

C.约 50% 　　　　　　　　　　　　D.约 90%

9　患者,男,70 岁,在行不完全的结肠镜检查后行 CT 结肠成像检查。该患者下一步最适合:

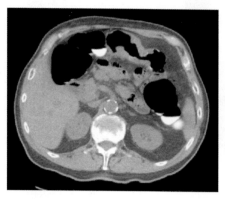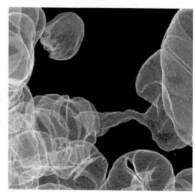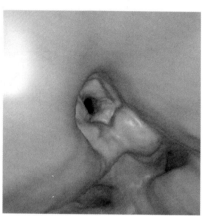

A.10 年内常规结肠镜筛查。

B.5 年内常规 CT 结肠成像筛查。

C.如尚未进行活检,现在重复结肠镜检查以进行活检,对应外科会诊切除。

D.胶囊内镜检查,以评估近端小肠和大肠。

10　患者,男,37 岁,患有直肠腺癌,进行分期评估,行腹盆腔 MRI 检查。根据显示的图像,病变最可能的 T 分期是:

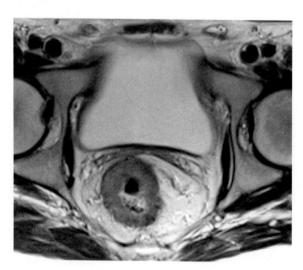

A.T1 期 　　　　　　　　　　　　B.T2 期

C.T3 期 　　　　　　　　　　　　D.T4 期

11 患者,女,62 岁,患有结直肠肿瘤伴孤立性肺转移。以下哪项是患者原发肿瘤的可能部位?

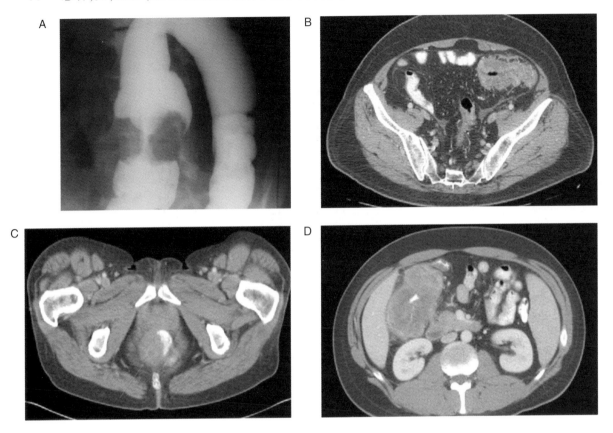

12 患者,男,81 岁,因心肌梗死而在重症监护病房住院 2 周,出现腹胀和弥漫性腹痛。CT 示小肠和结肠扩张,脾曲管径移行(箭头所示),无明显肠壁增厚或外在异常。最可能的诊断是:

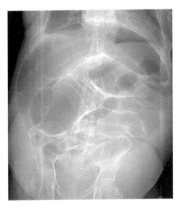 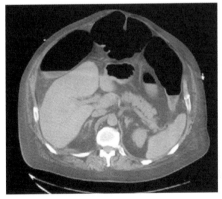 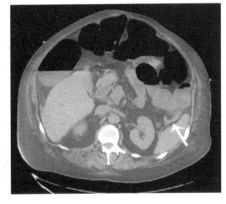

A.伪膜性结肠炎
C.粘连引起的机械性梗阻

B.急性结肠假性梗阻(ACPO)
D.急性憩室炎引起的机械性梗阻

13 在 ACPO 中,最合适的下一步治疗方法是:

A.无须更改治疗,因为疾病是自限性的。　　B.进行单对比钡灌肠检查,以排除隐匿性肿瘤。

C.鼻胃管减压。　　D.结肠镜减压。

14 患者,女,85 岁,慢性便秘,有腹胀和中度腹部不适。行腹部 CT 检查。

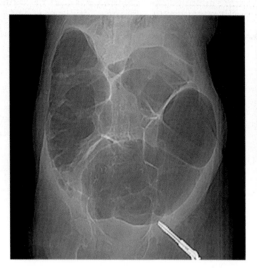 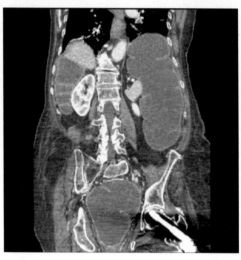

结肠镜检查未发现远端梗阻异常,且患者接受了直肠导管减压治疗。患者因同一症状多次入院,其中包括 8 个月前的 CT 检查。

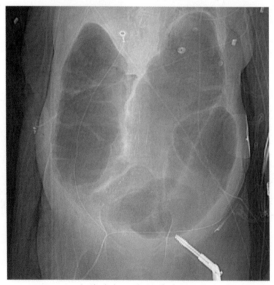

当前诊断 8 个月前的 CT 检查

对肠道进行活检。最有可能发生哪些病理改变?

A.纤维化和淀粉样蛋白沉积　　B.壁内神经节细胞丢失

C.肌肉肥大　　D.无病理异常

15　患者,88 岁,出现腹痛和腹胀。关于该患者的处理,下一个最合适的步骤是:

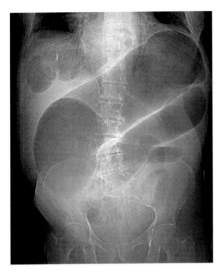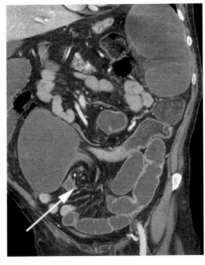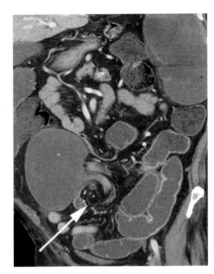

A.连续观察 24h,待患者血流动力学稳定时出院。

B.紧急手术。

C.内镜下扭转复位术。

D.根据患者的临床状况,B 或 C 可能均合适。

16　患者,女,72 岁,出现气尿,行 CT 检查。以下发现的最常见原因是:

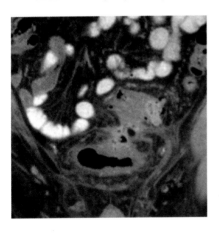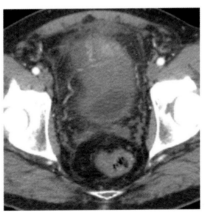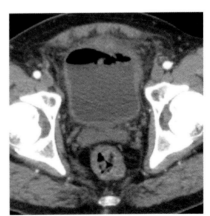

A.结直肠癌

C.憩室炎

B.克罗恩病

D.盆腔放射治疗

17a   患者,53 岁,出现右下腹痛,行 CT 检查。可能的诊断是:

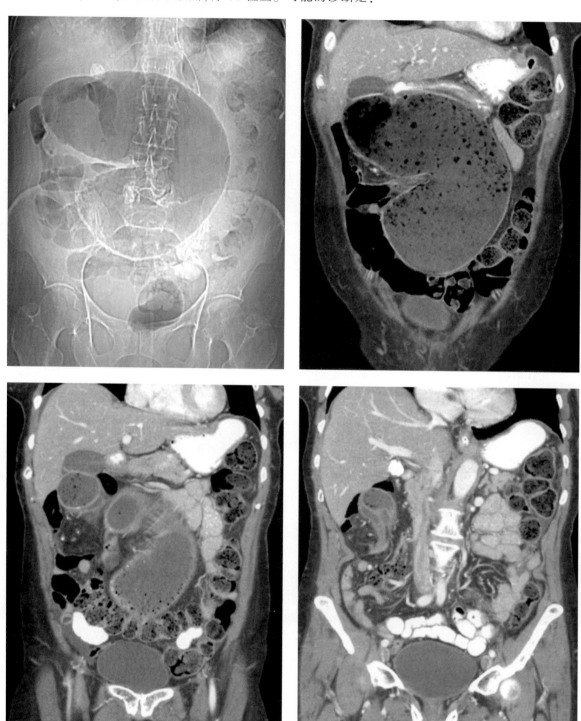

A.乙状结肠扭转   B.盲肠肠扭转

C.急性阑尾炎   D.盲肠折合

17b   适合该患者的治疗方法是:

A.密切观察 24h,情况稳定时出院。   B.剖腹探查术。

C.内镜减压。   D.水溶性灌肠复位。

18a 患者,女,35 岁,因出现右下腹痛、恶心和白细胞计数升高就诊于急诊室。手术组担心急性阑尾炎。患者妊娠试验呈阳性。该患者的下一个最佳影像学检查是:

A.无静脉造影的低剂量 CT。 B.无静脉造影的腹腔和盆腔 MRI。

C.盆腔超声检查,以右下腹为目标。 D.¹¹¹ 铟-白细胞扫描。

18b 行盆腔超声检查。关于超声成像在疑似阑尾炎患者中的作用,下列哪项是正确的?

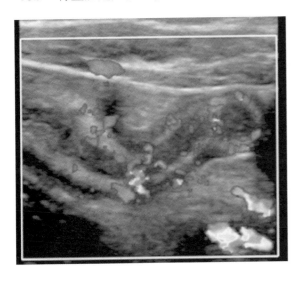
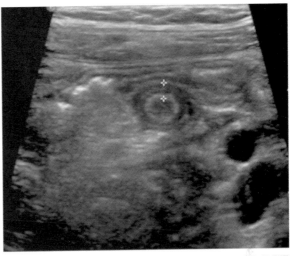

A.在最大压痛点处,盲端管状结构如直径> 6mm 且不可压缩,可诊断为阑尾炎。

B.超声检查中存在阑尾周围液体提示诊断为阑尾炎破裂。

C.如看不到阑尾,右下腹小肠祥蠕动正常几乎可排除阑尾炎。

D.在超声上的不显示率(正常阑尾)为 10%~20%。

19 患者,男,85 岁,经直肠出现间歇性鲜红色血液,血细胞比容为 28。患者接受了两个单位的浓缩红细胞。初始结肠镜检查未能发现出血部位。晚上 11 点,患者血压开始降低,出现持续性出血,并进行了下面的 CT 内脏血管造影检查。CT 检查后,出血停止,血压稳定。下一步治疗是:

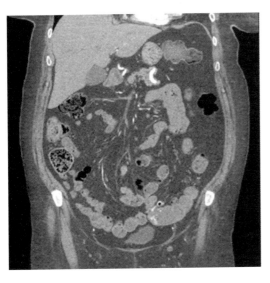
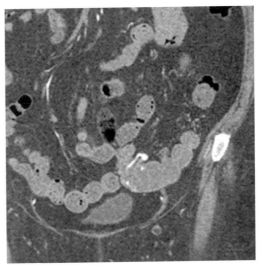

A.直接送患者至血管造影室进行导管栓塞。 B.在 2h 内安排重复进行急诊结肠镜检查。

C.在 24h 内安排乙状结肠切除术。 D.用口服对比剂重复检查,以寻找潜在结肠肿瘤。

E.为患者提供支持性护理和观察,并在早晨重新进行评估。

20 患者,男,45 岁,行 CT 检查,以进行睾丸癌分期。患者从未接受过肠道造影,无发热或白细胞增多症状。下面的结构与盲肠尖端相连。最好的随访是：

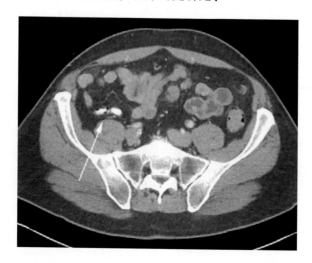

A.无须进行影像学随访。

B.6 个月后进行低剂量 CT 随访,以确保发现的问题得到解决。

C.超声评估声影。

D.^{111} 铟-WBC 扫描。

21a 患者,男,45 岁,表现为急性发作的左下腹痛,持续 2 天。患者到急诊室就诊,无发热,白细胞计数正常。行腹腔及盆腔 CT 检查。最可能的诊断是：

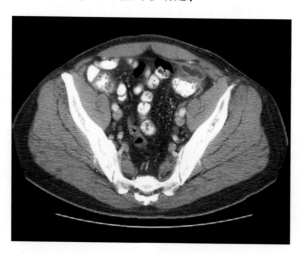

A.急性阑尾炎   B.憩室炎

C.网膜梗死   D.肠脂垂炎

21b 最适合患者的处理方法是：

A.止痛药和门诊观察   B.紧急外科会诊

C.住院并静脉注射抗生素   D.口服抗生素

22a 患者,女,55 岁,出现右下腹轻微压痛。行 CT 扫描。相关发现的原因是:

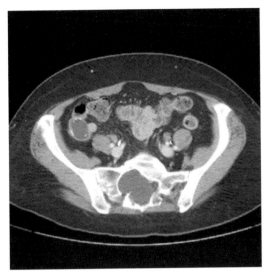

A.急性阑尾炎   B.Tarlov 囊肿

C.阑尾囊腺瘤   D.Meckel 憩室炎

22b 最合适的下一步处理方法是:

A.腹腔镜阑尾切除术的外科会诊   B.右半结肠切除术的外科会诊

C.肿瘤化疗会诊   D.1 年内进行 CT 随访

23 患者,男,65 岁,既往有憩室炎发作病史,出现发热、轻度白细胞增多和下腹痛。下方的 CT 表现最有可能代表:

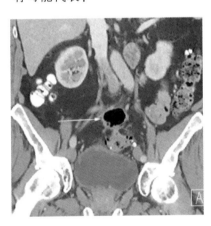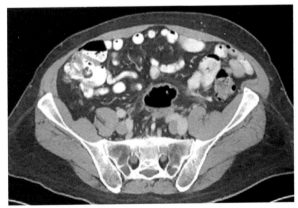

A.结肠膀胱瘘   B.交通性重复囊肿

C.盲肠折合   D.巨大炎性乙状结肠憩室

24   患者,女,89岁,出现急性发作性腹痛和便血。哪种临床方案最适合该表现?

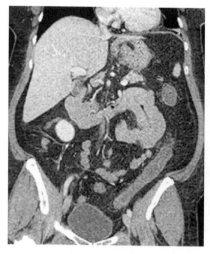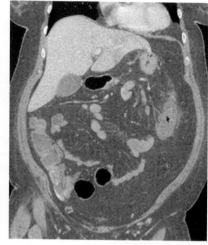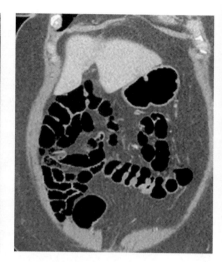

A.肺炎的抗生素治疗史

B.心律失常的心脏复律史

C.最近的海外旅行

D.既往的憩室炎发作史

25   患者,男,86岁,出现慢性腹痛、便秘和腹胀。行腹部 X 线和 CT 检查。该表现占大肠梗阻(LBO)的概率约为:

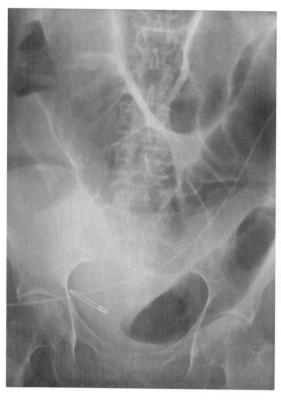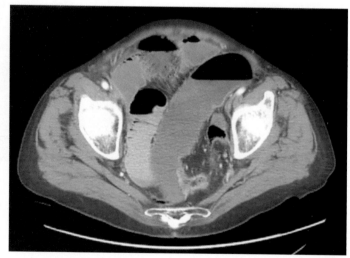

A.≥95%

B.60%

C.20%

D.<5%

26   乙状结肠肿瘤梗阻引起穿孔的最常见部位是:

A.盲肠

B.脾曲

C.位于梗阻近端的乙状结肠

D.肿瘤水平

27 将下列感染类型与结肠炎的典型分布相匹配,每个答案可以使用一次、多次或完全不使用。

A.伤寒杆菌 B.结核分枝杆菌

C.沙眼衣原体(性病淋巴肉芽肿) D.溶组织内阿米巴

E.志贺菌属 F.CMV

G.大肠杆菌

1.更常在右侧

2.更常在左侧

3.最常为弥漫性

28a 患者,女,36 岁,有间歇性腹痛病史。患者做了钡灌肠检查。行全腹 X 线片和乙状结肠点片。对这些表现有何解释?

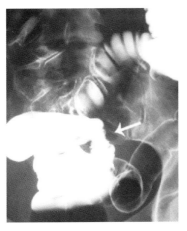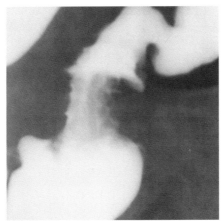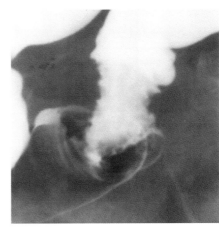

A.正常检查 B.发现可疑的结肠肿瘤

C.急性溃疡性结肠炎改变 D.憩室炎

28b 在这种情况下,患者接受了结肠镜检查,乙状结肠肠腔狭窄,但未见黏膜异常。下一步最佳步骤是:

A.手术探查 B.CT 结肠成像

C.盆腔 MR,T1 加权脂肪抑制成像 D.盆腔超声

29a 患者,25 岁,出现急性腹痛。X 线片提示小肠梗阻,患者行单对比钡灌肠。造成这一表现的原因是:

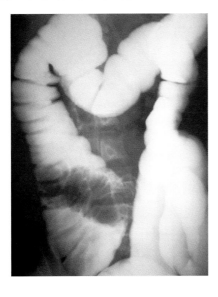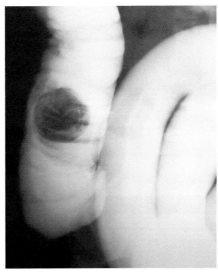

    A.回盲瓣脂肪瘤   B.回肠套叠

    C.阑尾黏液囊肿   D.阑尾残端倒置

29b 关于上述发现,该 25 岁患者可能有哪些相关发现?

    A.有肛周瘘管病史   B.口腔周围皮肤黏膜色素沉着

    C.麸质敏感症   D.胃食管反流疾病和硬皮病

30 患者,男,79 岁,有轻度腹痛和右腹股沟肿胀病史。行腹部和盆腔 CT 检查。这一表现的名称是:

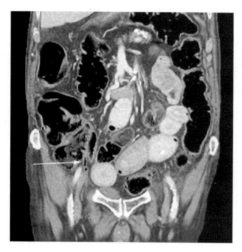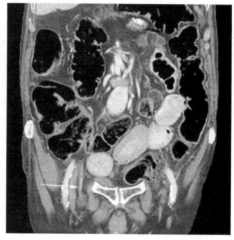

    A.Littre 疝   B.Amyand 疝

    C.Richter 疝   D.De Garengeot 疝

31 患者,女,56 岁,接受急性髓系白血病化疗,出现腹痛和水样腹泻。患者无发热,白细胞计数为 850 个/mm³。行 CT 检查。关于中性粒细胞减少性结肠炎,以下哪项说法是正确的?

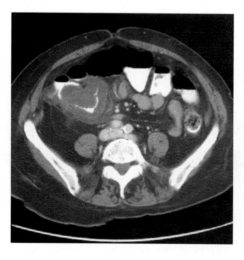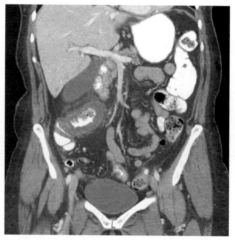

    A.这一表现更常见于左半结肠。

    B.肠壁积气症是紧急手术指征。

    C.影像学表现与艰难梭菌结肠炎不同。

    D.病因可能是多种因素造成的,包括缺血、出血和感染。

32 在以下炎症性肠病患者中,将影像与诊断关联性最强的相匹配。每个答案可以使用一次、多次或完全不使用。

A.急性溃疡性结肠炎

B.活动性克罗恩小肠结肠炎

C.慢性期中的任何一种疾病

D.两种疾病都没有

(1)患者,女,39 岁

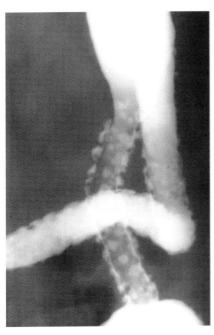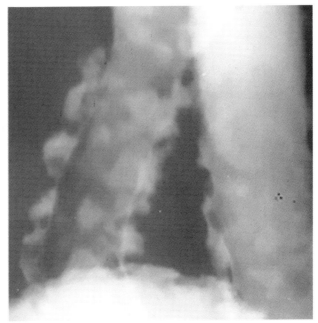

(2)患者,男,27 岁

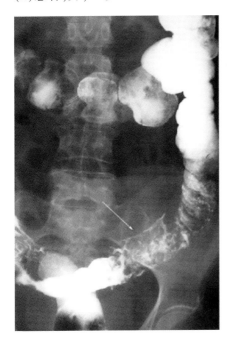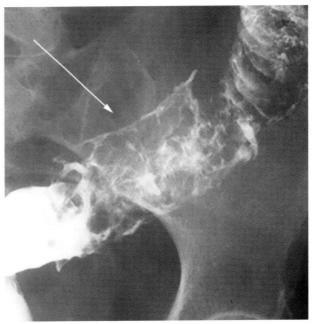

(3)患者,男,20 岁

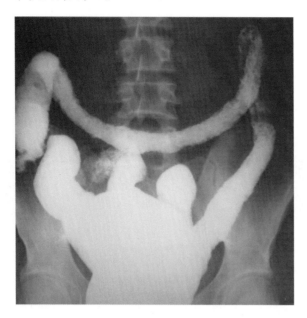

(4)患者,女,45 岁

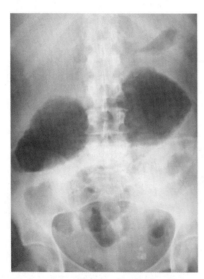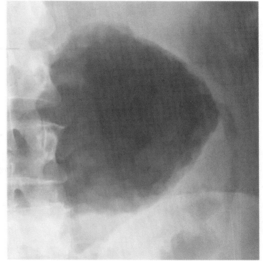

(5)患者,男,18 岁

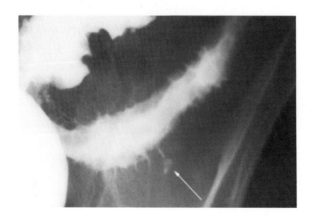

(6)患者,男,52 岁

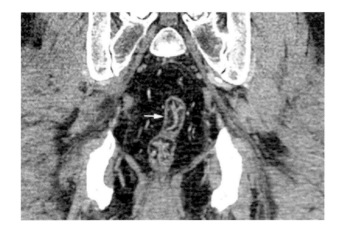

(7)患者,男,32 岁

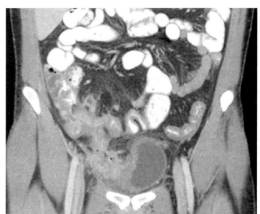

(8)患者,男,28 岁

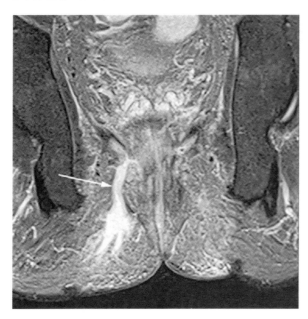

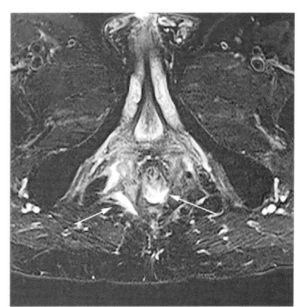

(9)患者,女,48 岁

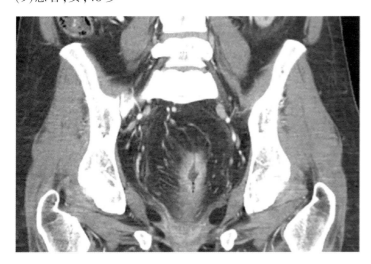

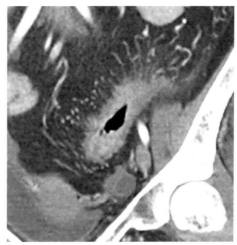

33   患者,28岁,最近完成了溃疡性结肠炎的口服和局部治疗疗程,目前无症状。哪一术语最能描述双对比钡灌肠中见到的息肉?

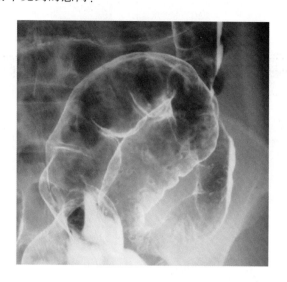

A.腺瘤性息肉

C.炎症后息肉

B.急性炎性息肉

D.以黏膜下溃疡为背景的假性息肉

34a   患者,女,29岁,出现腹痛和腹胀。获得以下CT图像。进行结肠镜检查和盲肠肿块活检显示腺癌。患者的父亲在48岁时死于结肠癌。患者的一位姑妈最近被诊断出有大的结肠息肉。最可能的诊断是:

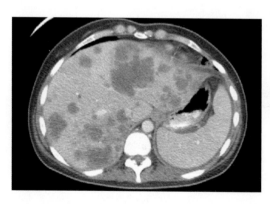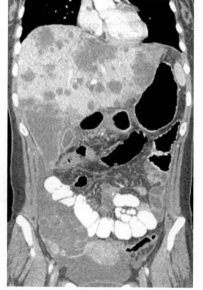

A.家族性腺瘤性息肉病

C.Gardner 综合征

B.遗传性非息肉病性结直肠癌(HNPCC,林奇综合征)

D.Cronkhite–Canada 综合征

34b   该患者应考虑哪些其他影像学检查?

A.PET 扫描

C.盆腔超声和子宫内膜采集

B.奥曲肽扫描

D.甲状腺超声

35　患者,女,35 岁,出现腹痛、腹胀、发热和血性腹泻,行对比增强 CT 检查。最可能的诊断是:

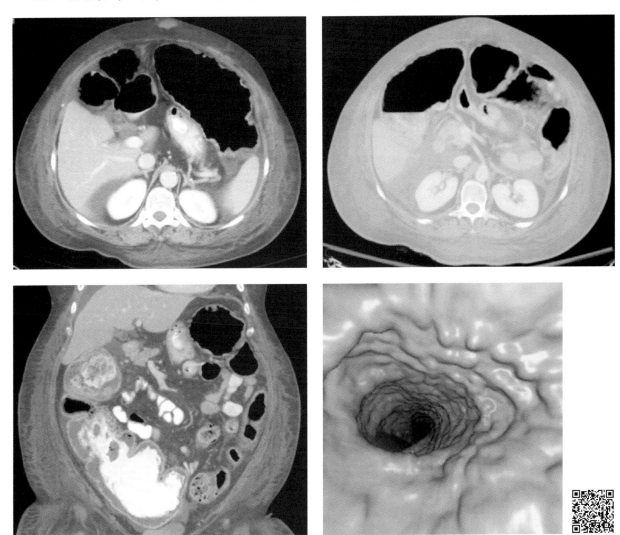

 A.中毒性巨结肠   B.家族性腺瘤性息肉病

 C.克罗恩病   D.淋巴增生

36　患者,男,20 岁,在下颌角出现明显异常,应考虑哪些其他检查?

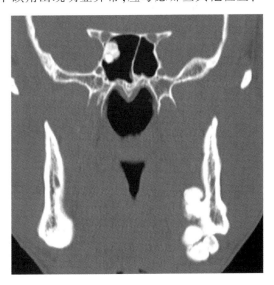

A.双对比钡灌肠或结肠镜检查　　　　　B.CT 小肠造影

C.MRCP　　　　　　　　　　　　　　　D.脑部增强 MRI

37　患者,男,65 岁,前来评估 CXR 上可能的肺结节。行胸部 CT 检查,并获得以下的上腹部 CT 图像。该患者被与放射科医生共同检查图像的 CT 技术人员要求留下,然后由 CT 技术人员检查图像。患者急于去吃午餐。下一步最佳步骤是:

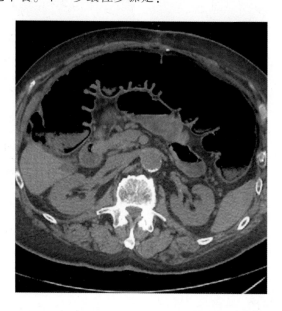

A.未发现异常,也无须进一步检查。

B.存在肠壁积气症,但考虑到患者无症状,这一发现被解释为良性。

C.应将患者转诊至急诊科,并要求进行外科会诊。

D.在对患者的处置做出决定之前,应进行其他图像处理。

38　患者,35 岁,出现以下表现:

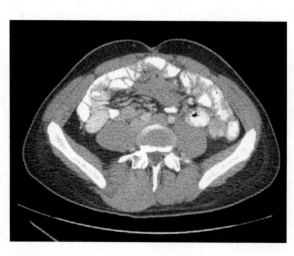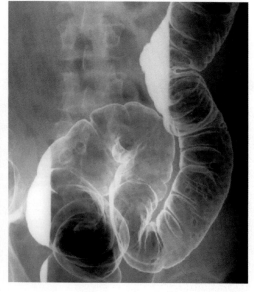

存在以下哪种遗传异常?

A.5q21 号染色体上 APC 基因的胚系突变　　B.DNA 错配修复基因缺陷

C.第 10q 臂上的 PTEN 基因突变　　　　　　D.STK11 / LKB1 抑癌基因的胚系突变

39 患者,女,25 岁,出现腹痛、发热和血性腹泻发作 4 天。患者既往无类似发作病史,身体健康。急诊科医生担心患者为急性阑尾炎,并要求进行腹部和盆腔 CT 检查。下一步你的建议是:

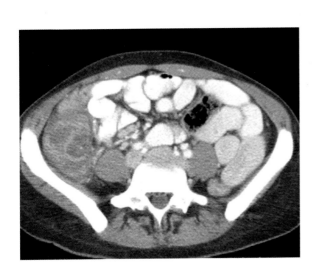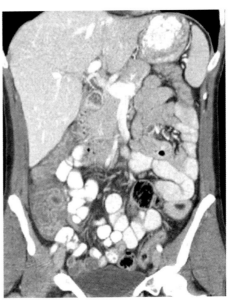

A.急性阑尾炎的外科会诊

B.静脉注射糖皮质激素治疗急性溃疡性结肠炎

C.粪便培养和经验性抗生素治疗

D.CT 血管造影检查可疑的栓塞性缺血性结肠炎

40 患者,27 岁,HIV 阳性,出现腹痛。先行 CT 检查,后行 PET-CT 检查。最可能的诊断是:

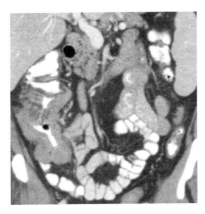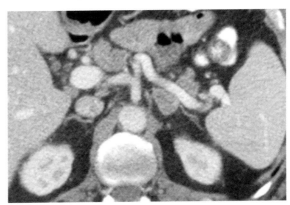

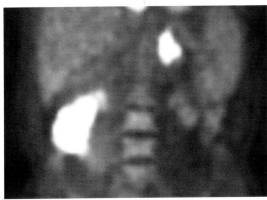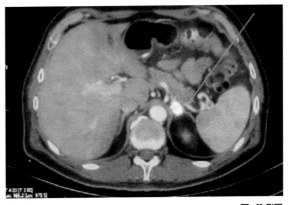

A.盲肠炎

B.克罗恩病

C.淋巴瘤

D.耶尔森菌小肠结肠炎

答案与解析

1a **答案** B。CT 表现为乙状结肠憩室、肠壁增厚和结肠周围脂肪渗出。这些表现与急性单纯性憩室炎一致。未看到腹腔内游离气体或相关脓肿。多数急性憩室炎病例很简单(75%)，可以门诊治疗。其余 25% 较为复杂，可伴有脓肿、瘘管、梗阻、腹膜炎或败血症。持续穿孔的情况下需要紧急手术，这种情况并不常见。

急性单纯性憩室炎的治疗包括 7~14 天疗程的口服广谱抗生素和低渣饮食。结肠镜检查在急性期是相对禁忌的，因为注气会增加游离穿孔的风险。在广泛使用 CT 之前，曾使用单对比钡灌肠。急性憩室炎的典型表现包括结肠憩室肠段肠壁内对比剂("电车追踪")和管腔狭窄。由于结肠痉挛，灌肠检查会使患者感到不舒服。CT 可以评估近端梗阻的程度，并且在评估肠腔外组织脓肿和游离穿孔方面要优于灌肠。CT 还可以诊断类似憩室炎的其他疾病，包括炎性肠病、肠脂垂炎、恶性肿瘤和附件病理异常。

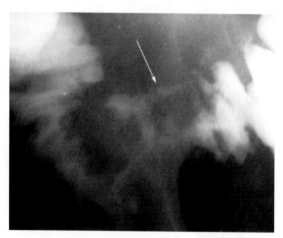

急性憩室炎的肠壁内对比剂的电车轨道表现

1b **答案** D。憩室在直小血管穿行肠壁的肠道相对薄弱的区域形成。它们是内压型假憩室(非牵引型)。肠腔内压力升高或食物颗粒造成的创伤会侵蚀肠壁并导致局部微穿孔，通常会被邻近脂肪所覆盖。憩室最常见于乙状结肠和降结肠，它们在直肠中较少见，因为纵行肌覆盖了整个肠周。

急性憩室炎可引起部分性梗阻，但也是引起完全性梗阻的相对少见原因，占所有大肠梗阻的 10%。憩室病更常见于老年人，40 岁时发病率为 5%，60 岁时发病率为 30%，80 岁时发病率为 65%。

参考文献：Thoeni RF, Cello JP. CT imaging of colitis. *Radiology* 2006;240(3):623–638.

World Gastroenterology Organisation(WGO). Practice Guidelines 2007. Diverticular disease. Available at http://www.worldgastroenterology.org/diverticular-disease.html. Accessed on 4 July 015.

2 **答案** C。有一直径为 11mm 的盲端管状结构，从盲肠向外延伸，壁稍增厚并强化。注意周围脂肪有轻微渗出。表现与急性阑尾炎一致。无局部液体积聚或腔外气体积聚表明无穿孔或脓肿。

急性阑尾炎是一种常见病，占急诊科急腹症病例的 14%。该病在年轻患者中可使用超声代替 CT 来避免辐射,但 CT 对急性阑尾炎的检测准确率最高(95%~98%)。最好是进行静脉造影。口服对比剂可能有助于区分密度降低的肠袢和脓肿,但缺乏肠道对比剂并未明显改变急性腹痛患者的诊断质量。

阑尾扩张(直径> 6mm)和周围脂肪渗出对急性阑尾炎的诊断具有很高的阳性预测价值。阑尾粪石的存在帮助较小,因为这些可见于无活动性炎症的患者。还要注意的是,当无肠壁增厚和阑尾周围炎性脂肪渗出时,直径> 6mm 不一定意味着阑尾炎。本病例的综合表现是高度特异性的,无须进行盆腔超声检查来评估其他替代诊断。

疑似急性阑尾炎的病例需要紧急手术评估。未经治疗的阑尾炎可能会导致穿孔,与单纯性阑尾炎相比,其死亡率增加 2~10 倍,发病率也会显著增加。

参考文献:Pinto Leite N, Pereira JM, Cunha R, et al. CT evaluation of appendicitis and its complications: imaging techniques and key diagnostic findings. *AJR Am J Roentgenol* 2005;185(2):406–417.

Stoker J, van Randen A, Lameris W, et al. Imaging patients with acute abdominal pain. *Radiology* 2009;253(1):31–46.

3a **答案 C**。CT 和钡灌肠示横结肠远端肠段固定狭窄,具有分层状强化模式(黏膜下层水肿)和邻近肠系膜脂肪渗出。狭窄处的边缘较光滑。结肠狭窄可能与多种感染性、炎症性和医源性病因有关。有心肌梗死病史的患者,在脾曲附近的这个特殊分水岭位置,最可能的病因是缺血性结肠炎合并狭窄。狭窄比放射性结肠炎短。未发现憩室提示憩室炎。克罗恩病结肠炎的一部分可能具有相似表现,但临床表现更符合缺血。

3b **答案 D**。Griffiths 临界点是指结肠中靠近脾曲处的分水岭区域。它是由上升的左结肠动脉、肠系膜下动脉(IMA)分支和 Drummond 边缘动脉之间的吻合形成的。这种吻合在 43% 的患者中不存在,在 9% 的患者中较为稀少。当这种吻合不存在或较差时,脾曲附近的结肠容易缺血。

Sudeck 点是直肠上动脉与 IMA 最后一支乙状结肠分支吻合处的直肠乙状结肠动脉供血的类似分水岭区。

参考文献:Meyers MA. Griffiths' point: critical anastomosis at the splenic flexure. Significance in ischemia of the colon. *AJR Am J Roentgenol* 1976;126(1):77–94.

van Tonder JJ, Boon JM, Becker JH, et al. Anatomical considerations on Sudeck's critical point and its relevance to colorectal surgery. *Clin Anat* 2007;20(4):424–427.

Wiesner W, Khurana B, Ji H, et al. CT of acute bowel ischemia. *Radiology* 2003;226(3):635–650.

4 **答案 C**。此单对比检查发现一直径约 1.5cm 的带蒂息肉。其似乎不是增生性息肉,且>1cm,因此不能将其分类为良性,应将其切除。由于病变带蒂,在结肠镜检查时可进行圈套息肉切除术。浸润性恶性肿瘤的风险要比同等大小的无蒂息肉低,并且无法证明乙状结肠切除术比结肠镜切除术风险更高。需进行息肉切除术,以评估是否浸润至柄内,因此有限活检不合适。乙状结肠镜检查无须全结肠准备,但如要进行电灼,则有必要进行充分的结肠准备,以最大限度减少因结肠气体过多而引起结肠爆炸的罕见风险。最后,左半结肠病变的存在应促使对整个结肠进行异时性近端病变的检查。

参考文献:Taylor JM, Hosie KB. The malignant polyp: polypectomy or surgical resection? Colonoscopy and colorectal cancer screening—future directions. Dr. Marco Bustamante (Ed.), ISBN: 978-953-51-0949-5, InTech, doi: 10.5772/52865.

5 **答案 C**。CT 检查示一段扩张的肠袢,呈"倒 U"形或"咖啡豆"外观,豆的裂口由乙状结肠的两段并列肠壁形成。轴位 CT 图像显示乙状结肠扭转压迫的漩涡征,伴有放射状充血血管,证实了乙状结肠扭转的诊断。在轴位 CT 和检查图像上均可见正常的右半结肠,这排除了盲肠折合和盲肠扭转的诊断。急性憩室炎占所有 LBO 病例的 10%,在该 CT 上既未显示出结肠憩室,也无特征性炎症改变。

　　当乙状结肠沿其肠系膜轴扭转时,会发生乙状结肠扭转,造成闭袢性梗阻。乙状结肠扭转是盲肠扭转的 3~4 倍,最常见于老年人,他们更可能有乙状结肠冗长和慢性扩张。在有上述征象的 X 线片中,诊断通常较为明显。CT 可以确诊并评估肠缺血或穿孔的证据。

　　在低压下进行水溶性灌肠可能有助于区分梗阻性肠扭转和非梗阻性乙状结肠扩张。如存在梗阻,则会在梗阻处出现对比剂的"鸟嘴"外观。

参考文献:Jaffe T, Thompson WM. Large-bowel obstruction in the adult: classic radiographic and CT findings, etiology, and mimics. *Radiology* 2015;275(3):651–663.

　　Osiro SB, Cunningham D, Shoja MM, et al. The twisted colon: a review of sigmoid volvulus. *Am Surg* 2012;78:271–279.

　　Peterson CM, Anderson JS, Hara AK, et al. Volvulus of the gastrointestinal tract: appearances at multimodality imaging. *Radiographics* 2009;29:1281–1293.

6　　**答案 D**。CT 结肠成像图像显示结肠积气症,这是影像学表现,而非临床诊断。该表现的预后取决于积气症的原因,而非影像学表现的程度(即使在有门静脉积气或气腹的情况下)。在出现肠缺血症状和体征的患者中,积气症可能是一种不好的表现。作为无症状患者的偶然发现,良性积气症的可能病因包括药物(如类固醇)、近期内镜检查或手术、肺气肿、气压伤、狼疮,或者如本例患者一样,用于 CT 结肠成像的结肠注气。该病很少需要进一步评估或治疗。

参考文献:Feczko PJ, Mezwa DG, Farah MC, et al. Clinical significance of pneumatosis of the bowel wall. *Radiographics* 1992;12(6):1069–1078.

　　Pickhardt PJ, Kim DH, Taylor AJ. Asymptomatic pneumatosis at CT colonography: a benign self-limited imaging finding distinct from perforation. *AJR Am J Roentgenol* 2008;190(2):W112–W117.

7a　　**答案 B**。

7b　　**答案 B**。图像包括腹部 X 线片,显示肠管扩张和结节状、显著增厚的结肠带,称为拇纹征。冠状位 CT 表现为严重肠壁增厚的全结肠炎。结肠炎在外观上不具病理特征,但临床病史提示伪膜性结肠炎。艰难梭菌结肠炎(伪膜性结肠炎)是住院患者腹泻的常见原因。临床表现通常为腹泻、发热、白细胞计数升高和腹胀伴腹痛。

　　艰难梭菌是一种革兰阳性厌氧菌,在正常结肠菌群被破坏后定植于结肠,通常发生于抗生素使用或化疗后 6 周内。艰难梭菌产生两种毒素(A 和 B),对肠道具有细胞毒性和肠毒性作用。临床表现被认为主要是由毒素 B 所致。由纤维蛋白、白细胞和细胞碎片组成的渗出液在结肠黏膜上形成假膜,这是其特点。从粪便样本中分离出艰难梭菌毒素可做出明确诊断。

　　腹部片显示肠腔扩张、肠壁增厚及增厚的结肠带产生的拇纹征。晚期病例可有穿孔产生的腹膜内游离空气。CT 示肠壁明显增厚,黏膜轮廓粗糙,并可显示结肠周围渗出和游离积液。通常是全结肠受累,但也可能是节段性的。90%~95% 的病例可见直肠受累。

参考文献：Boland GW, Lee MJ, Cats AM, et al. Antibiotic-induced diarrhea: specificity of abdominal CT for the diagnosis of Clostridium difficile disease. *Radiology* 1994;191(1):103–106.

Kirkpatrick ID, Greenberg HM. Evaluating the CT diagnosis of Clostridium difficile colitis: should CT guide therapy? *AJR Am J Roentgenol* 2001;176(3):635–639.

Kirkpatrick ID, Greenberg HM. Gastrointestinal complications in the neutropenic patient: characterization and differentiation with abdominal CT. *Radiology* 2003;226(3):668–674.

8　**答案 B**。大多数结肠癌被认为是从腺瘤性息肉直接发展而来。罹患浸润性癌的息肉的风险与直径直接相关。直径<1cm 的息肉占绝大多数,其患恶性肿瘤的风险<1%。直径1~2cm 的息肉有约 10% 的患恶性肿瘤的风险,直径>2cm 的息肉具有 25% 以上风险。绒毛状腺瘤也比管状腺瘤更有可能罹患恶性肿瘤。

参考文献：Gazelle GS, McMahon PM, Scholz FJ. Screening for colorectal cancer. *Radiology* 2000;215(2):327–335.

Lieberman DA, Rex DK, Winawer SJ, et al. Guidelines for colonoscopy surveillance after screening and polypectomy: a consensus update by the US Multi-Society Task Force on Colorectal Cancer. *Gastroenterology* 2012;143(3):844–857.

9　**答案 C**。来自 CT 结肠成像的轴位、表面成像和腔内 3D 视图显示环形收缩的横结肠肿块,这很可能是结肠镜检查不完全的原因。CT 结肠成像是一种选择空气灌肠来检查不可见的近端结肠,以排除同步肿物或息肉的检查。如进行静脉造影,CT 结肠成像还可以同时对腹部和盆腔的其余部分分期,以进行手术或肿瘤治疗。该环形收缩的肿块高度怀疑是恶性肿瘤。处理此 C-RADS C4 病变最合适的下一步处理是组织学相关性检查。这可以通过重复结肠镜检查进行活检和外科会诊,以考虑结肠切除来获得。

C-RADS 分级

得分	描述
结肠分类	
C0,检查不足	准备不足;充气不足;等待先前的结肠检查以进行比较
C1,正常结肠或良性病变	无息肉≥6mm;良性发现(脂肪瘤、内翻型憩室);推荐在 5~10 年内使用 CT 结肠成像或结肠镜进行常规筛查
C2,中等息肉或不确定表现	息肉为 6~9mm,数量<3 个;推荐进行 CT 结肠成像造影息肉监测或结肠镜下息肉切除术
C3,息肉,可能是进展期腺瘤	息肉≥10 mm;息肉≥3 个,每个 6~9mm;推荐结肠镜下息肉切除术
C4,结直肠肿块,很可能是恶性肿瘤	病变损害肠腔,并表现出肠外侵犯;推荐外科会诊

参考文献：Zalis ME, Barish MA, Choi JR, et al. CT colonography reporting and data system: a consensus proposal. *Radiology* 2005;236(1):3–9.

10　**答案 C**。轴位 T2 加权快速自旋回波图像显示直肠壁中度分叶状增厚,相对于骨骼肌信号强度增加,与直肠癌一致。部分直肠壁可见低信号强度的固有肌层缺失,提示肿瘤浸润。还可见结节状突起沿左侧直肠壁延伸至直肠周围脂肪,这与肿瘤的壁外延伸及 T3

期疾病相吻合。

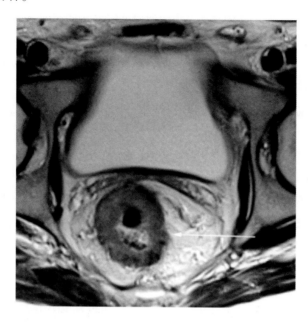

　　结直肠癌是美国第三大常见癌症,也是癌症死亡的第二大主要原因。MRI 在直肠癌患者的疾病分期和治疗前计划中起着重要作用,因其对原发性肿瘤(T)分期以及环周切缘的评估非常准确。MRI 也可用于区域淋巴结转移(N)和远处转移(M)。T2 加权快速自旋回波成像是直肠癌 T 分期最有用的 MRI 序列,通常用相控阵线圈获得。

直肠癌 T 分期	
Tx	无法评估原发肿瘤
T0	无原发肿瘤证据
T1	肿瘤穿透黏膜层,侵犯黏膜下层
T2	肿瘤穿透黏膜下层,侵犯固有肌层
T3	肿瘤穿透固有肌层,突入直肠系膜内
T3a	肿瘤突破固有肌层外<1mm
T3b	肿瘤突破固有肌层外 1~5mm
T3c	肿瘤突破固有肌层外 5~15mm
T3d	肿瘤突破固有肌层外>15mm
T4	肿瘤侵犯其他器官或结构

Adapted from the American Joint Committee on Cancer Staging system.

　　在 MRI 上,肿瘤信号相对于黏膜下层较低,而相对于肌层较高。超出外肌层延伸至直肠脂肪被认为是广基底的隆起或结节状突起,而非细小的毛刺(这可能代表促结缔组织增生反应)。

　　在一些机构中,内镜超声检查被用于直肠癌的 T 分期,这是一种更依赖于操作员的技术。

参考文献:Kaur H, Choi H, You YN, et al. MR imaging for preoperative evaluation of primary rectal cancer: practical considerations. *Radiographics* 2012;32(2):389–409.

Taylor FG, Swift RI, Blomqvist L, Brown G. A systematic approach to the interpretation of preoperative staging MRI for rectal cancer. *AJR Am J Roentgenol.* 2008;191(6):1827–1835.

11 答案 C。结肠和直肠上段的静脉引流至门静脉。因此,结肠和直肠上段肿瘤(答案 A、B 和 D 中的横结肠、降结肠远端、右半结肠)通常会最初转移至肝脏。直肠下段有双重引流。痔上静脉引流至肠系膜下静脉,然后进入门静脉。痔中、下静脉先引流至髂静脉,然后至下腔静脉。因此,直肠下段肿瘤可能会出现绕过肝脏的肺转移。直肠癌中出现孤立性肺转移的可能性是结肠癌的两倍。

参考文献：Horton KM, Abrams RA, Fishman EK. Spiral CT of colon cancer: imaging features and role in management. *Radiographics* 2000;20(2):419–430.

Tan KK, Lopes Gde L Jr, Sim R. How uncommon are isolated lung metastases in colorectal cancer? A review from database of 754 patients over 4 years. *J Gastrointest Surg* 2009;13(4):642–648.

12 答案 B。影像学表现和临床病史与 ACPO 一致。ACPO 也被称为 Ogilvie 综合征,是指在无机械性梗阻的情况下结肠明显扩张。该病通常见于患有严重基础疾病的住院虚弱患者中,如心肌梗死、创伤、败血症、近期手术或神经系统异常。起病可能是快速或隐匿的(超过 5 天)。扩张通常累及近端结肠,包括升结肠和横结肠,典型的是在脾曲移行为塌陷的肠管。有时,移行点可能更远或不存在。盲肠扩张最明显,因为扩张内脏所需的腔内压力与直径之间呈反比关系(拉普拉斯定律)。该患者的回盲瓣功能不全,也有小肠扩张。ACPO 的病理生理学尚未完全清楚,但结肠的自主神经支配不平衡与交感神经张力增高和(或)副交感神经张力减弱有关。

无肠壁增厚表明有潜在结肠炎。与小肠梗阻不同,粘连是急性结肠梗阻非常罕见的原因。直径移行处无炎症改变提示急性憩室炎。

参考文献：Choi JS, Lim JS, Kim H, et al. Colonic pseudoobstruction: CT findings. *AJR Am J Roentgenol* 2008;190(6):1521–1526.

De Giorgio R, Knowles CH. Acute colonic pseudo-obstruction. *Br J Surg* 2009;96(3):229–239.

13 答案 D。ACPO 中,在回盲瓣功能正常时,肠腔内压力升高会增加肠穿孔的风险,因此早期干预很重要。如 CT 检查后仍认为在移行段可能出现机械性梗阻,则可进行水溶性碘对比剂灌肠,但禁止使用钡剂,因为其存在穿孔和钡剂性腹膜炎的危险。建议放置鼻胃管,但这在回盲瓣功能正常时可能无帮助。远端减压是最理想的,而结肠镜减压是最有效的治疗方法。如果再次发生扩张,可能需要重复此操作,或保留直肠导管。也可以考虑刺激结肠运动的药物,如新斯的明。

参考文献：Choi JS, Lim JS, Kim H, et al. Colonic pseudoobstruction: CT findings. *AJR Am J Roentgenol* 2008;190(6):1521–1526.

De Giorgio R, Knowles CH. Acute colonic pseudo-obstruction. *Br J Surg* 2009;96(3):229–239.

14 答案 B。当前 CT 检查显示结肠弥漫性扩张,该检查相应的冠状位重建显示包括直肠远端的受累。8 个月前进行的 CT 检查显示出几乎相同的图像。

结肠假性梗阻可以是急性或慢性的。慢性症状表现为反复出现的梗阻症状,如慢性便秘,并且无重大手术或疾病史,与典型急性型不同。与任何引起结肠扩张的原因一样,当盲肠直径>12cm 时,就可以进行减压,尽管与急性梗阻相比,慢性假性梗阻很少出现穿孔。慢性梗阻治疗困难,并且对拟副交感神经药无反应。尚未发现手术有效,但在已进行手术或已获得结肠壁全层活检的情况下,已经描述了随着壁内神经节细胞数量减少而萎缩的改变。在某些情况下,也记录了炎性或肿瘤性原因导致的神经节功能异常。

参考文献:Choi JS, Lim JS, Kim H, et al. Colonic pseudoobstruction: CT findings. *AJR Am J Roentgenol* 2008;190(6):1521–1526.

De Giorgio R, Sarnelli G, Corinaldesi R, et al. Advances in our understanding of the pathology of chronic intestinal pseudo-obstruction. *Gut* 2004;53(11):1549–1552.

15 **答案 D。**对怀疑有乙状结肠扭转的患者,建议进行外科会诊。可尝试在稳定的患者中进行初次内镜复位,成功率为75%~95%。有腹膜炎、内镜复位不成功或有肠缺血迹象的患者通常需要紧急手术。乙状结肠扭转是美国成年人大肠梗阻的第三大常见原因,但其是包括非洲和亚洲在内的世界许多其他地区的主要梗阻原因。

参考文献:Hodin RA. Sigmoid volvulus. In: Lamont JT (ed.). *UpToDate*. UptoDate: Waltham, MA. Accessed on July 17, 2015.

Osiro SB, Cunningham D, Shoja MM, et al. The twisted colon: a review of sigmoid volvulus. *Am Surg* 2012;78(3):271–279.

16 **答案 C。**冠状位和轴位对比增强 CT 图像示乙状结肠壁弥漫性增厚,伴乙状结肠周围肠系膜炎性改变和游离液体,与急性憩室炎一致。膀胱壁弥漫性增厚,膀胱内有空气。结果与憩室炎伴结肠膀胱瘘一致。结肠膀胱瘘是结肠和膀胱腔之间的连通。

最常见病因包括:
- 憩室炎(60%)
- 结直肠癌(20%)
- 克罗恩病(10%)
- 盆腔恶性肿瘤的放射治疗
- 阑尾炎
- 创伤

临床表现可能包括气尿、粪尿、反复尿路感染和经直肠排尿。

影像学表现包括膀胱内的空气、精囊周围炎性改变,透视检查或 CT 膀胱造影显示实际的瘘管以及潜在原因(即憩室炎、克罗恩病或恶性肿瘤)的相关表现。在60%的患者中,瘘管位于膀胱顶,30%位于后壁,10%位于膀胱三角区。

参考文献:Pollard SG, Macfarlane R, Greatorex R, et al. Colovesical fistula. *Ann R Coll Surg Engl* 1987;69(4):163–165.

17a **答案 B。**CT 显示中腹部结肠明显扩张,横结肠、降结肠和直肠乙状结肠塌陷。后部层面上可见移行至狭窄的肠管,出现鸟嘴外观。

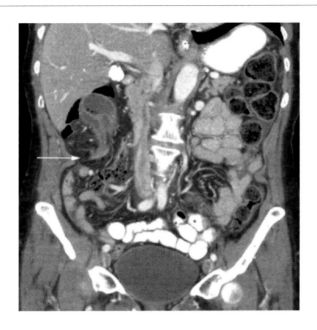

结果与盲肠扭转一致。盲肠扭转指盲肠绕自身肠系膜的轴向扭转。盲肠不完全固定腹膜是一种常见的解剖变异(见于 11%~25% 的人群),其会增加盲肠的活动性,并容易使盲肠扭转。先前的手术或炎性疾病引起的粘连可能会导致肠管部分固定,并增加肠扭转的风险。

盲肠肠扭转并不常见,约占所有肠梗阻的 1%。其临床表现可变,可以是隐匿性或急性的,通常会出现腹部绞痛,但偶尔会伴有恶心和呕吐,可能会和更常见的小肠梗阻相混淆。

腹部 X 线片可能有提示作用,但 CT 是首选成像方法。CT 非常敏感,可以确诊 90% 的肠扭转患者。CT 表现包括盲肠扩张、远端结肠塌陷以及盲肠经常移位至左上腹。与扩张盲肠相关的"漩涡"征对肠扭转具有高度特异性。

17b 答案 B。并发盲肠坏死的风险为 20%~25%。手术是主要治疗选择。与乙状结肠扭转不同,内镜复位术不太有用,在技术上更难以实施,且扭转复发率较高。由于相同的原因,不建议灌肠复位。手术选择范围从盲肠固定术和盲肠造口术,到盲肠切除术、右半结肠切除术或回肠结肠切除术。

参考文献:Hodin RA. Sigmoid volvulus. In: Weiser M (ed.) *UpToDate*. Waltham, MA. Accessed on July 17, 2015.

Rosenblat JM, Rozenblit AM, Wolf EL, et al. Findings of cecal volvulus at CT. *Radiology* 2010;256(1):169–175.

Moore CJ, Corl FM, Fishman EK. CT of cecal volvulus: unraveling the image. *AJR Am J Roentgenol* 2001;177(1):95–98.

18a 答案 C。为妊娠患者选择最佳成像方法时,主要要考虑辐射剂量和检查费用。患者的病史强烈提示可能发生急性阑尾炎,因此最合适的初始检查是对右下腹进行超声检查。超声成本较低,与 MRI 相比容易获得,且易于执行而无明显延迟。如果超声未能识别出阑尾或不明确,则无对比剂的 MRI 将是可接受的后续检查。应避免使用钆对比剂,因为其可穿过胎盘,并且对胎儿的长期作用尚不清楚。CT 对胎儿有辐射风险,但如果获益大于风险,则可对急腹症妊娠期女性进行 CT 检查。[1] 铟–白细胞扫描具有较高的辐射剂量,即使在非妊娠患者中,也不能常规用于疑似阑尾炎的检查。

参考文献:Karul M, Berliner C, Keller S, et al. Imaging of appendicitis in adults. *Rofo* 2014;186 (6):551–558.

Smith MP, Katz DS, Rosen MP, et al. ACR Appropriateness Criteria® right lower quadrant pain—suspected appendicitis. Available at http://www.acr.org/~/media/7425a3e08975451eab571a316db 4ca1b.pdf. American College of Radiology. Accessed on February 10, 2015.

18b　**答案 A**。超声是疑似阑尾炎的儿童和妊娠女性的首选影像学检查方法。Van Randen 等最近的荟萃分析发现,超声的敏感性和特异性分别为 78% 和 83%。然而,实际上,超声取决于操作者,诊断准确性是可变的。只能在 2%~6% 的病例中可见到正常阑尾。

超声对急性阑尾炎的典型表现是一条不可压缩的盲端管状结构,直径>6 mm,位于最大压痛点。炎症会导致阑尾周围积液,并不一定表示阑尾破裂。在急性阑尾炎的情况下,特别是在早期阶段,小肠襻可表现出正常的蠕动。阑尾粪石也可以看作是次要表现。

参考文献:Parks NA, Schroeppel TJ. Update on imaging for acute appendicitis. *Surg Clin North Am* 2011;91:141–154.

19　**答案 E**。CT 血管造影检查动脉期获得的图像显示了来自乙状结肠憩室的对比剂外渗。憩室出血是老年患者下消化道出血的最常见原因(约占 33%)。在大多数情况下(86%),出血无须干预即可停止,对患者可在支持治疗下进行观察。在大出血后可考虑进行结肠镜检查,以进行预防性治疗(如肾上腺素和电凝),但如果患者保持稳定,可以推迟到早晨进行择期手术。紧急手术保留用于难治性复发性出血,并且该老年患者有显著的发病率和死亡率风险。尽管缺乏口服对比剂,在 CT 血管造影上的诊断是明确的,无肿块证据。

CT 血管造影已成为治疗急性胃肠道出血的一种非常有用的诊断工具,并在某些中心取代了 99m 锝标记的红细胞(RBC)扫描。优点包括其广泛的可用性以及精确定位出血部位的能力,这将有助于任何介入治疗的选择。缺点包括:如间歇性出血未重复注射就无法重新成像;对于肾功能不全的患者,存在对比剂过敏反应和肾毒性风险;如果有任何先前存在的阳性口服对比剂,则存在解释困难。

参考文献:Adams JB, Margolin DA. Management of diverticular hemorrhage. *Clin Colon Rectal Surg* 2009;22(3):181–185.

Geffroy Y, Rodallec MH, Boulay-Coletta I, et al. Multidetector CT angiography in acute gastrointestinal bleeding: why, when, and how. *Radiographics* 2011;31(3):E35–E46.

20　**答案 A**。由于无肠道造影史,阑尾内的这些高密度结构被认为代表阑尾粪石,即位于阑尾内的钙化结石。超声检查是多余的。在适当的临床情况下,阑尾结石与阑尾炎高度相关,但在无症状患者中可能是偶然被发现的,如本例患者。无相关的管壁增厚或阑尾周围炎性改变。有些阑尾粪石可能会随着时间的推移而分解,但这在确保其消退方面并无任何益处。已经提出了对偶发性阑尾粪石进行预防性手术,但仍存在争议。

参考文献:Aljefri A, Al-Nakshabandi N. The stranded stone: relationship between acute appendicitis and appendicolith. *Saudi J Gastroenterol* 2009;15(4):258–260.

Kim HC, Yang DM, Jin W, et al. Added diagnostic value of multiplanar reformation of multidetector

CT data in patients with suspected appendicitis. *Radiographics* 2008;28(2):393–405; discussion 405–396.

Rabinowitz CB, Egglin TK, Beland MD, et al. Outcomes in 74 patients with an appendicolith who did not undergo surgery: is follow-up imaging necessary? *Emerg Radiol* 2007;14(3):161–165.

21a　答案 D。CT 表现为邻近乙状结肠前壁的香肠样脂肪团块,伴有周围炎症。肠脂垂炎是结肠表面产生的浆膜下脂肪的有蒂突起,包含具有两条成对动脉和单条引流静脉的血管蒂,长度为 0.5~5cm,平均长度为 3cm。它们存在于整个结肠中,但在乙状结肠中最大,数量最多,其次是降结肠和右半结肠。肠脂垂扭转可能导致血管闭塞和炎症,并且是肠脂垂炎的最常见原因。由嵌顿疝、肠梗阻或肠套叠引起的肠脂垂炎极少见。肠脂垂炎较少会引起腹腔内游离体。

在 CT 上,急性肠脂垂炎表现为与结肠相邻的<5cm 的卵圆形脂肪密度肿块,伴随周围炎症改变。可能会有一个中心点代表血栓形成的静脉和环形征代表增厚的腹膜(尽管这些特征性发现并不普遍存在)。

临床表现可能与急性阑尾炎或憩室炎相似,但与之不同的是,肠脂垂炎患者通常无发热,无白细胞增多。网膜梗死是另一种较不常见的疾病,其临床表现可能与肠脂垂炎相似。在 CT 上,网膜梗死可能范围更大,且无中央血栓静脉,最常见于横结肠前侧或升结肠前内侧。

21b　答案 A。肠脂垂炎通常是一种自限性疾病,无须手术。用于疼痛的抗炎药和观察是最合适的治疗方法。常规不使用抗生素。患者通常在 10 天内恢复。

参考文献:Rajesh A. The ring sign. *Radiology* 2005;237(1):301–302.

Singh AK, Gervais DA, Hahn PF, et al. Acute epiploic appendagitis and its mimics. *Radiographics* 2005;25(6):1521–1534.

22a　答案 C。阑尾黏液囊肿是阑尾内含黏蛋白并扩张的宏观术语。该术语并不意味着病理诊断,黏液囊肿可能由非肿瘤、良性肿瘤或恶性肿瘤性病变引起,包括阑尾黏液性囊腺瘤、黏液性囊腺癌或黏膜增生。与阑尾炎相反,在无穿孔和(或)腹膜播散的情况下,无邻近脂肪渗出。阑尾壁或管腔内的曲线形钙化是常见特征,这在列表中的其他病变中看不到。Tarlov 囊肿是椎管中的一种神经周围囊肿,通常无症状,不太可能与右下腹痛相关。

22b　答案 B。阑尾黏液性囊性肿瘤具有恶性潜能,一期手术切除仍是最终的治疗方法。与阑尾切除术相比,开放式右半结肠切除术更可取,以最大限度地减少黏液溢出并降低任何与腹膜假黏液瘤相关的风险。

参考文献:Lim HK, Lee WJ, Kim SH, et al. Primary mucinous cystadenocarcinoma of the appendix:CT findings. *AJR Am J Roentgenol* 1999;173(4):1071–1074.

Pickhardt PJ, Levy AD, Rohrmann CA Jr, et al. Primary neoplasms of the appendix: radiologic spectrum of disease with pathologic correlation. *Radiographics* 2003;23(3):645–662.

23　答案 D。CT 显示了由乙状结肠产生的充气结构。膀胱与该结构分开。该表现代表了一巨大的乙状结肠憩室。存在与急性憩室炎一致的一些炎症改变。

巨大结肠憩室是一种罕见病变,其可能见于腹痛患者的检查中。其大多数起源于乙状结肠,并与传统憩室病有关。最常见的是炎性(66%)假性憩室,结肠固有肌层末端在憩室的颈部。一种理论认为,该病变代表的是一种被包裹的穿孔,该穿孔由球阀机制捕获气体或来自气体形成的机体而增长。22%的巨大结肠憩室是非炎性假性憩室（典型结肠憩室的巨大版本）。其余的12%是真正的憩室，可能代表与肠腔连通的肠道重复囊肿。真正的憩室壁包含结肠的所有三层结构。

参考文献：Thomas S, Peel RL, Evans LE, et al. Best cases from the AFIP: Giant colonic diverticulum. *Radiographics* 2006;26(6):1869–1872.

24 答案B。CT扫描显示从脾曲到降结肠远端弥漫性肠壁增厚，右半和横结肠保留。这遵循由肠系膜下动脉供血的血管分布。考虑到累及的肠段较长，在侧支循环不良的情况下，栓塞源是这种缺血性结肠炎的最可能原因。结肠炎的节段性对于伪膜性结肠炎和感染性结肠炎而言均不常见（答案A和C中暗示的疾病）。憩室炎在老年人中较常见，但其累及的肠段比预期的要长得多，且便血不是常见表现。

参考文献：Thoeni RF, Cello JP. CT imaging of colitis. *Radiology* 2006;240(3):623–638.

Washington C, Carmichael JC. Management of ischemic colitis. *Clin Colon Rectal Surg* 2012;25(4):228–235.

25 答案B。结果显示苹果核状乙状结肠肿块伴有突然的架子状边缘，导致近端肠梗阻。LBO的发病率比小肠梗阻少5倍。肿瘤是所有LBO的最常见原因。

95%以上LBO病例的常见原因	占所有LBO的百分比
肿瘤	60%~80%
肠扭转（乙状结肠、盲肠、横结肠）	11%~15%
憩室炎	4%~10%

LBO的不常见原因（占总数的不到5%）包括疝、炎性肠病、脓肿或其他肿块引起的外在压迫、粪便嵌顿和腔内异物。

LBO是一种急腹症。CT是最准确、最有用的影像学方法。对比剂灌肠（水溶性）有助于区分真性梗阻和假性梗阻，如最常见于脾曲的急性和慢性假性梗阻。

参考文献：Jaffe T, Thompson WM. Large-bowel obstruction in the adult: classic radiographic and CT findings, etiology, and mimics. *Radiology* 2015;275(3):651–663.

26 答案A。在回盲瓣有功能时，阻塞性结肠病变会导致闭袢性梗阻。在小肠中，最常见的穿孔部位就在梗阻点附近。在结肠中，最常见的穿孔部位是盲肠，无论下游梗阻位于何处。拉普拉斯定律指出，扩张空腔脏器所需的腔内压力与直径成反比。盲肠的直径在结肠任何一段中都是最大的，因此，肠壁上的张力最大，使其处于缺血、坏死和穿孔的最高风险。据报道，最大正常结肠直径的临界值在横结肠>6cm、盲肠>9cm的范围内。盲肠穿孔风险在直径为10cm时增加，但梗阻发作的敏锐度同样重要，扩张的快速开始会带来更高的穿孔风险。

参考文献：Krajewski K, Siewert B, Eisenberg RL. Colonic dilation. *AJR Am J Roentgenol* 2009;193(5):W363–W372.

27 答案：

A.1

B.1

C.2

D.1

E.2

F.3

G.3

　　急性感染性结肠炎在 CT 上的表现通常是非特异性的,可有肠壁增厚、结肠周围渗出和不等量的腹水。大多数结肠炎病例均可能有弥漫性受累,但仍有其主要的分布模式。

右半	左半	弥漫性
伤寒杆菌	志贺菌属	大肠杆菌
耶尔森菌	淋巴肉芽肿	CMV
结核	淋病	
阿米巴病	血吸虫病	

参考文献: Thoeni RF, Cello JP. CT imaging of colitis. *Radiology* 2006;240(3):623–638.

28a　答案 B。乙状结肠有一小段环形狭窄,在多个图像上均持续存在,不能归因于短暂性痉挛。异常节段具有架子状边缘和分叶状轮廓。形态与原发性结肠肿瘤有关,因此需行内镜检查。

　　乙状结肠的图像是用单对比技术进行的,但在上面的图像上无结肠其余部分的黏膜改变或轮廓异常提示溃疡性结肠炎。水肿可能会掩盖穿孔的憩室,但这次检查未发现憩室。憩室炎通常与由水肿和痉挛引起的肠腔狭窄有关,但所涉及的狭窄段通常较长,本例的狭窄相对较短。

28b　答案 C。患者为年轻女性,因此应考虑子宫内膜异位症的可能。盆腔 MR 的 T1 加权脂肪抑制序列可以最好地显示子宫内膜异位症的特征性高信号,如在本例中从另一例患者看到的那样。

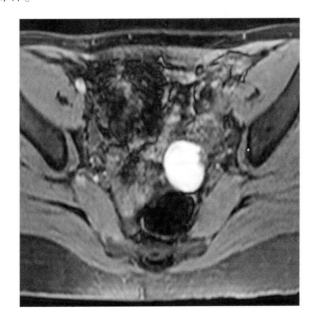

12%~37%的子宫内膜异位症患者会在胃肠道中植入子宫内膜。最常受影响的肠段是位于盆腔的部分,而直肠乙状结肠最常见。子宫内膜植入物在结肠中的表现是可变的。如果是不对称的,可能会看到肠壁起皱褶。如果是环状的,如本例,则狭窄可能类似于原发性结肠癌。植入物位于浆膜,但可侵蚀穿过浆膜下层并引起固有肌层增厚。覆盖的黏膜几乎总是完整的。

参考文献: Woodward PJ, Sohaey R, Mezzetti TP Jr. Endometriosis: radiologic-pathologic correlation. *Radiographics* 2001;21(1):193–216; questionnaire 288–194.

29a 答案 B。在钡灌肠上发现的是结肠内的肿块,外观呈"螺旋弹簧"状,与肠套叠一致。在本例中的另一名患者的 CT 上,肠套叠的诊断很容易发现,出现靶样改变,表现为与肠套叠套入部相关的肠系膜中央脂肪和血管进入邻近肠管内,即肠套叠。

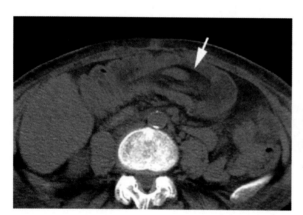
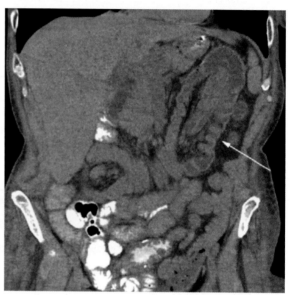

病变不在盲肠尖端,因此与阑尾无关。当在回盲瓣的区域中时,回盲瓣脂肪瘤的形态类似于嘴唇,而不是同心圆。

29b 答案 B。肠套叠在儿童中更为常见,其中大部分是特发性的。在成人,70%~90%的肠套叠是由关键点引起的。

在这种情况下,肠套叠较大,并且是引起肠梗阻的原因,这表明成年患者中可能存在关键点。在这些选项中,口腔周围皮肤黏膜色素沉着与 Peutz-Jeghers 一致,这可能与作为潜在关键点的肿块有关。Peutz-Jeghers 综合征是一种与多发性错构瘤相关的常染色体显性遗传病,可能在胃、小肠和结肠中发现。在这种情况下,小肠错构瘤性息肉经常导致肠套叠。这些息肉不是癌前病变,但 Peutz-Jeghers 与更高的腺瘤和腺癌发病率相关,这些腺瘤和腺癌可发生于胃肠道的任何部位。

小肠肠套叠可能发生于无关键点成人患者中,如有乳糜泻(答案 C)、肠蠕动障碍,如进行性全身性硬化症(答案 D)或克罗恩病(答案 A),但这些肠套叠是短暂且非梗阻性的。这些患者可能会出现轻微间歇性疼痛或无症状。随着 CT 的广泛使用,人们已经更加频繁地认识到这种肠套叠。

参考文献: Buck JL, Harned RK, Lichtenstein JE, et al. Peutz-Jeghers syndrome. *Radiographics* 1992;12(2):365–378.

Kim YH, Blake MA, Harisinghani MG, et al. Adult intestinal intussusception: CT appearances and identification of a causative lead point. *Radiographics* 2006;26(3):733–744.

30 答案 B。右腹股沟管含有脂肪和一个小的盲端管状结构,可以追溯到盲肠底部,与阑尾一致。这种类型的疝被称为 Amyand 疝。Claudius Amyand 是一名法国外科医生,其首次成功地对一例腹股沟疝的阑尾炎患者进行了阑尾切除术。这种腹股沟疝在所有腹股沟疝中占比不到 1%。其有别于 De Garengeot 疝,后者是股疝的阑尾。Littre 疝是包含 Meckel 憩室的腹股沟疝。Richter 疝是当肠壁的肠系膜对侧突出至腹部缺损时发生的疝。

参 考 文 献 :Aguirre DA, Santosa AC, Casola G, et al. Abdominal wall hernias: imaging features, complications, and diagnostic pitfalls at multi-detector row CT. *Radiographics* 2005;25(6):1501–1520.

Chung A, Goel A. Images in clinical medicine. De Garengeot's hernia. *N Engl J Med* 2009;361(11):e18.

Luchs JS, Halpern D, Katz DS. Amyand's hernia: prospective CT diagnosis. *J Comput Assist Tomogr* 2000;24(6):884–886.

31 答案 D。中性粒细胞减少性结肠炎是一种对其知之甚少的疾病,其可能是由多因素引起的,缺血、感染、出血和可能的肿瘤细胞浸润是潜在的致病因素。中性粒细胞减少性结肠炎的病理异常可累及肠管的任何部分,但盲肠是最常见部位。过去大多数情况下都认为该病需要手术治疗,但目前的趋势仍倾向于采用保守支持性非手术治疗,即使在存在积气症的情况下也是如此。

艰难梭菌感染是中性粒细胞减少症患者在化疗或抗生素治疗后发生结肠炎的常见原因。艰难梭菌结肠炎往往是弥漫性受累,但也可以是局限性的,仅累及右半结肠。同样地,中性粒细胞减少性结肠炎可能是弥漫性的,因此,中性粒细胞减少性结肠炎和艰难梭菌结肠炎的影像学表现有相当大的重叠。肠壁增厚和壁结节在艰难梭菌结肠炎中更为明显。

参 考 文 献 :Kirkpatrick ID, Greenberg HM. Gastrointestinal complications in the neutropenic patient: characterization and differentiation with abdominal CT. *Radiology* 2003;226(3):668–674.

32 溃疡性结肠炎和克罗恩病是具有明显病理特征的炎性肠病。反映这些病理特征的影像学表现已在文献中进行了广泛描述。结肠镜检查已在很大程度上取代了钡灌肠,但 CT 和 MR 在评估肠外组织中起着至关重要的作用。结肠镜检查在某些患者中可能是禁忌的,对钡剂检查中典型表现的认识仍然很重要。

溃疡性结肠炎和克罗恩病的主要特征比较如下:

溃疡性结肠炎(UC)	克罗恩病(CD)
累及结肠(偶尔累及回肠末端,伴有反流性回肠炎)	累及整个消化道(回肠末端和盲肠受累常见)
连续性受累	间断性受累
直肠疾病常见(95%)	肛周疾病常见
肠壁对称性受累	肠壁不对称性受累
一般为浅表的(暴发型除外,可能累及肌层)	透壁的(裂隙、瘘管、脓肿)
壁增厚,但小于克罗恩病	壁增厚明显
结直肠癌风险增加	结直肠癌风险增加

(1) **答案 A**。该单对比钡灌肠的结果显示结肠管径变窄和多发圆形的外翻性囊袋,这是典型的"领扣"溃疡。在本例中,连续的结肠累及和无袋状外观支持急性溃疡性结肠炎的诊断。这些代表了黏膜下层破坏的隐窝脓肿溃疡,可见于急性疾病晚期。溃疡深度受到相对抵抗的肌层的限制。这些最常与溃疡性结肠炎有关,但也可较少见于克罗恩病和其他结肠炎中,包括阿米巴病、细菌性痢疾和缺血。

(2) **答案 B**。在钡灌肠中,有一段左半结肠在纵向和横向上都存在息肉状充盈缺陷和壁内裂隙。当深溃疡横跨堆积的炎症性黏膜岛之间的肠壁时,导致假性息肉形成,这种"鹅卵石"外观见于活动性克罗恩病结肠炎。注意结肠跳跃性受累,这是典型的克罗恩病。

(3) **答案 A**。钡灌肠表现出急性溃疡性结肠炎典型的无袋状"铅管"外观。整个结肠以连续方式受累,这是急性溃疡性结肠炎与克罗恩病不同的特征。在急性溃疡性结肠炎中,可能是部分累及,但病变从直肠发展而来,左半结肠无一例外受累。注意,慢性溃疡性结肠炎可能会以不规则的方式愈合,跳跃区域类似克罗恩病结肠炎。

(4) **答案 A**。在该腹部 X 线片上,横结肠扩张,肠壁息肉状轮廓不清。这些影像学表现可见于疾病严重(其症状可能包括发热、白细胞增多、心动过速和低血压)患者,导致临床术语"中毒性巨结肠"。结肠壁也可能异常但不伴扩张,因此更广义的术语是"中毒性结肠炎",该结果首先用于急性溃疡性结肠炎的描述,并且在该疾病中最常见。克罗恩病可能很少出现中毒性巨结肠。自对这一发现的早期描述以来,在其他严重炎症性结肠炎中也观察到了相同表现,包括伪膜性、其他感染性、缺血性和放射性结肠炎。

(5) **答案 B**。单对比钡灌肠示乙状结肠管腔狭窄,并伴有横向裂隙和溃疡。这些深的裂隙溃疡,呈线状或"玫瑰刺"状,突显了急性克罗恩病的透壁性。

(6) **答案 C**。CT 示结肠壁上有一层壁内脂肪,形成靶样改变。这种脂肪晕征与慢性炎性疾病有关,在溃疡性结肠炎和克罗恩病中均可见,尽管在前者中更常见。在克罗恩病中,壁内脂肪倾向于累及回肠末端和右半结肠。在患有移植物抗宿主病的患者和接受细胞减灭治疗的患者中已有描述。也可能被视为无症状患者的偶然发现,可能与肥胖有关。随着越来越多地使用非对比 CT 评估肾结石,通常在无明确炎性肠病病史的情况下,对肠壁内脂肪的发现也不断增加。

(7) **答案 B**。在该 CT 上,盲肠和回肠末端肠壁增厚,伴有周围脂肪的广泛炎性渗出,以及与瘘管一致的多个肠袢之间的异常软组织束。右侧膀胱壁也有累及,出现壁的增厚。这些改变突显了急性克罗恩病小肠结肠炎的穿透性。

(8) **答案 B**。该 MRI 显示了直肠周围/肛周瘘管累及括约肌间隙并延伸至右侧坐骨直肠脂肪内。活动性克罗恩病的肛周异常很常见,可表现为瘘管、裂隙和脓肿。可能还有相关肛管或直肠远端狭窄。肛周疾病患者可能患有回肠结肠炎或其他部位的结肠炎,而不仅是小肠疾病。MRI 具有优越的对比度分辨率,因此可提供最佳的解剖细节。

(9) **答案 B**。CT 显示直肠乙状结肠壁增厚。相邻的直小血管扩张,并被明显的结肠周围脂肪隔开。这导致了一种被称为"梳样"征的条纹图案,这是活动性克罗恩病的一种表现。

参考文献：Buck JL, Dachman AH, Sobin LH. Polypoid and pseudopolypoid manifestations of inflammatory bowel disease. *Radiographics* 1991;11(2):293–304.

Deepak P, Bruining DH. Radiographical evaluation of ulcerative colitis. *Gastroenterol Rep(Oxf)* 2014;2(3):169–177.

Gore RM, Balthazar EJ, Ghahremani GG, et al. CT features of ulcerative colitis and Crohn's disease. *AJR Am J Roentgenol* 1996;167(1):3–15.

Gore RM, Levine MS. *Textbook of gastrointestinal radiology*, 4th ed. Philadelphia, PA: Elsevier/Saunders, 2015.

Harisinghani MG, Wittenberg J, Lee W, et al. Bowel wall fat halo sign in patients without intestinal disease. *AJR Am J Roentgenol* 2003;181(3):781–784.

Lichtenstein JE, Madewell JE, Feigin DS. The collar button ulcer. A radiologic-pathologic correlation. *Gastrointest Radiol* 1979;4(1):79–84.

Meyers MA, McGuire PV. Spiral CT demonstration of hypervascularity in Crohn disease: "vascular jejunization of the ileum" or the "comb sign." *Abdom Imaging* 1995;20(4):327–332.

Roggeveen MJ, Tismenetsky M, Shapiro R. Best cases from the AFIP: ulcerative colitis. *Radiographics* 2006;26(3):947–951.

Schaffler A, Herfarth H. Creeping fat in Crohn's disease: travelling in a creeper lane of research? *Gut* 2005;54(6):742–744.

Thoeni RF, Cello JP. CT imaging of colitis. *Radiology* 2006;240(3):623–638.

33 **答案 C。**结肠内有多个充盈缺损,在双对比钡灌肠中呈线状外观。背景黏膜光滑且外观正常,表明无活动性炎症。这些与炎症后息肉一致。这些可能类似于息肉病综合征,但它们不是腺瘤性的,并且其特征性形态和适当的临床病史应提示正确的诊断。

在炎性肠病的影像学研究中,多种术语被用来描述在结肠中看到的固定性充盈缺损。该术语可能令人困惑,其反映了炎症的不同阶段,这些阶段与疾病的整个过程有关。以下是遇到的主要术语及其定义:

• 息肉:一种通用术语,用于描述在周围黏膜水平以上突入肠腔的肿块。其通常起源于黏膜,但可能起源于更深层次。其可能是肿瘤性(良性或恶性)或炎症性的,在影像学上区分这些可能较为困难。

• 假性息肉:用于描述溃疡区域之间残留的黏膜岛的术语。溃疡可能非常广泛,以至于模拟了基线黏膜,相对正常或轻微发炎的黏膜岛似乎突出于基线之上。肿块样缺损并未真正超出黏膜水平,因此被称为假性息肉。这些可见于溃疡性结肠炎晚期,其黏膜下层溃疡已愈合,留下孤立的黏膜岛。这一术语也可用于克罗恩病伴鹅卵石征,其发炎的黏膜之间的纵向和横向裂隙使其表现为息肉样。

• 炎症后息肉:这些是真正的息肉(不是假性息肉,因为有时会误称它们)。以前认为这些是在炎症性结肠炎的治愈阶段由再生上皮形成的。较新的研究表明,它们可能是错构的,而非再生的。它们通常可以是线状的或桥接的,在溃疡性结肠炎中更常见,但在其他疾病中也可见到,包括克罗恩病、缺血和感染性结肠炎。

参考文献: Buck JL, Dachman AH, Sobin LH. Polypoid and pseudopolypoid manifestations of inflammatory bowel disease. *Radiographics* 1991;11(2):293–304.

Lim YJ, Choi JH, Yang CH. What is the clinical relevance of filiform polyposis? *Gut Liver* 2012;6(4):524–526.

Spark RP. Filiform polyposis of the colon. First report in a case of transmural colitis (Crohn's disease). *Am J Dig Dis* 1976;21(9):809–814.

34a 答案 B。HNPCC 也被称为林奇综合征，是遗传性结直肠癌综合征中最常见的一种。该综合征占所有结直肠癌的 2%~6%。家族性腺瘤性息肉病(FAP)占结直肠癌的比例<1%。Gardner 综合征被认为是 FAP 的一种变异，伴有相关病变，包括骨瘤、硬纤维瘤和其他良性结肠外病变。Cronkhite-Canada 非常罕见，并非家族性。存在与皮肤、头发和指甲其他外胚层异常有关的胃肠道息肉(多为炎症性)。

34b 答案 C。HNPCC 是由 DNA 错配修复基因的胚系缺陷引起的。其大多数病例为散发，但具有常染色体显性遗传模式。患者处于早发性结肠癌以及异时性和同时性结肠癌风险中。其他类型的癌症风险较高，子宫内膜癌是最常见的结肠外肿瘤。目前对林奇综合征女性的妇科筛查建议是从 30~35 岁开始每年进行子宫内膜取样和经阴道超声检查。林奇综合征女性一生中患子宫内膜癌的累积风险为 40%~60%，这等于或超过结直肠癌的风险。已经描述了卵巢、胃、小肠、肝胆道、上尿路、脑和皮肤肿瘤的风险增加。

参考文献：Ahnen DJ, Axell L. Lynch syndrome (hereditary nonpolyposis colorectal cancer): clinical manifestations and diagnosis. In: Lamont JT (ed). *UpToDate*. Waltham, MA: UptoDate. Accessed on July 19, 2015.

Gore RM, Levine MS. *Textbook of gastrointestinal radiology*, 4th ed. Philadelphia, PA: Elsevier/Saunders, 2015.

Umar A, Boland CR, Terdiman JP, et al. Revised Bethesda guidelines for hereditary nonpolyposis colorectal cancer (Lynch syndrome) and microsatellite instability. *J Natl Cancer Inst* 2004;96(4):261–268.

35 答案 A。包括腔内 3D 重建的 CT 显示整个结肠明显扩张伴弥漫性壁结节(实际上是黏膜岛或假性息肉)。结肠中最积气膨胀的部分也是无袋状并相对变薄的肠壁。这种临床和影像学表现最倾向于中毒性结肠炎("中毒性巨结肠")。中毒性结肠炎可继发于多种病因，包括溃疡性结肠炎；感染性结肠炎，如阿米巴病、粪圆线虫病、细菌性痢疾、伤寒和霍乱；以及血管炎，如白塞病。在这种特殊病例下，患者患有手术确诊的艰难梭菌结肠炎(伪膜性结肠炎)。中毒性结肠炎是一种潜在外科急症，如药物和内镜治疗均未成功，则需进行结肠切除术。

参考文献：Gan SI, Beck PL. A new look at toxic megacolon: an update and review of incidence, etiology, pathogenesis, and management. *Am J Gastroenterol* 2003;98(11):2363–2371.

36 答案 A。颅骨和下颌骨的骨瘤，尤其是多发性，以及牙齿异常，包括牙瘤和多生牙或埋伏牙，应提出 Gardner 综合征(FAP、多发性骨瘤，以及皮肤和软组织间叶组织肿瘤，包括表皮样囊肿和硬纤维瘤)的问题。结肠外表现可先于结肠异常出现。结肠息肉是腺瘤性的，且恶变率达到 100%，因此结肠筛查非常重要。

参考文献：Panjwani S, Bagewadi A, Keluskar V, et al. Gardner's syndrome. *J Clin Imaging Sci* 2011;1:65.

37 答案 D。CT 扫描显示与横结肠壁相关的明显线状气体密度，与可能的肠壁积气症有关。该患者未进行腹部检查，也无症状。因此，被认为可能是良性积气症。但影像科医生应注意到，仅在邻近液体肠壁上才看到明显的积气，并且明显的积气止于腔内气液平面。

在宽窗上重新检查图像。

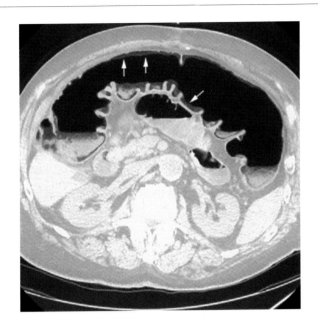

有一层黏液或其他厚厚的物质包含空气(箭头所示),在窄窗上看不到,但在宽窗上可以看到。该黏附层是该检查中假性积气症的原因。残留在粪便和结肠壁之间的空气也可能导致假性积气症。

参考文献:Ho LM, Paulson EK, Thompson WM. Pneumatosis intestinalis in the adult: benign to life-threatening causes. *AJR Am J Roentgenol* 2007;188(6):1604–1613.

Wang JH, Furlan A, Kaya D, et al. Pneumatosis intestinalis versus pseudo-pneumatosis: review of CT findings and differentiation. *Insights Imaging* 2011;2(1):85–92.

38 **答案 A**。CT 显示肠系膜肿块与硬纤维瘤一致,并且双对比钡灌肠显示该 Gardner 综合征患者有多个小的结肠息肉。Gardner 综合征是家族性息肉病的一种亚型,其特征是颅骨和下颌骨多发性骨瘤、结肠息肉病以及皮肤和软组织的间叶组织肿瘤。其是由位于5q21 号染色体上的腺瘤性息肉病(APC)基因突变引起的。在 APC 基因中具有胚系突变的综合征包括 FAP、Gardner 综合征、部分家族性 Turcot 综合征和轻表型家族性腺瘤性息肉病(AAPC)。

其他结肠息肉病综合征与遗传突变有关。HNPCC 与 DNA 错配修复缺陷有关。Cowden 病(多发性错构瘤综合征)是一种常染色体显性疾病,具有可变表达,可能与第10q 臂上的 PTEN 基因突变有关。Peutz-Jeghers 是一种常染色体显性疾病,与位于19p13.3 条带的 STK11/LKB1(丝氨酸/苏氨酸激酶 11)抑癌基因的胚系突变有关。

参考文献:Syngal S, Brand RE, Church JM, et al. ACG clinical guideline: genetic testing and management of hereditary gastrointestinal cancer syndromes. *Am J Gastroenterol* 2015;110(2):223–262; quiz 263.

39 **答案 C**。鉴于患者年龄,感染性结肠炎是首要考虑因素。可考虑炎性肠病,但应在患者接受经验性类固醇治疗之前排除感染。考虑到患者较年轻,缺血性结肠炎不太可能发生。这些图像未包括阑尾,但病变累及右半结肠的重要部分,而不仅是盲肠。血性腹泻也不是急性阑尾炎的常见表现。

由于新鲜蔬菜和水果的消费量增加,食物传播性肠道病原菌引起的细菌性结肠炎病例正在增加。在美国,由感染源引起的血性腹泻的主要原因依次为志贺菌属、弯曲杆菌、非伤寒沙门菌属以及产志贺毒素的大肠杆菌。

参考文献：DuPont HL. Clinical practice. Bacterial diarrhea. *N Engl J Med* 2009;361(16):1560–1569.

40 **答案 C。** 这些图像显示盲肠壁弥漫性增厚。左侧肾上腺增大。在 PET 扫描中，盲肠和左侧肾上腺活跃性增强。所有选项均可见于免疫受损的年轻患者，但考虑到肾上腺活跃性，表明这不太可能是偶发腺瘤，因此该表现最有可能代表淋巴瘤。在感染过程中或克罗恩病加重时，很少会出现结肠周围脂肪渗出。

结直肠淋巴瘤罕见，原发性结直肠淋巴瘤占所有非霍奇金淋巴瘤的 1.4%，占所有结直肠恶性肿瘤的比例<1%。结直肠淋巴瘤也可能是全身性疾病的结外部位。结直肠受累比胃或小肠受累少见，占胃肠道淋巴瘤的 15%~20%。免疫抑制患者，如 HIV 感染、器官移植或炎症性肠病患者，结直肠淋巴瘤的风险增加。

最常见的受累部位是盲肠（连同回肠末端）或升结肠，超过 70% 的结肠淋巴瘤靠近肝曲。与结肠腺癌相比，这些肿瘤相对较软，不太可能引起梗阻或穿孔。

肿瘤可表现为大的肿块、空洞性病变、弥漫性溃疡或结节性病变。多结节型、淋巴瘤息肉病，可类似于其他息肉病综合征。

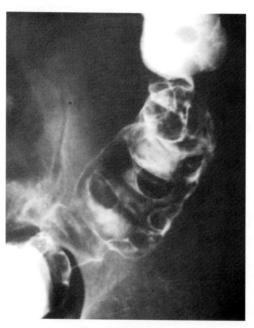

结肠结节性淋巴瘤

结直肠淋巴瘤可通过化疗和手术切除治疗。肠道对并发症具有敏感性，通常应避免放疗。

参考文献：Quayle FJ, Lowney JK. Colorectal lymphoma. *Clin Colon Rectal Surg* 2006;19(2):49–53.

（李芳倩 译　周智洋 审校）

第 **5** 章　胰腺

| 问题 |

1　患者,女,73 岁,出现黄疸,行 MRI。最可能的诊断是:

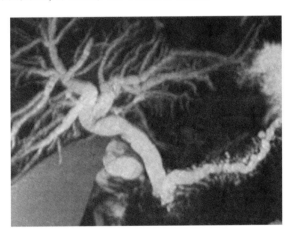

　　A.壶腹狭窄　　　　　　　　　　B.慢性胰腺炎

　　C.胰腺导管癌　　　　　　　　　D.十二指肠癌

2　胰腺神经内分泌肿瘤(NET)与下列哪种疾病有关?

　　A.多发性内分泌肿瘤 1 型(MEN-1)　　　B.多发性内分泌肿瘤 2a 型(MEN-2a)

　　C.多发性内分泌肿瘤 2b 型(MEN-2b)

3　临床上怀疑一例上腹部疼痛患者有急性胰腺炎(AP)。在最初的诊断中,最敏感和最恰当的检查是:

　　A.CT　　　　　　　　　　　　　B.检测血清胰岛素水平

　　C.MRI　　　　　　　　　　　　D.检测血清脂肪酶水平

4a　患者,男,78 岁,腹胀,行 [111] 铟标记的奥曲肽 CT 扫描。在胰尾所见最可能的诊断是:

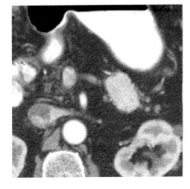 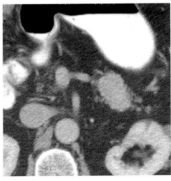 

A.胰腺淋巴瘤　　　　　　　　B.胰腺 NET

C.胰腺导管癌　　　　　　　　D.胰腺内脾

4b 功能性胰腺 NET 最常见的亚型是:

A.促胃液素瘤　　　　　　　　B.血管活性肠肽瘤

C.胰岛素瘤　　　　　　　　　D.高血糖素瘤

5 患者,女,42 岁,出现腹痛,CT 检查如下。最可能的诊断是:

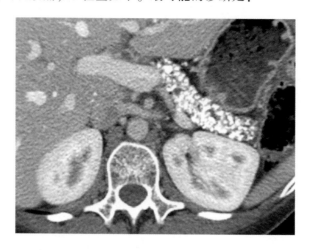

A.高脂血症　　　　　　　　　B.胆结石

C.长期大量饮酒　　　　　　　D.囊性纤维化

6 患者,男,60 岁,出现左上腹疼痛及体重减轻。根据 MRI 图像,最可能的诊断是:

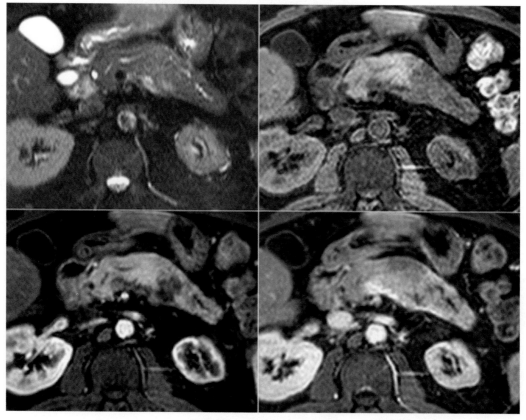

上行:T2WI 压脂和 T1WI 压脂。下行:动脉和静脉期压脂 T1WI 增强图像。

A.黏液性囊腺癌　　　　　　　　B.导管内乳头状黏液性肿瘤

C.神经内分泌瘤　　　　　　　　D.胰腺导管腺癌(PDA)

7a　患者,男,31 岁,被袭击两天后出现腹痛,行 CT 检查。下一步最适宜的处理方法是:

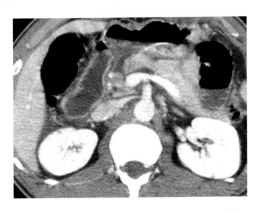

A.血清淀粉酶和脂肪酶水平的腹部系列检查。

B.诊断性腹膜灌洗,并测量采集液体的淀粉酶水平。

C.Whipple 法紧急重建手术。

D.内镜逆行胰胆管造影。

7b　在手术探查和术后置管引流后,患者行 ERCP。有哪些表现?

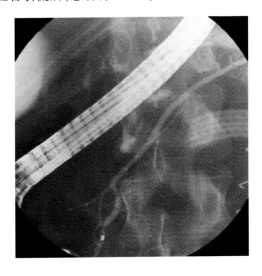

A.腺泡显影　　　　　　　　　　B.胰管损伤

C.胆汁漏　　　　　　　　　　　D.假动脉瘤

7c　下列哪一项关于胰腺损伤的说法是正确的?

A.测定血清淀粉酶水平是判断损伤程度的最可靠方法。

B.超声可较容易地区分胰腺撕裂与水肿型胰腺炎,但无法确定胰腺损伤深度。

C.胰腺撕裂最常发生于钩突,由脊柱受压所致。

D.主胰管破裂常需要手术,因为支架置入术成功率低。

8   患者,男,39岁,出现上腹部疼痛和呕吐症状。根据以下 CT 图像所见,最可能的诊断是:

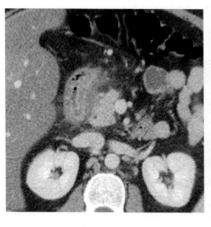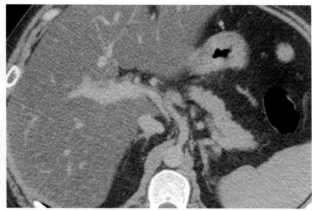

A.导管内乳头状黏液性肿瘤   B.胰腺炎

C.壶腹癌   D.十二指肠憩室炎

问题 9~15 中的患者,从以下选项(A~H)中选择最可能的诊断。每个选项可用一次、多次或不选。

A.导管内乳头状黏液性肿瘤(IPMN)   B.浆液性微囊腺瘤

C.黏液性囊性肿瘤   D.实性假乳头状肿瘤(SPT)

E.囊性纤维化(CF)   F.成熟型畸胎瘤

G.胆总管囊肿   H.十二指肠憩室

9   患者,72岁。

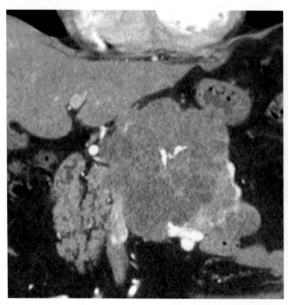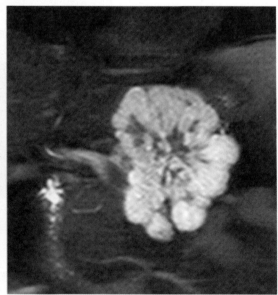

冠状位对比增强 CT 和 T2WI 压脂

10　患者,女,57 岁。

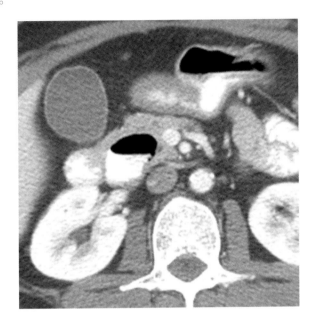

11　患者,女,56 岁。

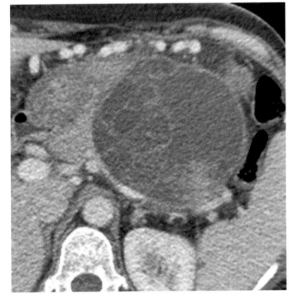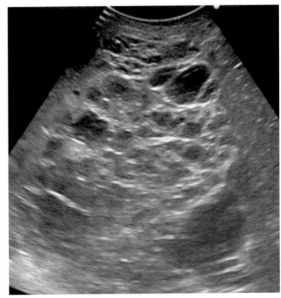

12　患者,女,55 岁。

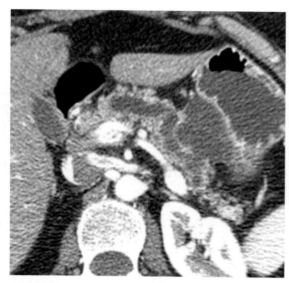
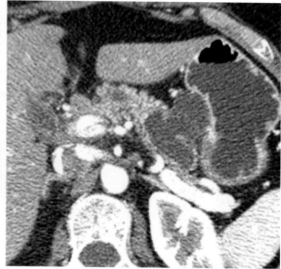

13　患者,女,68 岁。

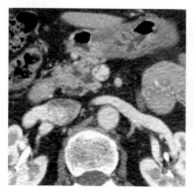
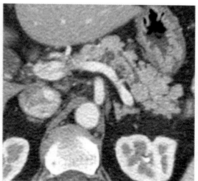
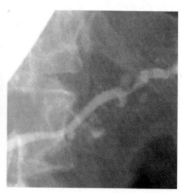

14　患者,男,26 岁。

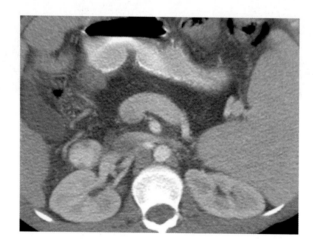

15 患者,女,31 岁。

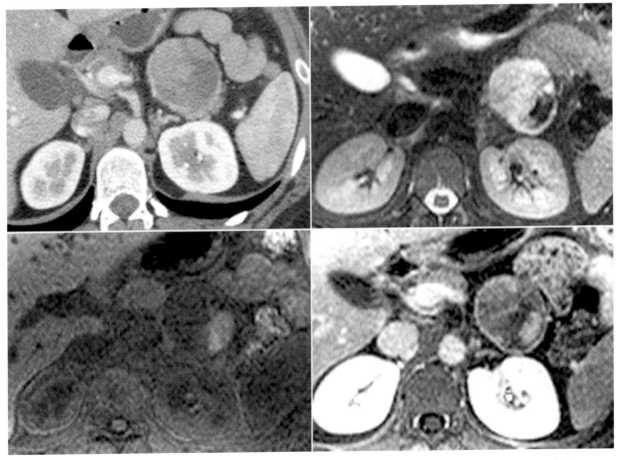

上行:对比增强 CT 和 T2WI 压脂 MRI。下行:增强前后的 T1WI 压脂 MRI。

16 患者,男,57 岁,出现腹痛和体重减轻。根据下面的 CT 图像,最适当的治疗策略是:

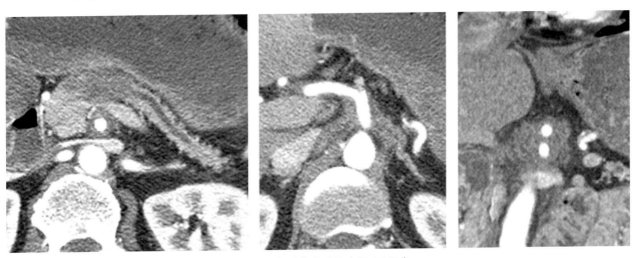

两幅轴位和一幅冠状位动脉晚期 CT 图像

A.手术切除   B.化疗和放疗

C.经皮引流导管放置   D.内镜胰管支架置入术

17   患者,女,60岁,出现腹痛。轴位和冠状位 CT 图像显示的异常是:

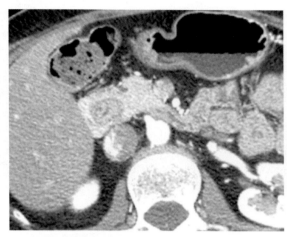

A.环状胰腺   B.壶腹癌

C.乳头炎   D.异位胰腺

18   患者,女,30岁,出现腹痛加剧。诊断是:

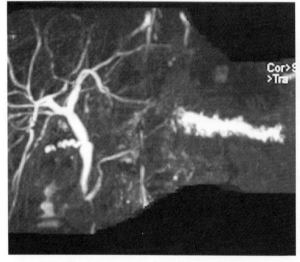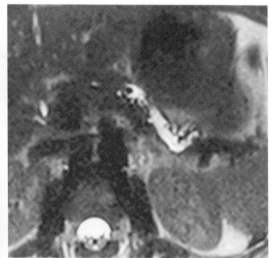

MRCP 的冠状位 MIP 图和轴位 T2WI 图

A.自身免疫性胰腺炎   B.慢性胰腺炎(CP)伴导管结石

C.导管内乳头状黏液性肿瘤   D.浆液性囊腺瘤

19a   患者,女,39岁,出现腹泻和腹部不适,行 CT 和 MRI。根据下图所示,关于胰头的表现,说法正确的是:

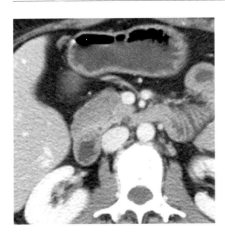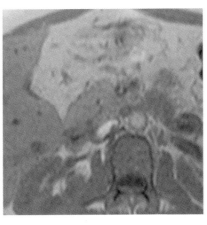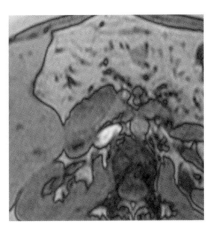

A.与不压脂 MRI 相比,压脂图像存在信号丢失。

B.与同相位图像相比,反相位 MRI 存在信号丢失。

C.静脉期 MRI 的强化程度高于动脉期。

D.动脉期 MRI 的强化程度高于静脉期。

19b　上一个问题的图像的诊断是:

A.脂肪瘤　　　　　　　　　　　　B.胰腺导管腺癌

C.胰腺神经内分泌肿瘤　　　　　　D.局灶性脂肪浸润

20　将项目 1~4 与胰腺外科手术的描述及名称(A~E)相匹配。每个选项可选一次或不选。

A.远端胰腺切除术　　　　　　　　B.中央胰腺切除术

C.Whipple 术　　　　　　　　　　D.Beger 术

E.Frey 术

1.胰头、十二指肠切除后行 Roux-en-Y 重建。

2.常同时行脾切除术。

3.胰头切开,纵向切开扩张的胰管,胰空肠侧侧吻合术。

4.切除部分胰颈或胰体,行胰空肠残尾吻合术。

21a　患者,女,60 岁,出现上腹痛,脂肪酶和淀粉酶升高,下面两幅图像是后续的 CT 检查所见。诊断是:

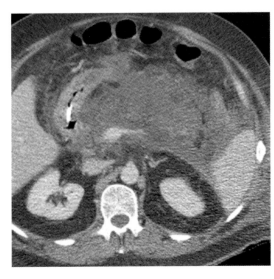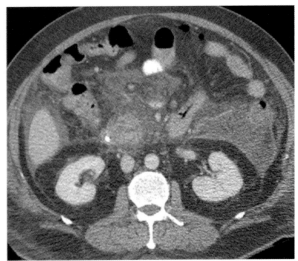

A.间质水肿性胰腺炎(IEP)   B.十二指肠溃疡穿孔

C.坏死性胰腺炎   D.空肠憩室炎穿孔

21b 上一个问题中患者的 CT 严重度指数(CTSI)范围是:

A.0~3   B.4~6

C.7~10   D.无法在这些图像上确定

21c 患者的住院时间较长并已出院。12 周后复查 CT,如下所示。胰腺所见是:

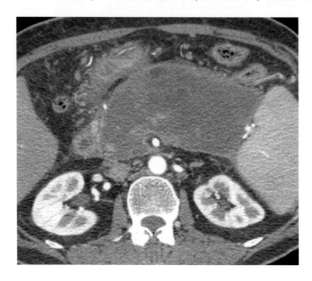

A.假性囊肿   B.包裹性坏死

C.脓肿   D.急性坏死性液体积聚

22 患者,女,77 岁,有多年前手术史。CT 中箭头所指结构是:

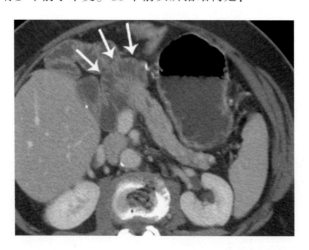

A.正常输入道   B.复发性胰腺囊性肿瘤

C.胆囊   D.脓肿

23a MRCP 所见异常是：

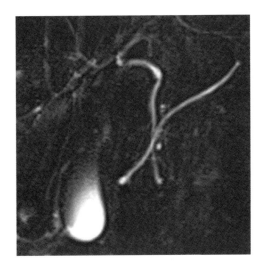

   A.胰腺分裂症   B.慢性胰腺炎

   C.环形胰腺   D.胰腺导管腺癌

23b 与上题为同一例患者，在下图中，箭头所指的囊性结构是：

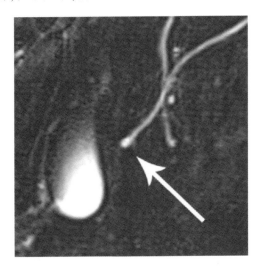

   A.浆液性微囊型腺瘤   B.副胰管末端扩张

   C.侧支导管内乳头状黏液肿瘤   D.十二指肠憩室

24 在 MRCP 中可静脉注射哪种激素来提高胰管显示率？

   A.胆囊收缩素   B.分泌素

   C.胰高血糖素   D.胰岛素

25a　此腹部 CT 最可能的诊断是:

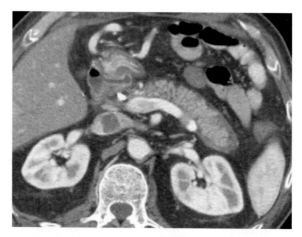

Image courtesy of Dr. Priya Bhosale, Department of Diagnostic Radiology, The University of Texas, MD Anderson Cancer Center, Houston, Texas.

A.急性坏死性胰腺炎　　　　　　　B.胰腺转移瘤

C.胰腺淋巴瘤　　　　　　　　　　D.自身免疫性胰腺炎(AIP)

25b　哪种血清标志物升高对 AIP 的诊断最具特异性?

A.IgG4　　　　　　　　　　　　　B.CRP

C.CA19-9　　　　　　　　　　　　D.嗜铬粒蛋白 A

26　患者,男,66 岁,胆石性胰腺炎住院治疗后 6 个月出现持续性腹痛和体重减轻。下列对于胰腺液体积聚说法正确的是:

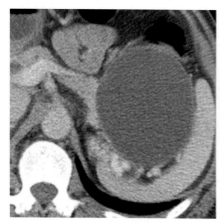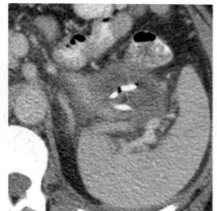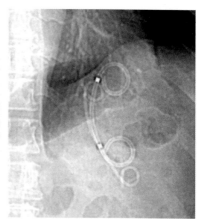

治疗前轴位对比 CT 图像。治疗后轴位和定位 CT 图

A.大部分急性胰周积液(APFC)需要引流。

B.大部分炎性积液由于有气体存在而能够在 CT 中被识别。

C.相对于包膜坏死,感染更多发于假性囊肿中。

D.在经皮引流术中,CT 引导优于超声引导。

27　患者,男,70 岁,有胰腺外恶性肿瘤病史,行 CT 复查。动脉期和静脉期图像如下所示。下列哪种原发恶性肿瘤最有可能是此胰腺肿块的病因?

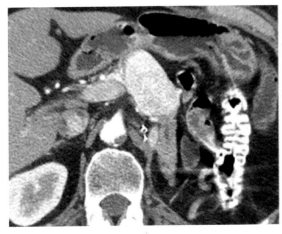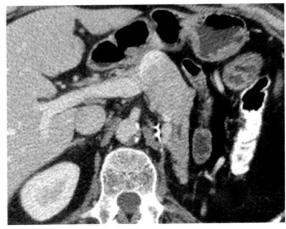

A.淋巴瘤　　　　　　　　　　　　B.黑色素瘤

C.肾细胞癌(RCC)　　　　　　　　D.肺癌

28a　患者急性胰腺炎入院第 4 天后腹痛加重,行 CT 扫描。患者血流动力学稳定。最适当的下一步处理是:

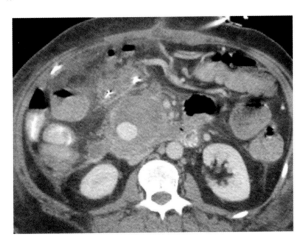

A.经皮置管引流术　　　　　　　　B.开腹清创术

C.血管造影并栓塞　　　　　　　　D.静脉输液并使用止痛药

28b   患者行血管造影检查,如图所示。病变与哪一条血管有关?

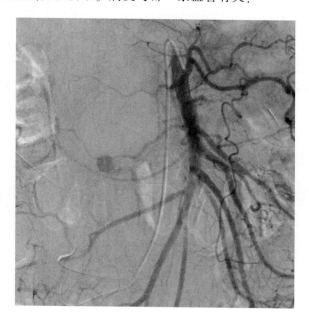

A.胃十二指肠动脉   B.肝固有动脉

C.肠系膜下动脉   D.肠系膜上动脉

答案与解析

1 **答案 C。** MRCP 的冠状位图像显示胰管和胆管扩张与 "双管" 征一致。最常见原因是胰腺导管腺癌阻塞，壶腹、胰腺和壶腹周围的其他肿瘤，如十二指肠癌，也可产生双管征。良性原因包括慢性胰腺炎和壶腹狭窄。除主胰管外，多个侧支扩张，如本例所见，可能明显，也可能不明显。

参考文献： Ahualli J. The double duct sign. *Radiology* 2007;244(1):314–315.

Lopez Hänninen E, Amthauer H, Hosten N, et al. Prospective evaluation of pancreatic tumors: accuracy of MR imaging with MR cholangiopancreatography and MR angiography. *Radiology* 2002;224(1): 34–41.

2 **答案 A。** 大多数胰腺 NET 是散发性的，但也有一些与遗传综合征有关。约 1/4 的肿瘤是在 MEN-1 患者中被发现的，并且是主要的死亡原因。MEN-1 患者易发生甲状旁腺腺瘤或增生、胰腺 NET 和垂体腺瘤。VHL 病是一种罕见的遗传性综合征，临床表现广泛，VHL 的胰腺表现包括单纯性囊肿、NET、浆液性微囊性囊腺瘤和罕见导管腺癌。另外两种综合征，即神经纤维瘤病 1 型和结节性硬化症，也与胰腺 NET 有关。胰腺病变不是 MEN-2a 或 MEN-2b 的特征。MEN-2a 与甲状腺髓样癌、嗜铬细胞瘤和甲状旁腺腺瘤有关。MEN-2b 与甲状腺髓样癌、嗜铬细胞瘤和神经瘤有关。

参考文献： Kim KW, Krajewski KM, Nishino M, et al. Update on the management of gastroenteropancreatic neuroendocrine tumors with emphasis on the role of imaging. *AJR Am J Roentgenol* 2013;201(4):811–824.

Scarsbrook AF, Thakker RV, Wass JA, et al. Multiple endocrine neoplasia: spectrum of radiologic appearances and discussion of a multitechnique imaging approach. *Radiographics* 2006;26(2):433–451.

3 **答案 D。** 大多数 AP 患者可根据临床表现和实验室指标升高来诊断，而无须影像学检查。血清脂肪酶水平对于急性胰腺炎的诊断比影像学更敏感。血清胰岛素水平在 AP 诊断中作用不大。

影像学在 AP 无并发症前提下的作用主要是确认胆石症，作为可治疗的原因。超声是该目的最适合的影像检查手段。在发达国家，胆石症和嗜酒合计约占 AP 病例的 90%。如果 AP 诊断不明确，或症状加重，提示存在诸如坏死等并发症，则应进行增强 CT 扫描。MRCP 可能有助于疑似胆总管结石或胰管结石的患者。在碘造影剂过敏患者或需要重复成像的年轻患者中，增强 MRI 在有并发症的 AP 患者的随访中有辅助作用。

参考文献： ACR Appropriateness Criteria: acute pancreatitis. American College of Radiology website. http://www.acr.org/~/media/ACR/Documents/AppCriteria/Diagnostic/AcutePancreatitis. pdf. Published 1998. Updated 2013. Accessed June 20, 2014.

Shinagare AB, Ip IK, Raja AS, et al. Use of CT and MRI in emergency department patients with acute pancreatitis. *Abdom Imaging* 2015;40(2):272–277.

4a **答案 B。** 轴位 CT 图像示胰腺尾部一边缘规整肿块，动脉期强化大于静脉期。这种强化表现为高血运肿瘤，并与胰腺 NET 相一致。[111] 铟标记的奥曲肽 SPECT 扫描显示摄取，确诊为 NET（不是全部 NET 都会显示摄取，所以扫描未显示摄取也不能排除 NET）。另外两个胰腺 NET 病例如下图所示。大肿瘤更有可能是囊性、坏死性或钙化性成分的混杂性质。左图的 NET 中成分混杂，且可见钙化（三角箭头所示）。约 15% 的胰腺 NET 是囊性,且难于与其他囊性胰腺病变区分。囊性或坏死性 NET 的线索是右侧动脉期图像中明显强化的边缘(箭头所示)。

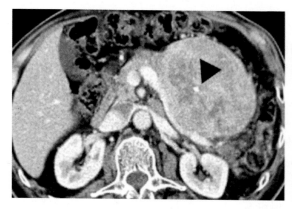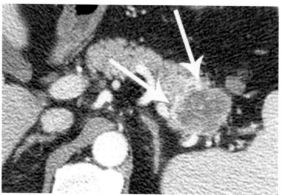

肾细胞癌的转移也是血运丰富的,应在适当的临床背景中加以考虑。脾(副脾)可见于胰尾并近似 NET。副脾与脾脏各期强化程度一致。脾脏动脉期表现为蛇状的"弓"形或"云纹"状窦隙状强化模式。副脾在 ^{99m} 锝–硫胶体扫描或 ^{99m} 锝–热损伤红细胞扫描时显示摄取。淋巴瘤通常是均一的,缺乏血运,而在动脉期无强化。

参考文献:Lewis RB, Lattin GE, Paal E. Pancreatic endocrine tumors: radiologic-clinicopathologic correlation. *Radiographics* 2010;30(6):1445–1464.

Raman SP, Hruban RH, Cameron JL, et al. Pancreatic imaging mimics: part 2, pancreatic neuroendocrine tumors and their mimics. *AJR Am J Roentgenol* 2012;199(2):309–318.

4b **答案 C。** 胰腺 NET 可能是无功能性或有功能性。无功能性肿瘤可无症状,或因肿块较大,形成占位效应出现症状而被诊断。如下表所示,有功能性胰腺 NET 的患者可能会出现荷尔蒙分泌过度症状,从而可在肿瘤较小时被早期诊断。最常见的功能性亚型是胰岛素瘤,其占有功能性胰腺 NET 的近 50%。低血糖症状使得胰岛素瘤在<2cm 时被诊断。

胰腺 NET 的临床表现

类型	临床症状
无功能性	无症状或非特异性(疼痛、可触及的肿块、体重减轻)。如果分化不良,则可能出现副肿瘤性综合征
功能性	
• 胰岛素瘤	Whipple 三联征:低血糖症状(头晕、视力改变、心悸),血糖降低,血糖正常时可缓解
• 促胃液素瘤	Zollinger–Ellison 综合征:严重消化性溃疡、腹泻、食管炎
• 高血糖素瘤	4D 综合征:皮炎、糖尿病、深静脉血栓形成、抑郁
• VIP 瘤 *	WDHA 综合征:水样腹泻、低钾、胃酸缺乏
• 生长抑制素瘤	抑制性综合征:糖尿病、脂肪性腹泻、腹泻、胆石症

*VIP,舒血管肠肽。

NET 通常表现为惰性。根治性手术切除或摘除是首选治疗方法。肝转移灶可采用射频消融或化疗栓塞治疗。其他治疗方案包括生长抑素类似物(如奥曲肽)、分子靶向治疗和化疗。

参考文献：Lewis RB, Lattin GE, Paal E. Pancreatic endocrine tumors: radiologic-clinicopathologic correlation. *Radiographics* 2010;30(6):1445–1464.

Sahani DV, Bonaffini PA, Fernández-Del Castillo C, et al. Gastroenteropancreatic neuroendocrine tumors: role of imaging in diagnosis and management. *Radiology* 2013;266(1):38–61.

5　**答案 C**。该病例中,可见整个胰腺弥漫性钙化,这是慢性胰腺炎特有的。在发达国家的慢性胰腺炎患者中,长期酗酒者占 70%~90%。少见原因是慢性胆道疾病、遗传性胰腺炎、囊性纤维化、高脂血症、高钙血症(最常见的是甲状旁腺功能亢进)、药物和胰腺分裂症。慢性胰腺炎有别于 AP,是一种长期炎症导致纤维化和腺体功能障碍的疾病。有50%的患者出现局灶性或弥漫性胰腺钙化,CT 和 X 线片中偶尔可见,如下所示,来自不同患者的图像(箭头所示)。

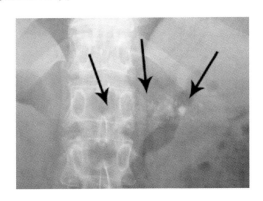

参考文献：Miller FH, Kepke AL, Balthazar EJ. Chapter 97: Pancreatitis. In: Gore RM, Levine MS(eds). *Textbook of gastrointestinal radiology*, 4th ed. Philadelphia, PA: Elsevier/Saunders, 2015:1809–1837.

Steer ML, Waxman I, Freedman S. Chronic pancreatitis. *N Engl J Med* 1995;332(22):1482–1490.

6　**答案 D**。影像学检查结果与 PDA 一致。胰体和胰尾连接处有一肿块(箭头所示)阻塞胰管,并导致尾部萎缩。既往其被看作是动脉期稍低强化区域(左下角图像)。促结缔组织增生(纤维化)病变在后面的期相逐渐强化。这种稍低强化可能最初类似于囊性或坏死成分。然而,静脉期随后显示实质强化,并且无 T2 高信号来证明是液体。肿瘤侵犯脾静脉,脾静脉通常沿胰腺后方走行。正常胰腺 T1 上为高信号,大多数胰腺病变表现为 T1低信号,正如该肿瘤所表现的。由于胰腺导管堵塞,导致萎缩,尾部在 T1WI 为低信号。

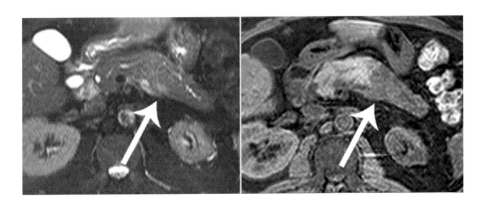

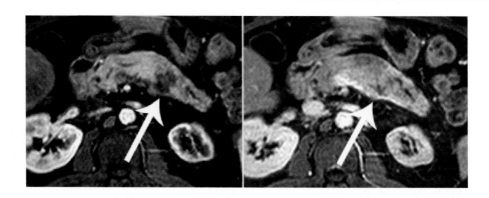

　　PDA 是一种起源于导管上皮的高度侵袭性恶性肿瘤，占所有胰腺恶性肿瘤的90%。其 2/3 位于胰头，导致胰管和胆管扩张而出现双管征。该病预后较差，75% 的患者在诊断时肿块无法切除，所有分期的 5 年生存率为 5%。血清 CA19-9 水平可能升高，有助于评估治疗效果。

参考文献：Boland GWL, Halpert RD. *Gastrointestinal imaging: the requisites*, 4th ed. Philadelphia, PA: Elsevier/Saunders, 2014:358-363.

　　Low G, Panu A, Millo N, Leen E. Multimodality imaging of neoplastic and nonneoplastic solid lesions of the pancreas. *Radiographics* 2011;31(4):993-1015.

7a　答案 D。

7b　答案 B。

7c　答案 D。该患者 CT 示胰头和胰颈处有撕裂（白色箭头所示）。间接征象包括脾静脉与胰腺之间，以及肾旁右前方区域内可见液体影。当在 CT 中见胰腺撕裂时，下一个问题是主胰管完好无损或受伤，这将决定下一步治疗。在 CT 中，撕裂与胰管之间的关系并不能很好地显示。ERCP 可帮助确定导管损伤，并可在手术探查之前、期间或之后进行。复杂手术（如 Whipple 术）仅在实质损伤严重和发现导管中断时考虑。这一病例的 ERCP 显示胰头-胰颈连接处的胰管水平有造影剂外渗（黑色箭头所示），与胰管损伤的位置一致。

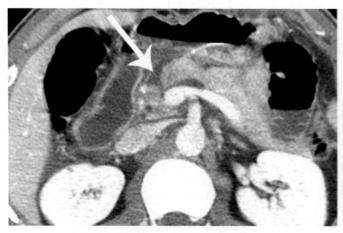
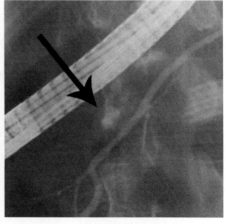

　　问题 7b 中的其他答案的情况会在 ERCP 的对比剂积聚后出现，但它们是不正确的。腺泡化是由注射过程中压力过大造成的，通常为扩散性且不明确。胆管和血管在 ERCP 上不显影，因此图像既无法诊断胆漏，也无法诊断假性动脉瘤。

当主胰管被破坏时,几乎已明确需要手术。只行支架置入较少成功。外置或经皮手术引流术通常适用于胰管侧支损伤。胰腺损伤通常是由胰腺受钝伤而撞击脊椎造成的,尤其多发于成年人的机动车事故和儿童的自行车车把事故。在 2/3 的病例中,胰腺损伤的主要部位是胰体。胰腺损伤较难被发现,在外伤后 12h 内,20%~40%患者的 CT 显示胰腺正常。血清淀粉酶通常在钝性胰腺损伤后升高,但不具有特异性,其在唾液腺、十二指肠和肝损伤中也可能升高。如果这一指标持续升高或上升,对诊断胰腺损伤来说更可靠,但不表明损伤的严重程度。在超声中也很难发现胰腺损伤,外伤后水肿的超声表现与 AP 表现相似。

参考文献: Debi U, Kaur R, Prasad KK, et al. Pancreatic trauma: a concise review. *World J Gastroenterol* 2013;19:9003-9011.

Dreizin D, Bordegaray M, Tirada N, et al. Evaluating blunt pancreatic trauma at whole body CT: current practices and future directions. *Emerg Radiol* 2013;20:517-527.

Linsenmaier U, Wirth S, Reiser M, et al. Diagnosis and classification of pancreatic and duodenal injuries in emergency radiology. *Radiographics* 2008;28(6):1591-1602.

Rekhi S, Anderson SW, Rhea JT, et al. Imaging of blunt pancreatic trauma. *Emerg Radiol* 2010;17: 13-19.

8　**答案 B**。这一病例所见是典型的沟槽型(十二指肠旁)胰腺炎。在胰头和十二指肠之间的沟槽内可见有新月形炎性脂肪(箭头所示)。胰腺实质表现正常,胰体和胰尾也无炎症证据。未见胰管扩张。十二指肠增厚(三角箭头所示)伴黏膜下层水肿,而水肿显示为低密度,在强化的黏膜薄层至深层。在一些沟槽型胰腺炎病例中,凹槽或增厚的十二指肠壁可能有囊肿形成。与间质性水肿性胰腺炎(IEP)不同,沟槽型胰腺炎几乎无腹膜后液体积聚。

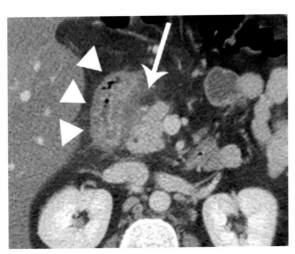

沟槽型胰腺炎是一种少见的慢性胰腺炎。这例患者的沟槽型胰腺炎图像及在这些图像中观察到的弥漫性肝脂肪变性被认为与酒精(乙醇)相关。由于临床、实验室和影像学特征可变,明确诊断可能较为困难。血清脂肪酶水平可正常或轻微升高。在节段型中,胰头受累,其特征可与胰腺或壶腹部肿瘤重叠。在这些情况下,可见胰头增大,引起胰胆管扩张。沟槽型胰腺炎与嗜酒密切相关,但其基础病理生理学尚不清楚,通常采取保守治疗。

　　十二指肠壁附近无囊状增厚,提示十二指肠憩室炎。无壶腹肿块提示壶腹癌。导管内乳头状黏液性肿瘤可视为胰腺内囊肿和(或)扩张的主胰管。十二指肠炎(不是答案选项)伴或不伴十二指肠溃疡可能是十二指肠壁增厚和周围脂肪堆积的原因,但十二指肠溃疡在球后罕见,除非是在 Zallinger-Ellison 综合征中存在胃酸过多的情况下。

参考文献:Perez-Johnston R, Sainani NI, Sahani DV. Imaging of chronic pancreatitis(including groove and autoimmune pancreatitis). *Radiol Clin North Am* 2012;50(3):447-466.

　　Raman SP, Salaria SN, Hruban RH, et al. Groove pancreatitis: spectrum of imaging findings and radiology-pathology correlation. *AJR Am J Roentgenol* 2013;201:W29-W39.

9　**答案 B**。这种浆液性微囊腺瘤由多个被纤维隔膜分离的小囊肿组成,符合多囊型。在这些病变中偶尔也可见星状中央瘢痕钙化。该病通常发生于老年患者,女性多于男性。浆液性微囊腺瘤可从形态学上分为三种类型:

　　1.多囊型的囊肿>6 个,每个囊肿直径<2cm。

　　2.蜂窝状结构由许多很难单独区分的小囊肿组成。在蜂窝状结构中,T2W MR 图像上的微囊可能比 CT 上显示的更好,因为 CT 上强化的小囊肿壁聚集成团,类似于一个实体肿块。

　　3.少囊型少见,由直径≥2cm 的几个囊肿组成。这种结构可类似于其他囊性肿瘤,如黏液性肿瘤,是其鉴别诊断。

　　浆液性微囊腺瘤是一种良性囊性肿瘤,通常被偶然发现并被保守治疗。然而,在某些情况下,病灶由于体积大或生长迅速而出现症状,可进行手术将其切除。

参考文献:Choi JY, Kim MJ, Lee JY, et al. Typical and atypical manifestations of serous cystadenoma of the pancreas: imaging findings with pathologic correlation. *AJR Am J Roentgenol* 2009;193(1):136-142.

　　Dewhurst CE, Mortele KJ. Cystic tumors of the pancreas: imaging and management. *Radiol Clin North Am* 2012;50(3):467-486.

10　**答案 H**。壶腹周围十二指肠憩室常见,如果充满液体,则形似胰头的囊性病变。口服气钡双重造影中显示十二指肠腔的连续性是其鉴别特征。其形状和大小改变取决于累积的液体和气体量。它们是 ERCP 失败的重要因素,干扰了壶腹插管。十二指肠憩室较少有症状,但可能并发穿孔、出血、结石形成和憩室炎。胆总管可表现为胰头区的小囊状结构,其代表胆总管的局灶性囊性扩张,在壶腹部突出。如果未做括约肌切开术,则不应含有口服造影剂或气体。

参考文献:Macari M, Lazarus D, Israel G, et al. Duodenal diverticula mimicking cystic neoplasms of the pancreas: CT and MR imaging findings in seven patients. *AJR Am J Roentgenol* 2003;180(1):195-199.

　　Nikolaidis P, Hammond NA, Day K, et al. Imaging features of benign and malignant ampullary and periampullary lesions. *Radiographics* 2014;34(3):624-641.

11　**答案 C**。这种黏液性囊性肿瘤是有较厚不规则分隔和壁结节的包裹性囊肿。与浆液性微囊腺瘤的形态形成对照,浆液性微囊腺瘤有许多小囊肿聚集在一起,形成一边缘多分叶的无包膜病变。在鉴别这两种实质肿物时,含有较少的稍大(≥2cm)囊肿偏向于黏液性囊性肿瘤,而有更多的较小(<2cm)囊肿则偏向于浆液性微囊腺瘤。CT 可能会低估囊肿病变的复杂性,而超声和 MRI 能更好地显示囊肿。囊肿越复杂,恶性风险越高,如病灶不规则包裹,边缘表现为侵蚀性。这些肿瘤大多数(90%)发生于胰腺体部或尾部,

女性比男性更常见。卵巢间质在病理上较为典型。黏液性囊性肿瘤是恶性(囊腺癌)或具有恶性潜能的肿瘤(囊腺瘤),通常通过手术切除。

参考文献:Dewhurst CE, Mortele KJ. Cystic tumors of the pancreas: imaging and management. *Radiol Clin North Am* 2012;50(3):467–486.

Sahani DV, Kambadakone A, Macari M, et al. Diagnosis and management of cystic pancreatic lesions. *AJR Am J Roentgenol* 2013;200(2):343–354.

12　**答案 A**。分叶囊性肿块与明显扩张的主胰管相连,与 IPMN 一致。在这种情况下,其为混合类型,包括一个侧支和主胰管道。较大的 IPMN>3cm,主胰管扩张和结节状软组织肿块的相关特征具有更高的恶性风险。这些特点可能使其对 FNA 行内镜超声和最终手术切除。5~9mm 的导管扩张令人担忧, 而≥10mm 的扩张被认为具有高风险。主胰管 IPMN 的恶性风险较高,在某些系列中,几乎所有病例都发现了 IPMN。IPMN 与胰管相通,因此抽吸物中含有淀粉酶,假性囊肿也是如此。然而,胰腺炎的发病过程中可能会在数周内进展为假性囊肿。

参 考 文 献:Cunningham SC, Hruban RH, Schulick RD. Differentiating intraductal papillary mucinous neoplasms from other pancreatic cystic lesions. *World J Gastrointest Surg* 2010;2(10):331–336.

Tanaka M, Fernández-del Castillo C, Adsay V, et al. International consensus guidelines 2012 for the management of IPMN and MCN of the pancreas. *Pancreatology* 2012;12(3):183–197.

13　**答案 A**。在 CT 中,整个胰腺见散在多发小囊性病变。主胰管未见明显扩张。在 ERCP 中,这些病变的显影证实了与主胰管相通。所见与多侧支 IPMN 一致。这些病变呈多形性,有些呈圆形,另一些则呈管状。这些肿瘤产生黏蛋白,在上消化道内镜中,可见黏蛋白从乳头直接挤出。小型分支 IPMN 的恶性风险低于主胰管和混合型 IPMN。小的 IPMN 或其他 <3cm 的小非特异性囊肿的处理通常较为保守, 配合影像学随访,以监测主胰管的大小增加或进展。其他与多个胰腺囊肿有关的疾病包括 von Hippel-Lindau 病、常染色体显性多囊肾病、结节性硬化症和囊性纤维化。

在选项中,胆总管囊肿可表现为一个小囊性结构,但其表现为位于壶腹的远端胆总管的局灶性扩张。

参考文献:Dewhurst CE, Mortele KJ. Cystic tumors of the pancreas: imaging and management. *Radiol Clin North Am* 2012;50(3):467–486.

Raman SP, Kawamoto S, Blackford A, et al. Histopathologic findings of multifocal pancreatic intraductal papillary mucinous neoplasms on CT. *AJR Am J Roentgenol* 2013;200(3):563–569.

14　**答案 E**。CF 最常见于腹部器官中的胰腺,通常表现为完全脂肪替代。脾静脉前部可见弥漫性脂肪腺。严重的弥漫性脂肪替代也可见于肥胖症、糖尿病和慢性胰腺炎。

在 CF 中,浓缩的分泌物长期阻塞胰管,导致脂肪和纤维化完全替代实质,导致胰腺功能不全。CF 的其他胰腺影像学表现包括胰腺炎、钙化、囊肿和完全萎缩。由于对肺部症状的有效治疗,CF 患者的中位预期寿命现已超过 40 岁。腹部所见随着年龄的增加而增加,并可显著提高发病率和死亡率。除胰腺外,CF 还可累及肝脏(脂肪变性、肝硬化、门脉高压)、胆道系统(胆结石、硬化性胆管炎、微胆囊)、肠道(回肠远端梗阻综合征、肠套叠、阑尾炎、便秘、气肿、纤维结肠炎)和肾脏(肾石症、淀粉样变)。随着患者年龄的增长,越来越多的 CF 患者被诊断为肠道、胰腺和胆道恶性肿瘤。

参考文献:Berrocal T, Pajares MP, Zubillaga AF. Pancreatic cystosis in children and young adults with cystic fibrosis: sonographic, CT, and MRI findings. *AJR Am J Roentgenol* 2005;184(4):1305–1309.

Lavelle LP, McEvoy SH, Ni Mhurchu E, et al. Cystic fibrosis below the diaphragm: abdominal findings in adult patients. *Radiographics* 2015;35(3):680–695.

15 **答案 D。**实质成分强化伴出血的包裹性囊性肿块在年轻女性中最有可能是 SPT,也被称为实性假乳头状上皮瘤(SPEN)和 Frantz 肿瘤。不均质肿块需要仔细对比增强前后 CT 和 MR 图像,以获得准确诊断。在右下角的增强后 FS T1W MRI 图像上,高信号强度(箭头所示)的结节区可能被误解为增强软组织。然而,增强前图像上的箭头显示相应的 T1 高和 T2 低信号强度与出血最一致。在肿块前部(三角箭头所示),在底行的 MR 图像增强前后信号强度增加,与软组织强化程度一致。这与 CT 上内在的结节区域相对应。

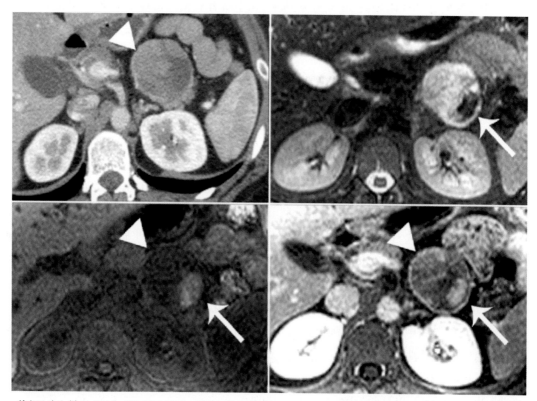

首行:对比增强 CT 和 FS T2W MRI。底行:增强前后 FS T1W MRI 显示强化成分(三角箭头所示)和无强化的出血成分(箭头所示)。

　　这一囊性肿块中无脂肪证据以诊断为成熟的畸胎瘤。成熟畸胎瘤(皮样囊肿)是一种生殖细胞肿瘤,多见于儿童和年轻人,较少出现在胰腺。在影像学中,成熟的畸胎瘤是复杂的囊性肿块,在 90% 以上的病例中含有脂肪,50% 以上的病例含有钙。在 CT 中,病灶内脂肪密度在 <20 HU 时较低,所见与图像中其他部位的脂肪密度相似,如肠系膜。在 MRI 上,脂肪在任何饱和脂肪序列上均表现为低信号。CT 或 MR 图像上未显示相应的成分符合标准成熟脂肪。对成熟脂肪是否存在的最佳评价方法是比较平扫 T1W 图像在脂肪饱和前后的信号丢失情况。

CT 和 MR 成像的广泛应用增加了发现的胰腺囊肿的数量，其中许多是偶然发现的，现在大多数被认为是囊性肿瘤。下表总结了四种重要的胰腺囊性肿瘤的主要特征，并对此系列病例做了综述。不包括与胰腺炎(假性囊肿和包膜坏死)相关和有囊性/坏死成分的 NET，这些也应考虑在胰腺囊性病变的鉴别诊断中。内镜超声结合 FNA 和液体分析在某些情况下可帮助鉴别囊性肿瘤并评估恶性风险。

胰腺囊性肿瘤的特点

肿物	人口统计学特征	形态学	钙化	预后及处理
浆液性微囊腺瘤	"祖母病" • 年龄>60 岁 • 大部分为女性 也见于 von Hippel–Lindau 病	• 簇状小的薄壁囊肿(<2cm)，数目>6 个 • 边缘分叶 • 20%表现为蜂窝状或海绵状 • 中央星状瘢痕	30%中央型	良性。通常无须治疗
黏液性囊性肿瘤	"妈妈病" • 约 50 岁 • 几乎全部为女性	• 大囊肿(≥2cm)，数目≤6 个 • 主要为包裹状圆形或卵圆形囊肿 • 厚壁，有间隔或有壁的结节 • 90%在体部或尾部 • 在抽吸物中↑CEA* • 主要鉴别诊断为假性囊肿(↓CEA*)	15%边缘或隔膜	恶性或癌前病变切除
IPMN	"祖父病" • 年龄>60 岁 • 大部分为男性	• 多形性(管状、卵圆形、圆形、分支型) • 定义上与导管相通 • 单发或多发性病变 • 侧支型、主胰管型或合并型 • 当主胰管受累时恶性风险更高 • 内镜下可见黏液从乳头挤出 • 在抽吸物中↑CEA*	罕见	容易变化 如果 >3cm，主胰管扩张，或有其他可疑特征，如结节状，可考虑切除
实性假乳头状肿瘤	"女儿病" • 约 25 岁 • 大部分为女性	• 包裹性囊肿或实性肿块 • 结节状强化 • 可能有出血 • 主要鉴别诊断包括黏液性囊性肿瘤和 NET	30%边缘或中央	低度恶性切除

*CEA，癌胚抗原。

参考文献： Cooper JA. Solid pseudopapillary tumor of the pancreas. *Radiographics* 2006;26(4):1210.

Dewhurst CE, Mortele KJ. Cystic tumors of the pancreas: imaging and management. *Radiol Clin North Am* 2012;50(3):467–486.

Low G, Panu A, Millo N, et al. Multimodality imaging of neoplastic and nonneoplastic solid lesions of the pancreas. *Radiographics* 2011;31(4):993–1015.

16　答案 B。胰腺（动脉晚期）CT 图像示胰体内一无明显强化浸润性肿块（黑色三角箭头所示），阻塞导管上段，与胰腺导管腺癌（PDA）一致。肿瘤局部浸润，包绕肠系膜上动脉和腹腔动脉（箭头所示），使肿瘤无法切除。适当的治疗方案是放化疗。

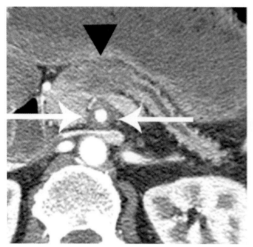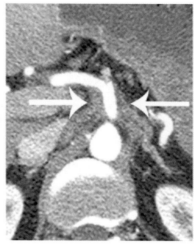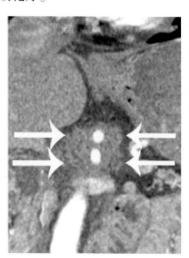

无法切除的 PDA 包绕了肠系膜上动脉和腹腔动脉

对于无远处转移的患者，CT 对局部血管侵犯的评估是决定是否可手术切除的关键。肠系膜或腹腔动脉的血管闭塞或"包绕"（肿瘤累及>180°血管周长）通常被认为是不可切除的，而"邻近"（肿瘤累及≤180°血管周长）则是边缘可切除的。只有不到 1/4 的患者在病变发现时可进行切除。病变边缘可切除的患者可在切除前接受新辅助化疗，以尝试降低分期，从而更利于切除。门静脉主干的短节段和 SMV 受累，如果易于静脉重建，也可能行边缘性切除，但更广泛的累及或阻塞可能无法切除。脾动脉和脾静脉受累可切除。

参考文献：Coy DL, Heeter ZR. Pancreas. In: Lin E, Coy DL, Kanne JP(eds). *Body CT: the essentials*. New York, NY: McGraw-Hill, 2015:131–147.

Tamm EP, Balachandran A, Bhosale PR, et al. Imaging of pancreatic adenocarcinoma: update on staging/resectability. *Radiol Clin North Am* 2012;50(3):407–428.

17　答案 A。环形胰腺是一种罕见的先天性异常。图中所示环形胰腺在影像中是完整的，在十二指肠周围可见周围的胰腺组织（箭头所示）。

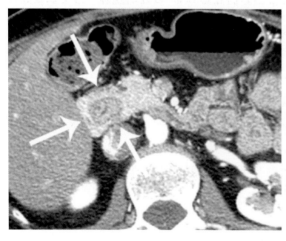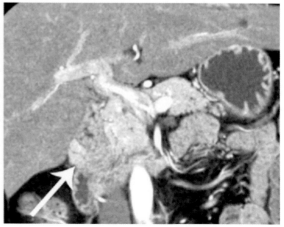

如果部分实质变薄,且在 CT 上不可见,则环状胰腺在影像中显示不完整,可能更难诊断。ERCP 和 MRCP 可证实血管被包围。正常十二指肠周围的胰腺组织可能被误认为是胰头肿瘤,但追踪十二指肠走行,可见十二指肠连续。在儿童时期,环状胰腺最常出现十二指肠梗阻。在成人,环状胰腺是偶然被发现的,但如果有症状,成人最常见的是胰腺炎。在正常发育过程中,腹胰由右向左穿过十二指肠下端与背胰融合,形成钩突和下胰头。异常迁移可导致环形胰腺。有症状的患者可行外科治疗。

参考文献:Borghei P, Sokhandon F, Shirkhoda A, et al. Anomalies, anatomic variants, and sources of diagnostic pitfalls in pancreatic imaging. *Radiology* 2013;266(1):28-36.

Sandrasegaran K, Patel A, Fogel EL, et al. Annular pancreas in adults. *AJR Am J Roentgenol* 2009; 193(2):455-460.

18　**答案 B**。T2W 冠状位 MIP 的 MRCP 和轴位薄层图像显示胰体的主胰管内为低信号及清晰的充盈缺损(白色箭头所示)。主胰管上段和侧支在充盈缺损水平上有扩张,并突然变窄。这一表现与 CP 中阻塞性导管结石相一致。在 ERCP(黑色箭头所示)拍摄的透视定位图像中可见结石钙化。

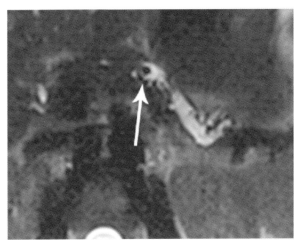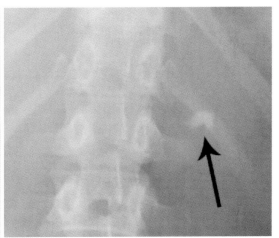

CP 最常见的表现是主胰管和(或)侧支扩张,可见于 2/3 的患者。CP 中胰管扩张是由狭窄和结石形成引起的。MRI 难以发现实质钙化,但由于 T2W 图像中周围胰管液的高信号,导管内结石明显可见为低信号灶。CP 的其他特征包括腺体萎缩、假性囊肿、假性动脉瘤和脾静脉血栓形成。胰头 CP 可引起胆胰管扩张,导致双管征。富含淀粉酶的腹水或胸腔积液可能是假性囊肿破裂或纤维化的后遗症。

治疗梗阻性胰管狭窄和结石可缓解慢性疼痛。内镜技术包括支架术和碎石术。难治性 CP 可行胰空肠吻合术或部分切除。CP 与胰腺导管腺癌的风险增加有关,如果同时存在恶性肿瘤,应行胰腺活检。

除 CP 中的狭窄和结石外,主胰管扩张的鉴别诊断还包括 PDA 和乳头内黏液性囊性肿瘤(IPMN)等肿瘤。PDA、神经内分泌肿瘤或转移瘤可表现为阻塞胰管的肿块。IPMN 患者导管内偶见黏液性小囊或结节性肿瘤的充盈缺损。然而,在肿瘤或小囊的情况下,充盈缺损通常不像与结石相关的信号丢失。

参考文献:Miller FH, Kepke AL, Balthazar EJ. Pancreatitis. In: Gore RM, Levine MS (eds). *Textbook of gastrointestinal radiology*, 4th ed. Philadelphia, PA: Elsevier/Saunders, 2015:1809-1837.

Perez-Johnston R, Sainani NI, Sahani DV. Imaging of chronic pancreatitis（including groove and autoimmune pancreatitis）. *Radiol Clin North Am* 2012;50（3）:447-466.

19a 答案 B。

19b 答案 D。显示图像为增强 CT、梯度回波 T1W 同相位 MRI 和梯度回波 T1W 反相位 MRI。CT 表现为胰头轻度密度降低。在 MR 图像上，与同相位图像相比，反相位图像（长箭头）中为稍低信号灶。这与局灶性脂肪浸润所致的成熟脂肪一致，在这例年轻患者中被偶然发现的。与肌肉（短箭头所示）对比作为其参考标准会更有帮助，低信号会更敏感。在同相位图像中，胰头比肌肉信号高。在反相位图像中，胰头比肌肉信号略低。

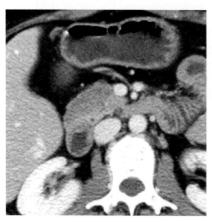
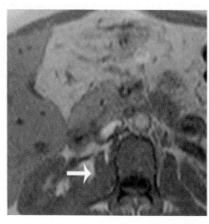
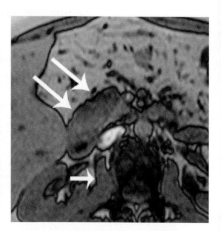

脂肪浸润于胰头前部更明显，这是由胚胎性胰腺背侧和腹侧胰腺的组织学差异所致。在 CT 中，脂肪浸润的低强化区可能被误认为是胰头腺癌，但在无导管扩张或实质萎缩时，胰腺导管上段（未显示）正常。脂肪瘤由成熟脂肪组成，其在饱和脂肪图像中显示为低信号，而不是在反相位图像上。

脂肪和水结合的质子在不同的频率下进动，它们的相移转换可被用来检测 T1W GRE 同相位和反相位序列中的成熟脂肪。包含脂肪和水结合质子的像素，如含有成熟脂肪物质，在反相位图像（在 1.5T 设备中获取，TE 约 2.4ms）与同相位图像（TE 约为 4.8ms）相比，会显示为低信号。其也发生于脂肪-水交界面，产生特征性黑线的"印度墨水"或"蚀刻"，在反相位中，脂肪围绕在器官周围所形成伪影。由于未使用脂肪饱和序列，肠系膜和腹膜后的成熟脂肪在这两个序列中均为高信号。

这些 MR 图像是未进行增强的，但由于梯度回波序列中的"进入现象"，主动脉和 IVC 在某些图像中可见伪高信号强度。在梯度回波序列上，血流进入成像层面内，不应被误认为血管内含有钆。IVC 在腹部较下层面的信号最高。主动脉内的信号在腹部较上层面最高，不饱和质子来自上方。

参考文献：Duncan SM, Amrhein TJ. Chapter 7: Chemical shift type 2 artifact. In: Mangrum WI, Christianson KL, Duncan SM, et al.（eds）. *Duke review of MRI principles: case review series*. Philadelphia, PA: Mosby, 2012:99-110.

Kim HJ, Byun JH, Park SH, et al. Focal fatty replacement of the pancreas: usefulness of chemical shift MRI. *AJR Am J Roentgenol* 2007;188（2）:429-432.

Pokharel SS, Macura KJ, Kamel IR, et al. Current MR imaging lipid detection techniques for diagnosis of lesions in the abdomen and pelvis. *Radiographics* 2013;33（3）:681-702.

20　答案：1.C；2.A；3.E；4.B。胰腺良恶性病变均可进行手术。胰腺切除手术包括：

● Whipple 术：胰头切除、十二指肠部分切除和 Roux-en-Y 重建术。吻合方式如下：胰管和胆管的传入肢体；从胃（或延迟性十二指肠）到空肠的传出肢体；从传入到空肠的传出肢体形成共同通道。

● 远端胰切除术：切除胰腺上段，通常由于脾动脉供血而行脾切除。其余胰头与颈部缝合。

● 胰中央切除术：切除胰腺中部的一部分，通常用于非侵袭性肿瘤。胰尾与空肠或胃吻合。

● 摘除：在罕见情况下，一个较小的低级别边缘位置肿瘤可被切除，同时保留胰腺组织的其余部分。

慢性胰腺炎外科手术的目的是改善导管引流并减轻顽固性疼痛。手术包括：

● Puestow 手术：扩张的胰管从钩突向尾部纵向切开。切除胰管内结石。胰管与空肠吻合，行长侧胰空肠吻合术。

● Beger 术：十二指肠保留胰头切除术，通常用于治疗以头部为主的慢性胰腺炎。

● Frey 手术：切除胰头，同时保留胆总管，然后进行 Puestow 手术。

● 坏死组织清创术：坏死性胰腺炎坏死或感染组织清创术。

● 假性囊肿引流：假性囊肿内引流可通过与胃或小肠建立的通道排出，也可通过内镜、经皮或手术进行。

参考文献：Morgan DE. Imaging after pancreatic surgery. *Radiol Clin North Am* 2012；50(3)：529–545.

Yamauchi FI, Ortega CD, Blasbalg R, et al. Multidetector CT evaluation of the postoperative pancreas. *Radiographics* 2012；32(3)：743–764.

21a　答案 C。胰腺弥漫性肿大，边缘不清，胰周感染，胰周积液。胰体、胰尾未见强化，与坏死性胰腺炎合并急性坏死相一致。胰腺期（注射造影剂后 40~45s）腺体密度<30HU 提示实质坏死。坏死性胰腺炎多合并胰腺实质坏死和胰周脂肪坏死。

72h 后 CT 对坏死的诊断较早期进行的 CT 准确。坏死较难于早期被诊断，因为腺体内的轻度低密度可能代表水肿或早期腺体坏死。胰腺周围脂肪堆积可见于 IEP，可见于不同患者的 CT 随访，但也可见于早期胰周脂肪坏死。胰周脂肪坏死可表现为胰腺周围不同程度的脂肪积聚。

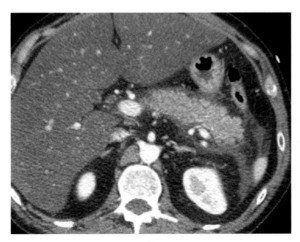

IEP

坏死性胰腺炎的并发症包括感染、肿块效应、胰胆管梗阻、假性动脉瘤、出血和胰管断裂。当胰腺功能正常、胰管断裂时，其在坏死段上方显得较为孤立。胰液漏出并积聚在断裂的胰管周围。

至于其他选项，IEP 的强化不应该像坏死性胰腺炎那样严重降低。十二指肠溃疡通常发生于球部，可能与十二指肠壁增厚有关，无论 CT 上是否有可见的袋状结构。小肠憩室炎比结肠憩室炎少得多，在节段性肠壁增厚和脓肿形成附近可发现一扭曲的憩室。十二指肠溃疡或空肠憩室炎穿孔可与异常周围的局部气体或气腹有关。这两种诊断均不会引起胰腺弥漫性坏死。

参考文献：Shyu JY, Sainani NI, Sahni VA, et al. Necrotizing pancreatitis: diagnosis, imaging, and intervention. *Radiographics* 2014;34(5):1218-1239.

Thoeni RF. The revised Atlanta classification of acute pancreatitis: its importance for the radiologist and its effect on treatment. *Radiology* 2012;262(3):751-764.

21b 答案 C。CTSI 最高为 10，多个胰腺周围积液（4 分），50% 以上的腺体坏死（6 分）。CTSI 评分 0~10 分为炎症及坏死的积分。0~3 分表明病情轻，发病率低。4~6 分表示中度疾病。7~10 分表示严重疾病，发病率 >90%，死亡率为 17%。

急性胰腺炎的 Balthazar CTSI

标准	分数
炎症	
无	0
扩大	1
胰周炎症	2
单个液体积聚	3
两个或多个液体积聚	4
坏死	
无	0
<30%胰腺	2
30%~50%胰腺	4
>50%胰腺	6
CTSI 评分范围为 0~10 分	

参考文献：Coy DL, Heeter ZR. Pancreas. In: Lin E, Coy DL, Kanne JP(eds). *Body CT: the essentials*. New York, NY: McGraw-Hill, 2015:131-147.

Shyu JY, Sainani NI, Sahni VA, et al. Necrotizing pancreatitis: diagnosis, imaging, and intervention. *Radiographics* 2014;34(5):1218-1239.

21c 答案 B。急性坏死积聚已发展为薄壁 >4 周后及被描述为无壁坏死。经修订的 Atlanta 急性胰腺炎标准重新定义了发病后出现积液的时间和是否有坏死。以下所有积液可进一步被归类为无菌或感染。

修订的 Atlanta 急性胰腺炎积液分类*		
	AP 类型	
发作后的时间	IEP	坏死性胰腺炎(NP)
<4 周	急性胰周积液(APFC)	急性坏死积聚(ANC) ● 仅实质坏死 ● 仅胰周坏死 ● 胰腺及胰周坏死
≥4 周	胰腺假性囊肿	无壁坏死(WON)

* 任何积液都可以是无菌的,也可以是感染的。

参考文献:Brand M, Götz A, Zeman F, et al. Acute necrotizing pancreatitis: laboratory, clinical, and imaging findings as predictors of patient outcome. *AJR Am J Roentgenol* 2014;202(6):1215–1231.

Thoeni RF. The revised Atlanta classification of acute pancreatitis: its importance for the radiologist and its effect on treatment. *Radiology* 2012;262(3):751–764.

22 答案 **A**。患者处于 Whipple 术术后。箭头指向胰空肠吻合术水平正常出现的传入肢体。切除胰头和十二指肠后,空肠传入肢体被拉至肝门区,并与胆、胰管进行吻合。因此,其也被称为胆胰肢。这肢的盲端可以用一条钉线来标定,就像在胃附近看到的那样。管状形态和空肠薄皱褶确认这是正常肠段。偶尔,塌陷的传入肢体可能会被误认为是肝门内的复发肿块或脓肿。下面的 CT 是来自同一无症状患者在不同日期显示的一塌陷的正常传入肢体(箭头)。胆囊切除已作为 Whipple 术的一部分,并未出现在此图像中。

术后常见并发症有胃排空延迟、伤口感染、脓肿、出血、吻合口漏、腹膜炎和胰腺炎等。肢体扩张可能意味着传入环综合征。传入环综合征的病因可能是良性的,也可能是恶性的,在 CT 中可见或不可见。

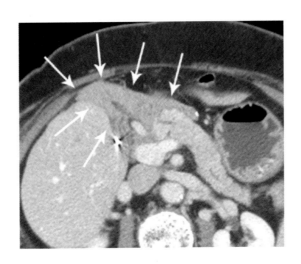

参考文献:Morgan DE. Imaging after pancreatic surgery. *Radiol Clin North Am* 2012;50(3):529–545.

Yamauchi FI, Ortega CD, Blasbalg R, et al. Multidetector CT evaluation of the postoperative pancreas. *Radiographics* 2012;32(3):743–764.

23a 答案 **A**。该病例显示胰腺分裂,背侧胆管向小乳头方向横过胆总管(CBD),而不是在主乳头与 CBD 汇合。下面的胰头轴位 CT 图像显示胰腺分裂的典型胰管形态,Santorini 管

（白色箭头所示）可见于 CBD（黑色三角箭头所示）前方向小乳头方向的突出胰管。

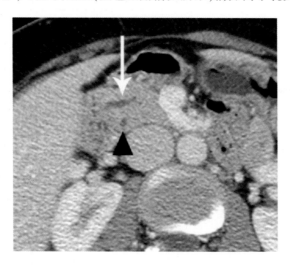

　　在另一例患者的 ERCP 中,经主乳头插管,注射对比剂显示钩突内的特征性短支管（箭头所示）与主胰管不连通。

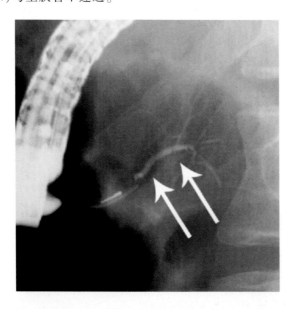

　　胰腺分裂是最常见的先天性胰腺异常,约见于 10% 的人群。背侧及腹侧胰腺组织和胰管融合失败。结果,背侧胰管通过 Santorini 和小乳头的副管排出了胰腺液体。胰腺分裂被认为与胰腺炎风险增加有关。

参考文献:Bret PM, Reinhold C, Taourel P, et al. Pancreas divisum: evaluation with MR cholangiopancreatography. *Radiology* 1996;199(1):99–103.

　　Borghei P, Sokhandon F, Shirkhoda A, et al. Anomalies, anatomic variants, and sources of diagnostic pitfalls in pancreatic imaging. *Radiology* 2013;266(1):28–36.

23b　**答案 B**。在与 Santorini 末端局限性扩张相一致的小乳头区内的 Santorini 副管有局灶性囊样扩张。Santorini 末端局限性扩张可能是由于胰管壁软弱和生理性梗阻导致胰腺分裂。分裂使副胰管处于异常增加的胰腺分泌物中,也导致小乳头无法充分将其排出。胰腺分裂症可能无临床症状,但有一部分患者由于梗阻性生理因素而反复发生急性胰腺炎。Santorini 末端局限性扩张可导致这种偶发性梗阻。内镜下括约肌切开术可缓解

Santorini 末端局限性扩张,改善小乳头引流,从而缓解临床症状。

侧支导管内乳头状黏液肿瘤,顾名思义,是在侧支内,而不是在主胰管内。正确的答案是以 Santorini 管为中心的。

参考文献:Manfredi R, Costamagna G, Brizi MG, et al. Pancreas divisum and "santorinicele":diagnosis with dynamic MR cholangiopancreatography with secretin stimulation. *Radiology* 2000;217(2):403–408.

　Shirkoda A, Borghei P, Gore RM. Chapter 96: Anomalies and anatomic variations of the pancreas. In: Gore RM, Levine MS (eds). *Textbook of gastrointestinal radiology*, 4th ed. Philadelphia, PA: Elsevier/Saunders, 2015:1800–1808.

24　答案 B。可在 MRCP 或 ERCP 期间静脉注射合成分泌素,以改善胰管扩张。分泌素是一种通常由十二指肠对酸性而产生的激素,刺激胰腺产生富含碳酸氢盐的液体,并增加 Oddi 括约肌的张力。注射分泌素后,随时间推移,获得动态序列的 T2W 图像。胰管结构异常,包括狭窄、结石、正常变异和渗漏,会随着注射分泌素后导管扩张而显示更佳。注射分泌素还能半定量评估慢性胰腺炎患者的外分泌功能。注射分泌素后十二指肠液量增加,表明外分泌功能较好。小剂量试验后,在 1min 内缓慢给药。副作用不常见,但多达 5% 的患者可能会出现恶心、面部潮红和疼痛。AP 是其禁忌证。

　辛酸内酯是胆囊收缩素(CCK)的药理学形式,可在 ⁹⁹ᵐTc–IDA 肝胆研究中注入。CCK 是由十二指肠产生的,主要引起胆囊收缩,促进胆汁在脂肪餐后进入十二指肠。如果未发现肠道活动,则在 1 小时后使用西卡利。随后的肠道活动表明胆管传导运转正常,而非真正的胆管阻塞。当怀疑患者患有慢性胆囊炎时,西卡利内酯还可用于计算胆囊射出分数。

　胰高血糖素对肠道有低渗作用, 在某些机构进行选定的胃肠道成像检查之前,可皮下或静脉给药。在双对比上胃肠道、钡灌肠、CT 肠造影和 CT 结肠造影时,可减少肠道痉挛,提高扩张程度并改善患者舒适度。胰高血糖素还可减少 MR 肠造影中的肠道运动伪影。胰岛细胞产生胰高血糖素和胰岛素,以调节血糖水平。胰高血糖素升高血糖,胰岛素降低血糖。

参考文献:Sanyal R, Stevens T, Novak E, et al. Secretin-enhanced MRCP: review of technique and application with proposal for quantification of exocrine function. *AJR Am J Roentgenol* 2012;198 (1):124–132.

　Tirkes T, Sandrasegaran K, Sanyal R, et al. Secretin-enhanced MR cholangiopancreatography: spectrum of findings. *Radiographics* 2013;33(7):1889–1906.

25a　答案 D。这是一例 AIP 病例,腺体周围有典型强化环围绕。AIP 是一种免疫介导的 CP。影像学成像中涉及三种模式,被称为弥漫性、局灶性或多灶性。弥漫性模式与 AIP 的典型特征有关,包括本例所见的外周环状强化,或腺体肿大及脂肪间隙消失,表现为"香肠"样,如下所示。

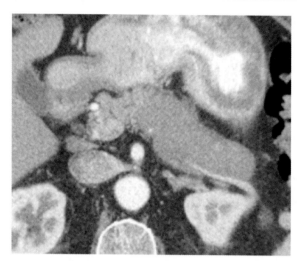

Image courtesy of Dr. Priya Bhosale, Department of Diagnostic Radiology, The University of Texas MD Anderson Cancer Center, Houston, TX.

局灶性和多灶性累及情况会表现为类肿块样,形似肿瘤。如果纤维化很突出,就会出现延迟强化,从而与胰管腺癌鉴别困难。如果出现纤维化,环状强化也会延迟显示。MRCP 和 ERCP 显示单个或多个长胰管狭窄,几乎无上段胰管扩张。胆总管可能变窄,导致梗阻性黄疸。AIP 对类固醇反应明显,且类固醇治疗结果可逆。

其他选择不存在与 AIP 有关的完整环状表现。在这种情况下,该病例中的胰腺强化,并无证据表明为坏死性胰腺炎。淋巴瘤可表现为血管下肿块或腺体弥漫性受累,胰管轻度或未见扩张。相应的淋巴结肿大可被识别。淋巴瘤呈弥漫性浸润腺体,使腺体的正常脂肪间隙消失,并形似香肠样的 AIP 表现。然而,此病例显示实质结构相对完好,无肿瘤浸润证据。

参考文献:Khandelwal A, Shanbhogue AK, Takahashi N, et al. Recent advances in the diagnosis and management of autoimmune pancreatitis. *AJR Am J Roentgenol* 2014;202(5):1007–1021.

Perez-Johnston R, Sainani NI, Sahani DV. Imaging of chronic pancreatitis (including groove and autoimmune pancreatitis). *Radiol Clin North Am* 2012;50(3):447–466.

25b   答案 A。AIP 与血清 IgG4 水平升高有关。血清 IgG 4>140mg/dL 对 AIP 的诊断具有较高的敏感性和特异性,准确率约为 90%。在 FNA/活检组织中也可发现 IgG 4。AIP 患者可能存在 CD4 或 CD8 阳性淋巴细胞和 IgG 4 阳性浆细胞的淋巴浆细胞浸润。

有两种类型的 AIP。1 型 AIP 更为常见,占美国病例的 80% 以上,典型患者为 50 岁以上人群和男性。1 型 AIP 是多系统 IgG4 相关纤维炎性疾病的潜在表现之一。60% 的 AIP 患者出现胰腺外征象。胰腺外受累可包括腹膜后纤维化、硬化性胆管炎、硬化性肠系膜炎、眼眶假瘤或 Riedel 甲状腺炎等。胆管狭窄可能类似于原发性硬化性胆管炎。1 型 AIP 复发常发生于类固醇治疗后。

2 型 AIP 见于 IgG 4 升高率较低的年轻患者。胰腺通常是唯一受累器官,尽管有 30% 的患者与炎症性肠病有关。经类固醇治疗后,2 型 AIP 较少复发。先前回答中讨论的胰腺受累的三种模式(局灶性、多灶性和弥漫性)可见于 1 型和 2 型 AIP 中。

在其他选项中,CRP(C-反应蛋白)是感染或炎症的一般指标,对 AIP 无特异性。CA19-9 在胰腺和胆管腺癌患者中可能升高,在这种情况下,可利用该指标来随访。然而，CA19-9 对恶性肿瘤的敏感性和特异性有限。嗜铬粒蛋白 A 是一种与神经内分泌肿瘤相关的标志物。

参考文献：Khandelwal A, Shanbhogue AK, Takahashi N, et al. Recent advances in the diagnosis and management of autoimmune pancreatitis. *AJR Am J Roentgenol* 2014;202(5):1007-1021.

Perez-Johnston R, Sainani NI, Sahani DV. Imaging of chronic pancreatitis (including groove and autoimmune pancreatitis). *Radiol Clin North Am* 2012;50(3):447-466.

26 答案 D。与胰腺炎有关的积液，如确诊为临床症状的病因，则需要引流。CT 扫描显示胰尾附近有一个假性囊肿，这被认为是导致患者疼痛和体重减轻的原因之一。在这种情况下，内镜下假性囊肿引流，放置支架，使囊肿内容物引流到胃。如果经皮穿刺引流，CT 优于经腹超声引导，因为肠道和其他周围的关键器官能更好地显示。一种多学科方法，包括经皮、内镜和外科技术的结合，需要适当的组织配合。如果侵入性较小的方法不成功，则考虑手术。

大多数 APFC 的进展过程是自发的，大多数情况下无须引流。坏死患者的感染风险较高，与假性囊肿相比，无壁性坏死更有可能发生感染。受感染的积液发病率高，需要引流。遗憾的是，CT 无法明确区分无菌和感染标本。在胰腺炎患者中，只有不到 25% 的患者的积液中含有气体。在积液中发现气体可高度怀疑感染，尽管偶尔也可能发现气体，如果积液与肠道形成瘘。诊断感染可能需要细针抽吸。无临床症状的无菌性积液可能无须干预。

参考文献：Coy DL, Heeter ZR. Pancreas. In: Lin E, Coy DL, Kanne JP(eds). *Body CT: the essentials*. New York, NY: McGraw-Hill, 2015:131-147.

Shyu JY, Sainani NI, Sahni VA, et al. Necrotizing pancreatitis: diagnosis, imaging, and intervention. *Radiographics* 2014;34(5):1218-1239.

27 答案 C。胰体内的肿块在动脉期比静脉期强化明显，与富血供肿瘤一致。左肾被切除（胰尾延伸到肾切除部位）。胰腺是 RCC 最常见的转移灶，常以富血供肿块的形式出现。RCC 占胰腺转移的 30%，其次是肺癌。乳腺、结直肠和黑色素瘤也有转移。胰腺转移瘤占胰腺恶性肿瘤的 2%~5%，其形态多样，可表现为孤立的肿块、多个肿块或弥漫性浸润。胰管可能是正常的或阻塞的，而胰腺导管腺癌则倾向于引起胰管阻塞，即使肿瘤较小。患者可无症状，或表现出非特异性症状，如疼痛或体重减轻。大多数其他转移发生于原发性肿瘤被诊断后 3 年内，而 RCC 转移通常在最初出现后 6~12 年出现。这种孤立性富血供肿块的主要鉴别诊断是胰腺神经内分泌肿瘤。黑色素瘤转移和小细胞肺癌（被认为是神经内分泌肿瘤）也可能是富血供的，但在胰腺中比 RCC 少见。

淋巴瘤和大多数其他转移是乏血供的。胰腺在淋巴瘤中的受累率高达 30% 以上，非霍奇金淋巴瘤比原发性胰腺淋巴瘤更常见。

参考文献：Klein KA, Stephens DH, Welch TJ. CT characteristics of metastatic disease of the pancreas. *Radiographics* 1998;18(2):369-378.

Low G, Panu A, Millo N, Leen E. Multimodality imaging of neoplastic and nonneoplastic solid lesions of the pancreas. *Radiographics* 2011;31(4):993-1015.

28a 答案 C。

28b 答案 D。对比增强轴位 CT 示胰腺头部区域积液，密度大于单纯的液体，并且集中，有一个与主动脉密度相似的边界良好的圆形强化灶。结果可能是假性动脉瘤周围出血,血管造影是此血流动力学稳定患者下一步最合适的处理方法。选择性肠系膜上动脉造影显示一血管分支中出现圆形平滑的血管染色,与 CT 增强显示的一致,证实是假性动脉瘤。治疗方法是栓塞。对于血管染色,动态显像可区分假性动脉瘤(显示流出)和活动性出血(增长和扩散)。

重症 AP 可并发血管异常,继发于酶消化或血管壁感染。在 AP 患者中,假性动脉瘤的发病率高达 10%。最常见的病变动脉是脾动脉(40%)和胃十二指肠动脉(30%)。肝、肠系膜上动脉和胃左动脉也可受累。血栓形成是胰腺炎的另一种血管并发症。10%~40%的急性胰腺炎患者出现脾静脉血栓形成。也可能发生门静脉血栓。

参 考 文 献 :Balthazar EJ. Acute pancreatitis: assessment of severity with clinical and CT evaluation. *Radiology* 2002;223:603–613.

Merkle EM, Görich J. Imaging of acute pancreatitis. *Eur Radiol* 2002;12:1979–1992.

O'Conner O, Buckley JM, Maher MM. Imaging of the complications of acute pancreatitis. *AJR Am J Roentgenol* 2011;197:w375–w381.

(李雯莉 谢佩怡 译 孟晓春 审校)

第 **6** 章 肝脏

1 将每个标记的结构(A~L)与相应的解剖描述(1~12)相匹配。左图用 A~F 标记了位于门静脉左右支平面上方的肝脏结构,右图用 G~L 标记了这个平面下的肝脏结构。每个选项仅可使用一次。

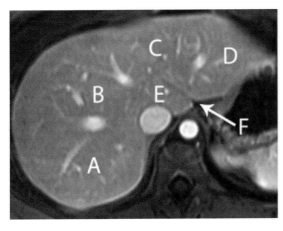 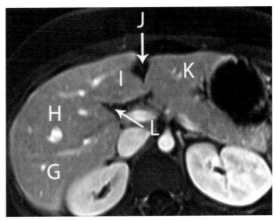

1.节段 1	2.节段 6	3.节段 2
4.节段 7	5.节段 3	6.节段 8
7.节段 4a	8.镰状韧带	9.节段 4b
10.静脉韧带裂	11.节段 5	12.叶间裂

2 这位心脏病患者肝脏异常的最可能原因是:

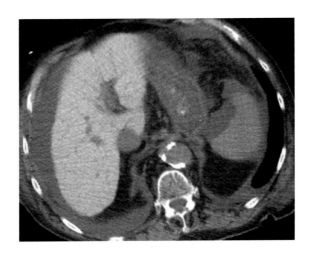

A.放射治疗　　　　　　　　　　　B.全肠外营养

C.肝肾综合征　　　　　　　　　　D.碘沉积

　　对于问题 3~7 中涉及的患者,对肝脏肿块进行最可能的诊断(A~F)。每个选项可以使用一次、多次或不使用。

A.海绵状血管瘤　　　　　　　　　B.肝细胞腺瘤

C.肝脏局灶性结节样增生　　　　　D.肝细胞癌

E.胆管细胞癌

F.脓肿

3　　患者,女,63 岁,右上腹疼痛,超声检查有阳性发现。以下图像来自使用常规细胞外钆对比剂的 MRI。

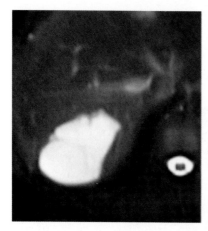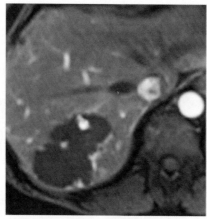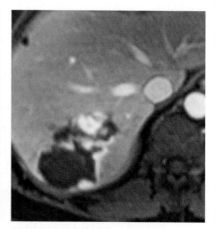

FS T2W,动脉期 T1W 图像增强,延迟期 T1W 图像增强

4　　患者,女,47 岁,丙型肝炎继发肝硬化。以下图像来自使用常规细胞外钆对比剂的 MRI。

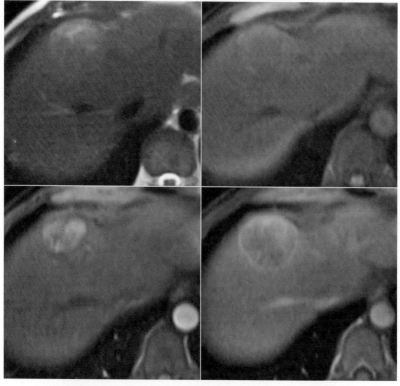

上排:T2W 和 FS T1W 图像。下排:动脉期和延迟期 FS T1W 增强

5 患者,女,46 岁,无痛性黄疸。以下图像来自使用常规细胞外钆对比剂的 MRI。

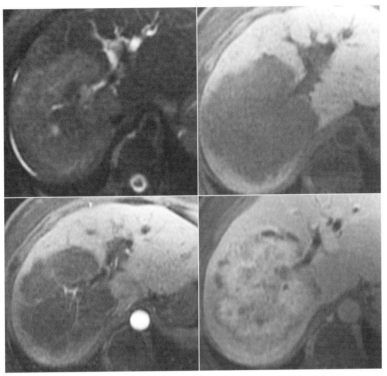

上排:T2W 和 FS T1W 图像。下排:动脉期和延迟期 FS T1W 增强

6 患者,女,21 岁,超声发现肝脏病变。以下图像来自使用常规细胞外钆对比剂(Eovist-Bayer HealthCare)的 MRI。

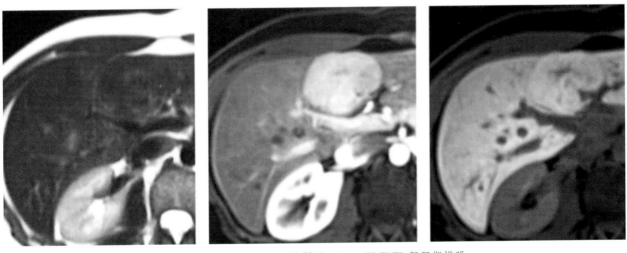

T2W,动脉期 FS T1W+肝胆期增强,20min FS T1W+肝胆期增强

7　患者,男,51岁,乙型肝炎继发肝硬化。以下图像来自使用常规细胞外钆对比剂的MRI。

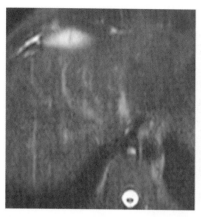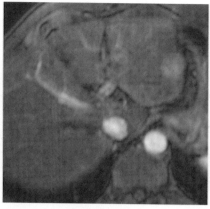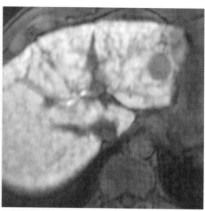

FS T2W,动脉期 FS T1W+肝胆期增强,20min FS T1W+肝胆期增强

8　根据肝脏成像报告和数据系统(LI-RADS),以下哪一项被认为是肝细胞癌的次要特征而非主要特征?

A.廓清表现　　　　　　　　　　B.胶囊样形态

C.动脉期强化　　　　　　　　　D.肝胆期低信号

9　患者,男,55岁,丙型肝炎继发肝硬化。左侧为动脉期图像,右侧为延迟期图像。以下 LI-RADS 分级哪个最符合图像所见?

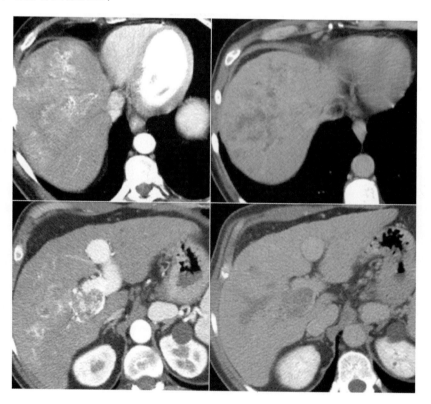

A.LR-2 可能为良性　　　　　　B.LR-3 小概率为肝细胞癌

C.LR-4 可能为肝细胞癌　　　　D.LR-5 原发性肝细胞癌

10a　患者,男,24 岁,无肝病病史,表现为上腹部疼痛和呕吐,以下图像为超声横断位图像。最可能的诊断是:

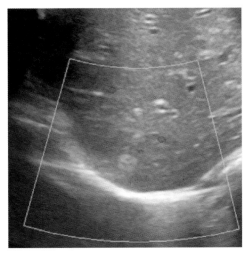

A.血管瘤　　　　　　　　　　　　　B.肝细胞癌

C.血管平滑肌脂肪瘤　　　　　　　　D.转移瘤

10b　同一患者的矢状位超声图像,箭头所示是:

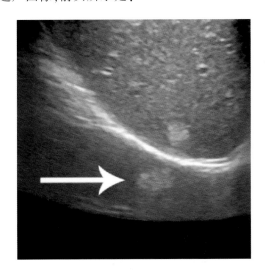

A 肺结节　　　　　　　　　　　　　B.镜像伪影

C.腹膜结节　　　　　　　　　　　　D.闪烁伪影

11　患者,22 岁,腹痛,以下图像为静脉期 CT 图像与肝静脉造影,以下哪一个选项是这种疾病最常见的病因?

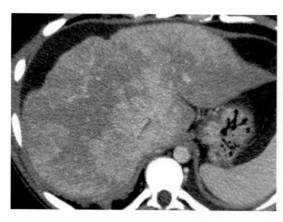
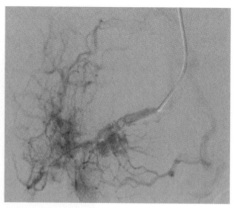

A.血栓形成倾向

B.病毒性肝炎

C.酗酒

D.先天性缺陷

　　对于问题 12~15 中涉及的患者,选择最可能的诊断(A~F)。每个选项可以使用一次,也可以不使用。

A.冯迈恩堡复合体

B.细菌性肝脓肿

C.胆管囊腺瘤/囊腺癌

D.腹膜转移

E.常染色体显性的多囊肾下的多囊肝

F.包膜下血肿

12　患者,女,26 岁,腹痛、恶心伴呕吐。

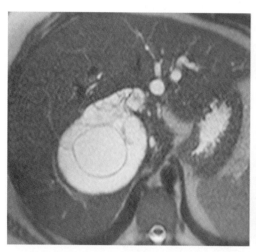
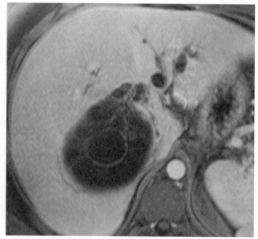

13　患者,女,患有慢性肾衰竭、疲劳与血细胞比容降低。

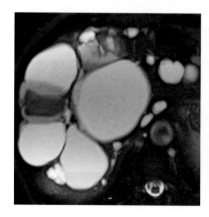
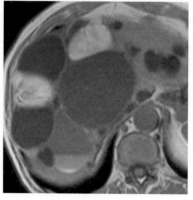
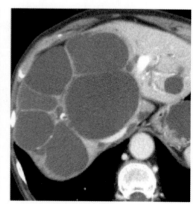

FS T2W,T1W MRI,静脉期 CT 图像

14 患者,男,63 岁,胰腺癌接受胆总管支架置入后疼痛加剧。

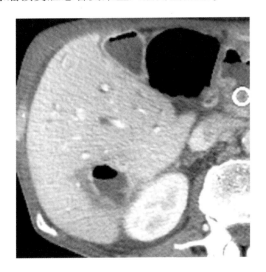

15 患者,男,75 岁,超声检查发现肝脏多处病变。

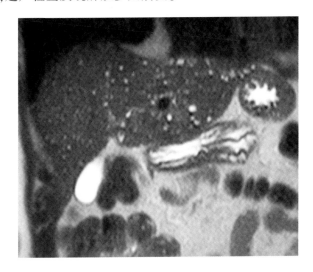

16 在所示的 FS T1W MR 图像上,主要的肝硬化特征是:

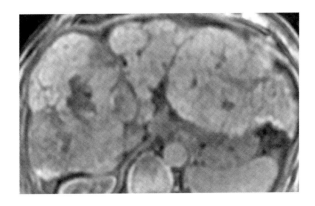

A.肝右后叶切迹征   B.大结节

C.尾状叶增生   D.胆囊窝扩大征

17 关于肝脏 MRI 的增强对比剂选择，下列哪一项表述能表明肝胆对比剂，如钆塞酸二钠(Eovist-Bayer HealthCare)，优于传统的细胞外对比剂？

A.评价肝细胞癌经动脉化疗栓塞后肿瘤残留或复发

B.鉴别局灶性结节增生与肝细胞腺瘤

C.确认血管瘤

D.血色素沉着病患者肝细胞癌的筛查

18 患者，男，54 岁，行 MR 检查以评估肝脏肿块。在列出的选项中，最有可能的诊断是：

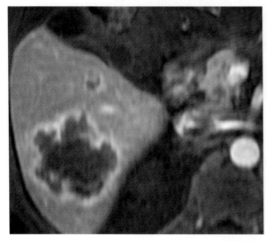
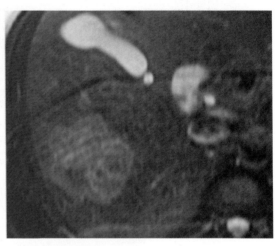

静脉期 FS T1W 增强及 T2W MRI

A.转移瘤   B.血管瘤

C.单纯囊肿   D.局灶性结节性增生

19a 患者，男，35 岁，终末期肾病，行腹部超声检查。作为术前肾脏移植评估的一部分，行 MRI 进一步评估肝脏异常。在这些 T1W GRE 同相位和反相位图像上揭示的疾病病因最有可能是：

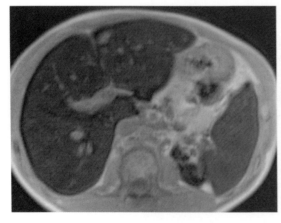
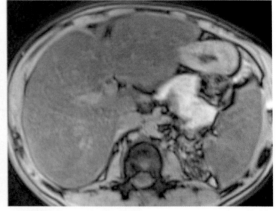

A.病毒性肝炎   B.输血

C.酗酒   D.遗传性沉积病

19b 下列哪个参数对降低 T2* 效应和敏感性伪影最有效？

A.梯度回波脉冲序列和短 TE   B.梯度回波脉冲序列和长 TE

C.快速自旋回波序列和短 TE   D.快速自旋回波序列和长 TE

20a 患者,女,46 岁,乳腺导管原位癌(DCIS),乳腺 MR 检查发现肝脏病变。使用常规的细胞外对比剂进行肝脏 MRI 进一步评估。最可能的诊断是:

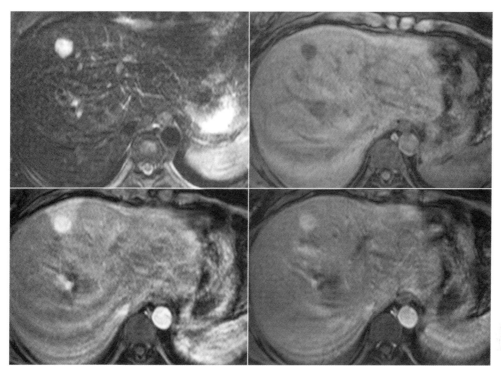

上排:FS T2W 和 FS T1W 图像。下排:动脉期和延迟期 FS T1W 增强

A.血管瘤   B.乳腺癌肝转移

C.脓肿   D.肝细胞癌

20b 这是同一患者动脉期的 T1W 图像,箭头所示的发现是:

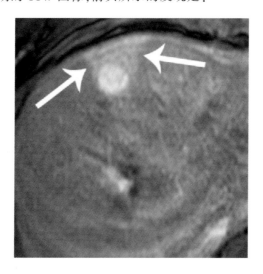

A.脂肪抑制不足   B.局灶性脂肪缺失

C.瞬时肝脏密度不均(THID)   D.出血

21 患者,男,77岁,慢性乙型肝炎,行常规细胞外对比剂的 MRI 筛查。最可能的诊断是:

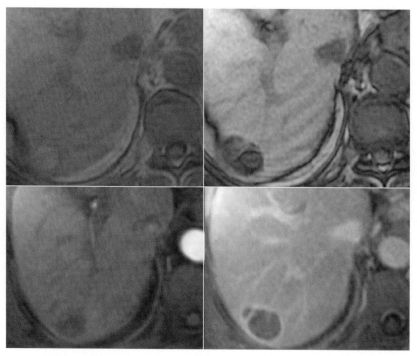

上排:T1W 同相位与反相位。下排:T1W 压脂增强动脉期与延迟期

A.肝细胞癌   B.肝细胞腺瘤

C.血管平滑肌脂肪瘤   D.结节性脂肪变性

22a 患者,男,19岁,车祸中受伤。对 CT 图像上肝脏表现的处理正确是:

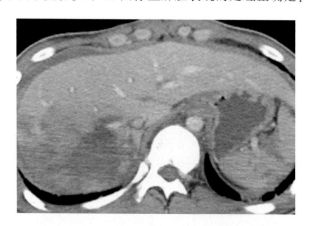

A.根据肝脏破裂程度进行局部肝脏切除。   B.为假性动脉瘤栓塞而接受血管造影。

C.如果患者血流动力学稳定,则无须干预。   D.经皮置管治疗包膜下血肿。

22b　同一患者血流动力学稳定,保守治疗。24h 后,患者出现黄疸,这促使医生进行了 HIDA 扫描。诊断是:

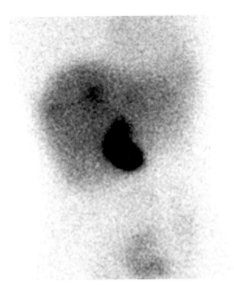

A.肝内胆汁瘤　　　　　　　　　B.腹腔胆汁漏

C.胆总管梗阻　　　　　　　　　D.胆囊破裂

23　患者,女,52 岁,行如下图所示的 CT 检查。影像学表现与下列哪项一致?

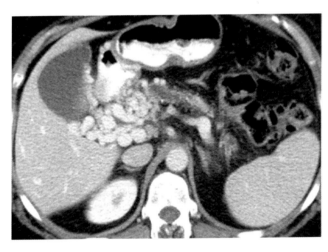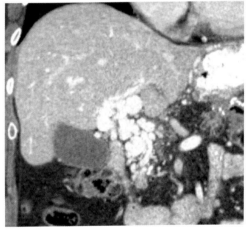

A.胆管细胞癌　　　　　　　　　B.血管瘤

C.淋巴瘤　　　　　　　　　　　D.门静脉阻塞

24a   患者,女,30岁,行盆腔超声偶然发现肝脏病变。关于肝右叶的病变,下列陈述正确的是:

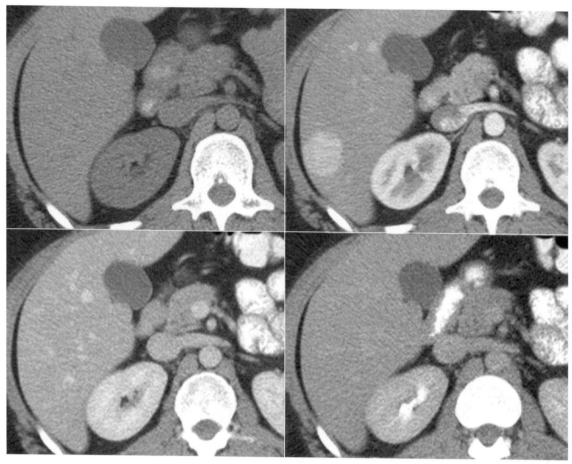

上排:平扫与动脉期CT。下排:静脉期与延迟期CT

A.该病变表现为对比剂廓清,很可能是恶性肿瘤

B.该病变可能是大量肝细胞起源的

C.该病变可能是暂时性肝脏密度不均(THAD)

D.该病变显示了一条中央瘢痕

24b   下列哪一组患者肝细胞腺瘤恶变为肝细胞癌的风险最高?

A.使用口服避孕药的女性   B.男性

C.糖尿病患者   D.有肝脂肪变性病史的患者

25a　患者,女,19 岁,肝功能异常,检查包括使用钆对比剂的 MRI。结果与以下哪项结论最为一致?

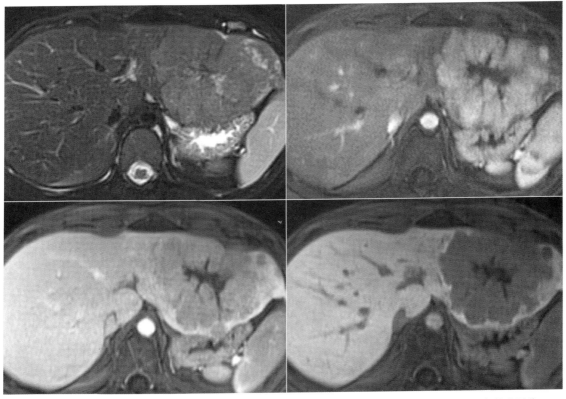

上排:FS T2W 与增强动脉期 FS T1W+肝胆期增强图像。下排:静脉期与肝胆期 FS T1W+肝胆期增强图像

A.结肠癌转移　　　　　　　　　　B.巨大海绵状血管瘤

C.局灶性结节样增生　　　　　　　D.纤维板层样肝细胞癌

25b　关于纤维层样肝细胞癌(FHCC),下列陈述正确的是:

A.与传统肝癌相比,5 年生存率更高。　　B.患者大部分为女性。

C.大多数病例肝有肝硬化史。　　　　　　D.患者年龄呈双峰分布:<40 岁和>60 岁。

26　下列哪种是最常见的良性肝脏肿瘤?

A.肝细胞腺瘤　　　　　　　　　　B.局灶性肝脏增生

C.肝紫癜　　　　　　　　　　　　D.血管瘤

27　根据以下 CT 图像,异常表现最可能的病因是:

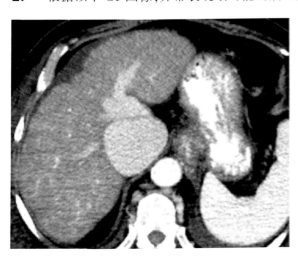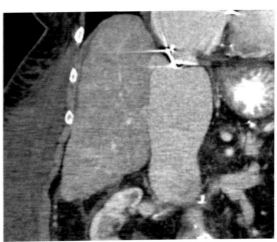

A.充血性心力衰竭   B.巴德-吉利亚综合征

C.动静脉畸形   D.肝脏梗死

28   患者,女,80 岁,发热,行 MRI 检查,以进一步评估 CT 上发现的肝脏肿物。对表观扩散系数(ADC)
图上病变的最佳解释是:

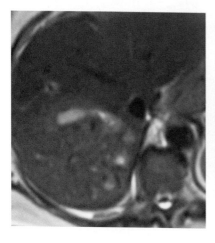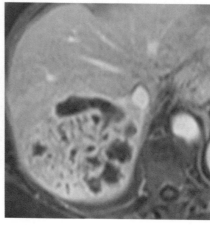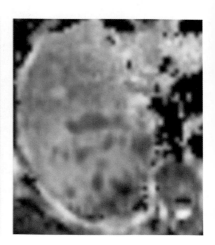

T2W,静脉期 FS T1W 增强和 ADC 图

A.在强化的富于细胞性肿瘤软组织中,弥散受限。

B.ADC 图上的低信号病灶是由气体引起的。

C.化脓性脓肿导致的局限性弥散受限。

D.ADC 图上的低密度病灶是由铁沉积引起的。

29   患者,女,56 岁,右上腹疼痛和肝功能异常。使用常规细胞外钆对比剂的 MRI 图像如下所示。最
可能的诊断是:

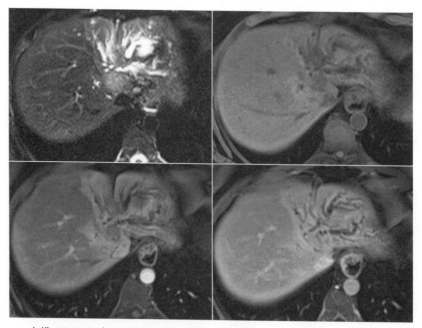

上排:FS T2W 和 FS T1W 图像。下排:增强 FS T1W 动脉期与延迟期图像

A.陈旧性梗死   B.血管瘤

C.上行性胆管炎   D.胆管癌

30 CT 图像上的病变是：

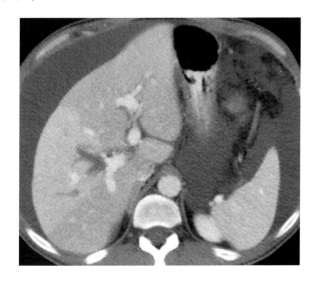

A.门静脉血栓形成 　　　　　　　　　　B.胆汁性胆管扩张

C.节段性脂肪缺失 　　　　　　　　　　D.肝破裂

31 患者,男,68 岁,伴原发性硬化性胆管炎病史,现为胆管癌切除术后状态。以下多期相 CT 图像显示的病变与上列哪项病因有关？

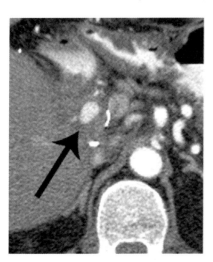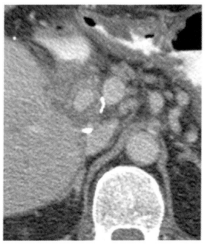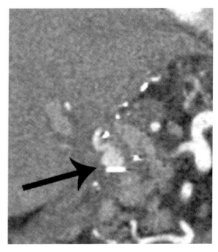

横断位动脉期、横断位门静脉与冠状位动脉期增强 CT 图像

A.血小板减少 　　　　　　　　　　　　B.血细胞比容减低

C.CA19-9 水平升高 　　　　　　　　　D.白细胞水平升高

32 患者,女,22岁,因最近饮酒过量,出现身体不适及肝功能异常,至急诊科就诊并行超声检查。最可能的诊断是:

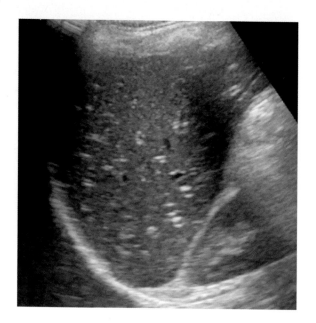

A.上行性胆管炎

C.真菌性微脓肿

B.急性肝炎

D.血管瘤

33a 患者,女,35岁,腹痛,无慢性肝病或恶性肿瘤病史。根据以下 MR 图像,对肝脏肿物的最佳表述是:

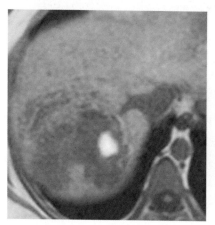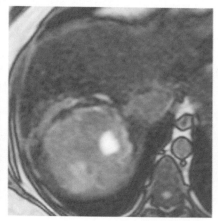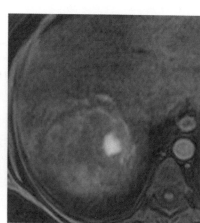

同相位 T1W,反相位 T2W 和 FS T1W 图像

A.肝脏脂肪变性背景下的含脂肪肿物

C.肝脂肪变性背景下的出血性肿物

B.肝含铁血黄素沉着症下的含脂肪肿物

D.肝含铁血黄素沉着背景下的出血性肿物

33b 对前一个问题最可能的诊断是:

A.局灶性结节样增生

C.肝细胞癌

B.肝细胞腺瘤

D.暂时性肝密度不均(THAD)

34 患者,女,41 岁,急性严重上腹痛,行检查以评估疑似肝脏病变。CT 图像上显示左外侧叶的病变是:

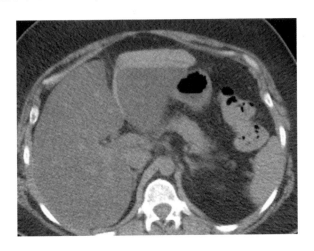

A.弥漫性门静脉水肿

B.局灶性脂肪缺失

C.包膜下血肿

D.暂时性肝脏密度不均(THAD)

35 患者,男,60 岁,肝硬化,每隔 5 个月行 1 次 MR 检查。当前 MRI 检查的动脉期图像显示在上排,而先前 MRI 检查的动脉期图像显示在下排,在第Ⅶ段中发现一个病变(箭头所示)。患者在 2 次检查间未接受任何治疗。对当前检查图像(上排)所示表现的最佳解释为:

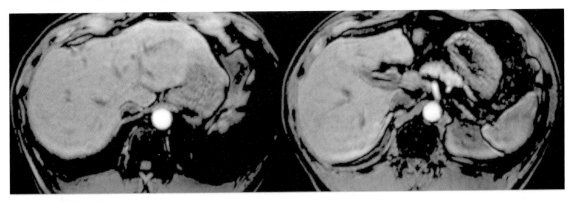

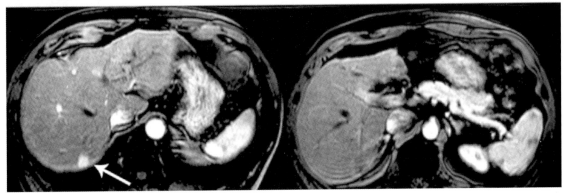

A.当前检查的动脉期图像不是评估富血供肿瘤的最佳时间。

B.异型增生结节的自发消退。

C.在 2 次检查之前,肝细胞癌都对所给予的治疗有反应。

D.先前的研究发现,由于相位编码方向和频率编码方向的改变,动脉搏动所产生的伪影现象将不复存在。

对于问题 36~40 的患者，选择与肝影像学表现相关的最可能的潜在原发性肿瘤(A~F)。每个选项只能使用一次或不使用。

A.胰腺导管腺癌　　　　　　　　B.神经内分泌肿瘤

C.非小细胞癌　　　　　　　　　D.乳腺癌

E.淋巴瘤　　　　　　　　　　　F.黏液性结直肠癌

36　患者,61 岁,腹痛。静脉期 CT 图像如下图所示。

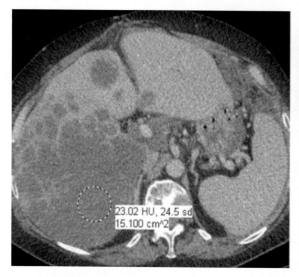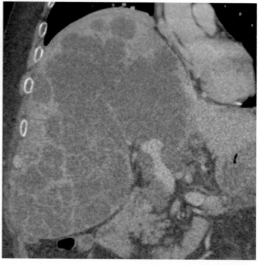

37　患者,男,51 岁,Whipple 术后。

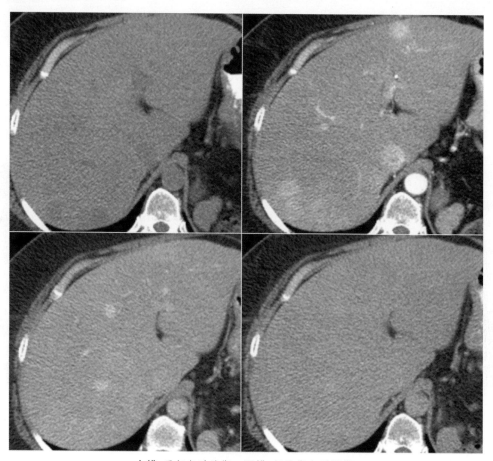

上排:平扫与动脉期。**下排**:门脉期与延迟期

38 患者,男,41 岁,数月前因肝硬化及肝细胞癌接受肝脏移植手术。动脉和静脉期 CT 和超声图像如图所示。

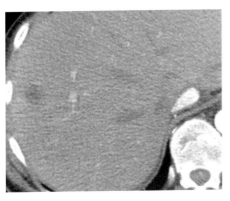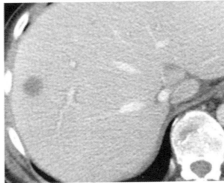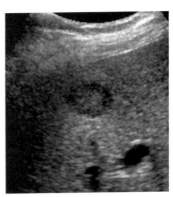

39 患者,女,77 岁,每隔 12 个月行 1 次 CT 扫描。图像示 2 次 CT 门脉期图像。

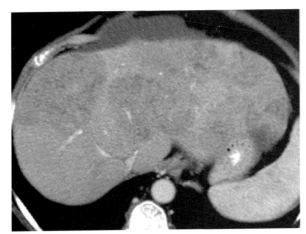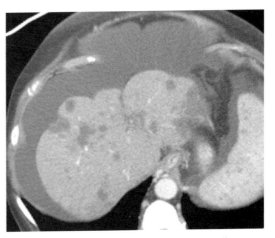

首次检查与接受化疗 12 个月后

40 患者,女,71 岁。

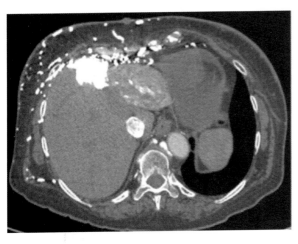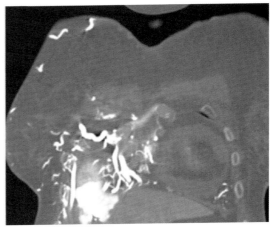

41 1 名肝细胞癌伴肝硬化患者接受肝移植评估。根据米兰标准下列哪项是移植的禁忌证?

    A.脑病。   B.难治性静脉曲张破裂出血。

    C.恶性门静脉血栓。   D.单发 HCC,直径 4cm。

42　肝移植后,移植失败的最常见原因是:

A.移植后淋巴细胞增生性疾病　　　　B.血管栓塞

C.胆管狭窄　　　　　　　　　　　　D.排斥反应

43　患者,男,63岁,肝硬化,CT引导下微波消融肝右叶肝细胞癌。2次CT检查如图所示。最可能的诊断是:

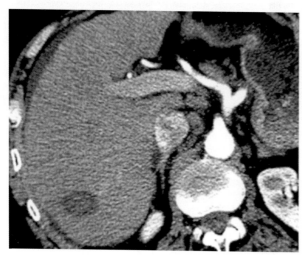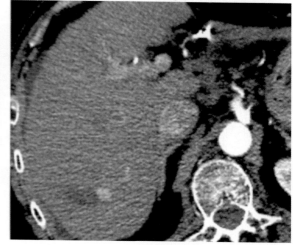

消融术后6个月动脉期增强图像与消融术后14个月动脉期增强图像

A.血管瘤　　　　　　　　　　　　　B.肝细胞癌复发

C.脓肿　　　　　　　　　　　　　　D.异型增生

44　在T1W图像中,肝左叶的病变是:

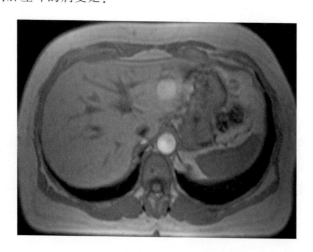

A.血管瘤　　　　　　　　　　　　　B.单纯性囊肿

C.脉冲伪影　　　　　　　　　　　　D.射频干扰

45 肝脏移植患者接受超声检查及血管造影检查。箭头指示多普勒探头的位置,这是什么血管并发症?

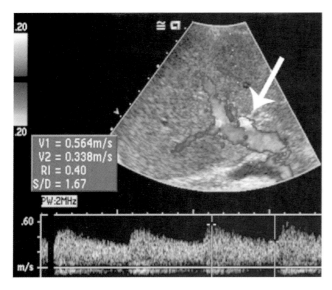
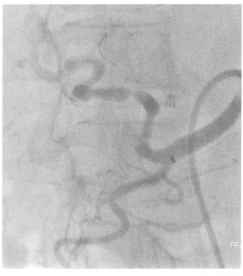

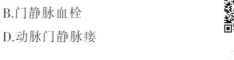

A.肝动脉狭窄 B.门静脉血栓

C.假性动脉瘤 D.动脉门静脉瘘

46 这个肿物可能与哪个综合征有关?

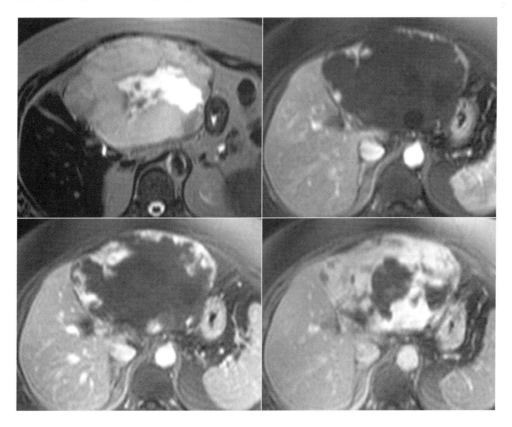

A.卡萨巴赫–梅里特综合征 B.库欣综合征

C.类癌综合征 D.兰伯特–伊顿综合征

对于问题47~50中涉及的患者,为肝脏病变选择最可能的诊断(A~D)。每个选项可以使用一次、多次或不使用。

A.含铁结节　　　　　　　　　　　　B.非含铁再生结节

C.结节状脂肪变性　　　　　　　　　D.梗死

47　患者,女,44岁,腹痛,患有末期肝病。CT扫描和MRI图像如图所示。肝右叶局部可见经颈静脉肝内门体分流。

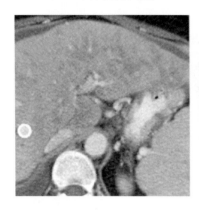 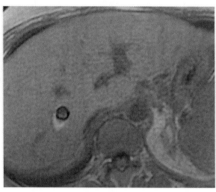 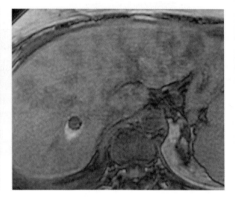

静脉期增强CT图像,T1W同相位,T1W反相位

48　使用常规细胞外对比剂的MRI增强图像如图所示。

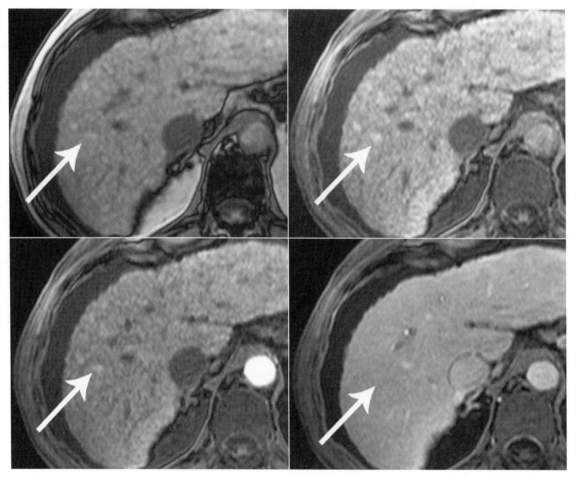

上排:反相位T1W与FS T1W图像。**下排:**FS T1W增强动脉期与延迟期图像

49 患者,男,39 岁,因睾丸癌行腹膜后淋巴结清扫术,术后并发腹腔积血。2 次 CT 扫描如图所示。

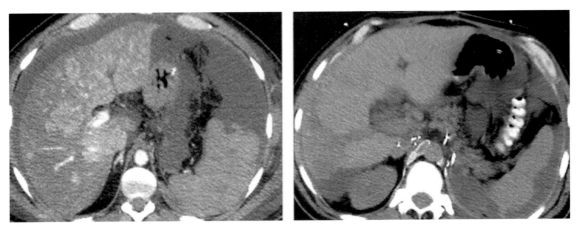

静脉期 CT 与 1 个月前平扫 CT

50 患者,男,53 岁,患有慢性乙型肝炎。

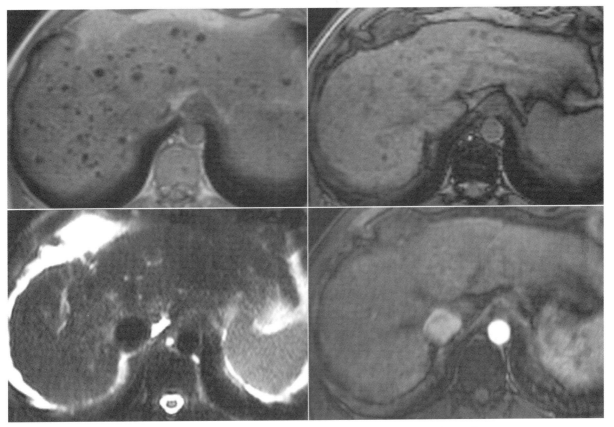

上排:T1W 同相位与反相位。下排:FS T2W 和动脉期 FS T1W 增强图像

51   MR 图像上的高信号(箭头所示)表示:

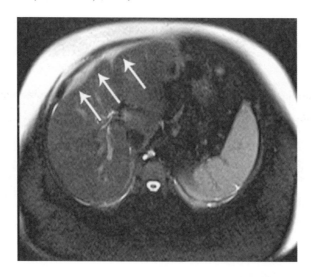

A.莫尔条纹   B.局灶性脂肪浸润

C.腹水   D.不均匀脂肪抑制

52   肝硬化患者行腹部超声及 CT 检查。频谱多普勒超声图像和 2 个动脉期 CT 图像分别如图所示。

病变应是:

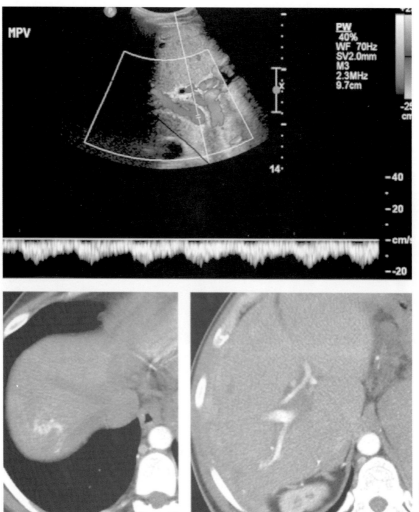

A.门静脉血流   B.门静脉呼吸伪影

C.动脉门静脉分流   D.门静脉海绵样变性

53a 患者,女,46岁,因超声发现肝脏多处病变而进一步行 MR 检查。使用常规细胞外对比剂的动脉期和延迟期的 FS T1W 如图所示。这种增强模式最常见于以下哪种病变?

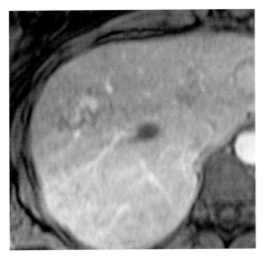 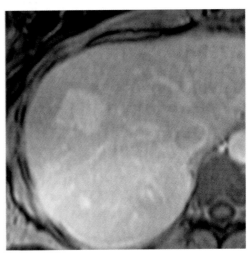

A.海绵状血管瘤   B.肝紫癜

C.淋巴瘤   D.假性动脉瘤

53b AIDS 患者中最常见的肝紫癜症病原体是:

A.巴尔通体   B.棘球绦虫

C.蛔虫   D.隐球菌

答案与解析

1 答案:A4;B6;C7;D3;E1;F10;G2;H11;I9;J8;K5;L12。

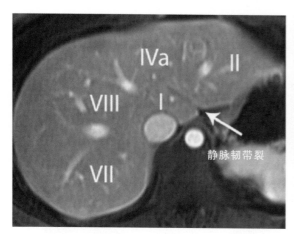
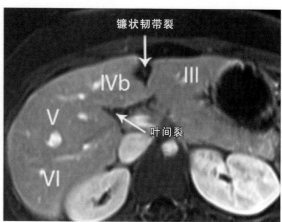

了解肝叶和肝段的解剖结构对辅助治疗计划的报告至关重要。肝脏分为右叶、左叶和尾状叶。右叶再分为前、后段,左叶分为内、外侧段。肝的主要静脉位于肝脏的各个部分之间。汇管区(由门静脉,肝动脉和胆管组成)位于肝脏各个节段内。Bismuth-Couinaud系统通常用于定位局灶性肝脏病变。沿右、中、左肝静脉保持垂直方向。这些垂直面与门静脉左右支的水平面相交,将肝脏分成9段。

第一部分是尾状叶,位于静脉韧带裂的后方。其在功能上,是肝脏的一个独立部分,有独立的血液供应、静脉引流和胆道引流。

静脉韧带的裂隙为冠状或斜向的、明确的裂隙。可见正常变体附件或从胃左动脉被替换的左肝动脉穿过该裂口。

叶间裂(胆囊裂)分隔左右叶。

镰状韧带裂(圆韧带裂)位于左肝叶下方。残脐静脉在门脉高压下"再通",可见贯穿于此裂隙。

参考文献:Boll DT, Merkle EM. Liver: normal anatomy, imaging techniques, and diffuse diseases. In: Haaga JR, Lanzieri CF, Gilkeson RC (eds). *CT and MRI imaging of the whole body*, 5th ed. Philadelphia, PA: Elsevier, 2009:1953–2040.

Ding A, Kulkarni N, Fintelmann FJ, et al. Liver: normal anatomy and examination techniques. In:Gore RM, Levine MS (eds). *Textbook of gastrointestinal radiology*, 4th ed. Philadelphia, PA: Elsevier Saunders, 2015:1471–1497.

2 答案 D。这例心脏病患者肝脏见弥漫性高密度影。当常规 kVp 值为 120 时,CT 扫描的正常密度为 45~65HU。目视检查,它应该与 35~55HU 的脾脏相似。接受抗心律失常药物胺碘酮(按重量计为 37%碘)治疗的患者可因碘沉积而导致弥漫性肝高密度。这种高密度并不总是表现出毒性,患者可能无症状。然而,如果损伤严重,患者可能会发展为脂肪变性和肝硬化。如累及肺部,可见间质纤维化及高密度肺阴影。

其他导致弥漫性肝脏高密度的原因包括血色素沉着(铁沉积)、肝豆状核变性(铜沉积)、金治疗和糖原储存疾病。在肝脏和脾脏内的典型网状结构中,钍造影剂与高密度的沉积有关。20 世纪 50 年代,放射性钍造影剂被发现具有致癌性,于是停止使用。全肠外营养和放疗是脂肪变性和肝密度降低的常见原因。肝肾综合征与肝脏高密度无关,是指肝硬化或急性重型肝炎引起的肾衰竭,导致门静脉高压和腹水。

参考文献:Coy, DL, Kolokythas O. Chapter 9: Liver and biliary. In: Lin E, Coy DL, Kanne JP (eds). *Body CT: the essentials*. New York, NY: McGraw-Hill, 2015.

Morgan T, Qayyum A, Gore RM. Chapter 89: Diffuse liver disease. In: Gore RM, Levine MS(eds). *Textbook of gastrointestinal radiology*, 4th ed. Philadelphia, PA: Elsevier/Saunders, 2015:1629-1675.

3　答案 A。MRI 是评估局灶性肝损害的首选成像方式,反映在 ACR 适宜性标准中。这一系列问题回顾了一些原发性肝脏肿瘤在 MRI 上的典型表现。在肝脏七段可见一个边界清楚的病灶,于 T2W 图像上非常明亮,接近脑脊液信号强度,符合"灯泡"征。肿块呈边缘、结节状、不连续强化,随后于延迟期可见向心填充。这些特征是诊断海绵状血管瘤的基础。血管瘤可部分或完全充填。血管瘤是由肝动脉供血的扩张静脉通道。血管瘤患者绝大多数是无症状的,不需要随访或治疗。

参考文献:Boland GWL, Halpert RD. Chapter 6: Liver. In: Boland GWL, Halpert RD (eds). *Gastrointestinal imaging: the requisites*, 4th ed. Philadelphia, PA: Elsevier/Saunders, 2014:218-290.

Cogley JR, Miller FH. MR imaging of benign focal liver lesions. *Radiol Clin North Am* 2014;52:657-682.

4　答案 D。此肿物为肝细胞癌(HCC)。在平扫 T1W 和 T2W 图像上,Ⅷ段肿物的信号强度与周围肝实质相似,提示肿瘤可能是肝细胞来源(肝细胞癌、局灶性结节增生或肝细胞腺瘤)。肿物在动脉期强化,在延迟期表现为强化廓清和胶囊样外观。对于这例肝硬化的 HCC 患者来说,这些特征来说都是典型的。在 HCC 中还可能存在的其他影像学特征包括病灶内脂肪、弥散受限和门静脉肿瘤血栓。

MRI 是诊断 HCC 最敏感、最特异的影像学手段。了解患者的人口统计资料和临床病史是评估肝脏病变的关键。在存在肝硬化的情况下,对于任何强化的肝脏病变,应时刻警惕 HCC。在经典 HCC 的诊断中,强化廓清是一个重要的影像学征象。肿物最初相对于周围肝实质呈等强度至高强度,随后呈相对低信号,呈强化廓清样外观。"廓清"通常是一个错误的名称,因为这种外观主要是由于周围肝实质强化,而不是由于肿块本身的信号强度的丢失。

参考文献:ACR Appropriateness Criteria: Liver lesion— initial characterization. American College of Radiology website. https://acsearch.acr.org/docs/69472/Narrative. Published 1998. Updated 2014. Accessed April 4, 2015.

Choi JY, Lee JM, Sirlin CB. CT and MR imaging diagnosis and staging of hepatocellular carcinoma: Part II. Extracellular agents, hepatobiliary agents, and ancillary imaging features. *Radiology* 2014;273(1):30-50.

5　答案 E。此肿瘤是肿物型胆管癌。MRI 表现为较大肿物,早期表现为稀疏强化,后期表现为不均质渐进强化。延迟强化是提示肿瘤纤维增生的特征,如胆管癌。肿瘤在 T1W 图像上呈低信号,与周围的肝实质形成强烈对比,提示肿瘤可能不是肝细胞来源。

胆管癌是一种起源于胆管的恶性肿瘤,是肝脏第二常见的原发性恶性肿瘤。根据形态可分为三种类型:肿物型、导管浸润型和导管内生长型。肿物型胆管癌可伴或不伴胆管扩张。肿物可能伴有肝包膜回缩、伴发卫星结节和血管包裹。由于延迟性强化,肿瘤可被误认为血管瘤,但缺少海绵状血管瘤周围不连续结节性强化的特征。此外,肿物缺乏血管瘤 T2WI 呈高信号"灯泡"征的特点。

参考文献:Chung YE, Kim MJ, Park YN, et al. Varying appearances of cholangiocarcinoma:radiologic-pathologic correlation. *Radiographics* 2009;29(3):683-700.

Sainani NI, Catalano OA, Holalkere NS, et al. Cholangiocarcinoma: current and novel imaging techniques. *Radiographics* 2008;28(5):1263-1287.

6 **答案 C**。本例患者为局灶性结节增生(FNH)。在使用普美显肝胆对比剂的 MRI 图像上,可见一动脉期强化肿物,20 分钟后仍可见对比剂残留。除中央小瘢痕为典型 T2WI 高信号外,肿物于 T2W 图像上呈等信号。所有其他选项的典型表现均为肝胆期呈低信号。

如果使用常规的细胞外对比剂(此处未显示),则可观察到动脉期均匀强化,而静脉和延迟期通常呈等信号。有时在动脉期发现向中央瘢痕延伸的突出的供血血管。当使用常规的细胞外对比剂时,中心瘢痕可在延迟期强化。局灶性结节增生是一种良性的肿物,代表对先前存在的动脉畸形的肝细胞增生反应。在育龄妇女中最常见。20%的病例为多发病变。

本病与肝细胞腺瘤(HCA)的鉴别很重要,后者为发生于年轻女性的另一种良性富血供的肿瘤,因为 FNH 不需要其他治疗方法,而 HCA 可能需要随访或干预以治疗出血,或者防止罕见地发生恶变。使用肝胆造影剂的增强 MR 已被发现在鉴别 FNH 和 HCA 上具有高度敏感性和高度特异性。FNH 包含正常的肝细胞,因此,能够积累肝胆对比剂,在 20 分钟后的肝胆期图像中保持相对周围肝实质为等至高信号。

参考文献:Khosa F, Khan AN, Eisenberg RL. Hypervascular liver lesions on MRI. *AJR Am J Roentgenol* 2011;197(2):W204-W220.

Silva AC, Evans JM, McCullough AE, et al. MR imaging of hypervascular liver masses: a review of current techniques. *Radiographics* 2009;29(2):385-402.

7 **答案 D**。这是肝细胞癌(HCC)在使用肝胆对比剂的 MRI 上的表现。肝左叶肿物表现为动脉期强化。与周围肝实质相比,肝胆期肿瘤较"暗"。有证据表明,当肝硬化伴肝纤维化时,肝胆期亦呈低信号改变。与普通人群相比,肝硬化患者发生其他富血供肿瘤,如血管瘤、肝细胞腺瘤(HCA)、局灶性结节增生(FNH)或转移较少。病变在 T2WI 上与肝实质相比呈等信号,没有证据表明为"灯泡状"T2 高信号的血管瘤。这位 51 岁男性不属于 HCA 或 FNH 的高发人群,HCA 或 FNH 病变通常发生在绝经前的女性。

肝胆对比剂在 HCC 高危患者中的作用不断演变。一般来说,肝胆期的等信号或高信号是可靠的征象,常提示良性的病变,如再生结节,发育不良结节或伴短暂肝强度差异的动脉门静脉分流(THID)。与其他序列相比,HCC 的边界在肝胆期上边缘可能更明显,这有助于对异质性、浸润性病变的描述和测量。

参考文献:Choi JY, Lee JM, Sirlin CB. CT and MR imaging diagnosis and staging of hepatocellular carcinoma: Part II. Extracellular agents, hepatobiliary agents, and ancillary imaging features. *Radiology* 2014;273(1):30-50.

Jhaveri K, Cleary S, Audet P, et al. Consensus statements from a multidisciplinary expert panel on the utilization and application of a liver-specific MRI contrast agent (gadoxetic Acid). *AJR Am J Roentgenol* 2015;204(3):498-509.

8　**答案 D**。如果使用肝胆对比剂,如钆塞酸二钠(Eovist-Bayer HealthCare),则根据肝脏成像报告和数据系统(LI-RADS),在 20min 肝胆期呈低信号被认为是肝癌诊断的辅助特征。肝细胞癌的辅助特征可能会增加肝细胞癌的诊断概率,但不应高于 LI-RADS 4 类(可能为肝细胞癌)。其他有利于 HCC 的辅助征象包括弥散受限、结中结、瘤内脂肪和生长低于阈值。

　　LI-RADS 由美国放射学会(ACR)支持的多学科委员会开发,用于标准化肝脏 CT 和 MRI 检查的解释和报告。LI-RADS 适用于患有肝细胞癌或慢性乙型和(或)丙型肝炎且易患肝细胞癌(HCC)的人群。LI-RADS 2014 版的算法是 ACR 网站上的一个交互式图形,包含定义、描述和示例。LI-RADS 的类别从 LR-1(观察到的病变 100% 是良性的)到 LR-5(观察到的病变 100% 是 HCC)不等。当观察到的病变结果不符合其他类别的标准时,被认定为 LR-3,表明发生 HCC 的为中等概率。

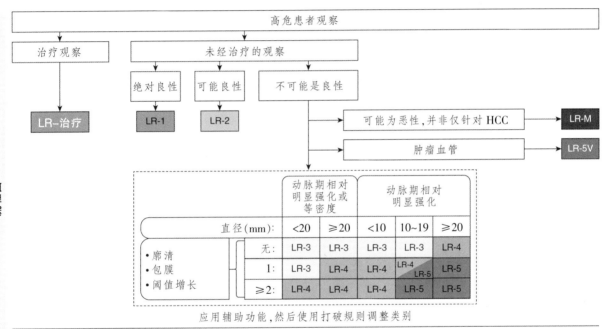

　　LI-RADS 中 HCC 的主要特征包括"廓清""包膜"和基于阈值的生长速度。主要标准中还包括动脉期强化模式和大小阈值,最令人担忧的是 ≥2cm 的肿物。用引号引起来的"廓清"和包膜(或廓清表现和包膜外观)是 LI-RADS 首选的术语。这里需要特别提醒一下,这些术语是基于图像的线索,不一定代表成像时对比剂的真正廓清或病理上真正的包膜。

　　肝胆期低信号不被认为是"廓清"。在使用肝胆对比剂进行 MRI 检查时,"廓清"的定义可能只适用于在动态检查肝胆期到来之前(3min 前)的早期门脉期的廓清外观。

参 考 文 献:American College of Radiology. Liver Imaging Reporting and Data System version 2014. *Accessed July* 2015, from http://www.acr.org/Quality-Safety/Resources/LIRADS

Liu YI, Shin LK, Jeffrey RB, et al. Quantitatively defining washout in hepatocellular carcinoma. *AJR Am J Roentgenol* 2013;200(1):84–89.

9 **答案 D**。肝细胞癌(HCC)常表现为一个较大、浸润生长、异质性的肿物，边界不清。门静脉右侧分支血栓形成后强化可不均匀，癌栓亦如此。肿瘤和癌栓在延迟期(平衡期)均表现出廓清外观。根据 LI-RADS 算法，这些征象与肝硬化患者的 LR-5 类（明确为HCC)一致。有 HCC 风险的患者的门静脉癌栓的出现会增加诊断 HCC 的信心。该病例出现癌栓，使本病例分类为 LR-5V(明确为静脉中存在癌栓的 HCC)。

　　超过 2/3 的浸润性肝癌患者存在门静脉血栓。癌栓一般遵循原发性肝癌的影像学特征。门静脉血栓形成可改变肝脏和肿瘤的灌注，对肿瘤的诊断提出了挑战。虽然对存在血栓的血流识别是特异性的，但敏感性有限。不到 10% 的病例可检测到血栓的强化。当看到明显的静脉扩张时，更倾向于诊断为癌栓而不是血栓。

　　浸润性肝癌约占所有肝癌的 13%。鉴于浸润性肝癌的大小和与癌栓的密切关系，其预后常较差。手术会降低生存率，所以切除和移植通常是禁忌。并且病变对全身化疗反应差。动脉内化疗栓塞可以提高患有限性病、肝功能正常的患者的生存率。

参考文献：American College of Radiology. Liver Imaging Reporting and Data System version 2014. Accessed April 6, 2015, from http://www.acr.org/Quality-Safety/Resources/LIRADS

Reynolds AR, Furlan A, Fetzer DT, et al. Infiltrative hepatocellular carcinoma: what radiologists need to know. *Radiographics* 2015;35(2):371–386.

10a **答案 A**。在没有明显的既往病史的年轻患者中偶然发现的病灶具有较低的恶性概率。病灶位于肝脏周边，边界清楚，高回声。最可能的诊断是血管瘤。彩色多普勒检查对恶性肿瘤并不敏感或特异，因为良性和恶性病变都可能检出或不能检出多普勒彩色血流。

　　是否需要对肝脏病变进行随访或确定特征可能取决于患者的年龄、潜在的恶性风险、慢性肝病的存在、非典型的低回声或异质性外观、患者或医生的要求。关于影像管理：

- 多期相 MRI 比 CT 具有更高的敏感度与特异度。此外，MRI 没有电离辐射。

- 如果血管瘤需要确认且肾小球滤过率低而无法使用 MRI 对比剂(由于担心肾系统性纤维化)或 CT 对比剂(由于担心肾病)，则可以考虑进行 Tc-99m 红细胞扫描。当病灶大小为 2cm 或更大时，最好经 Tc-99m 红细胞扫描评估。1~2h 血池图像摄取增高与血管瘤表现一致。

- 对于怀疑恶性程度低的年轻患者，随访超声检查以证明其稳定性或无须进一步检查可能更适合。

参考文献：ACR Appropriateness Criteria: Liver lesion—initial characterization. American College of Radiology website. https://acsearch.acr.org/docs/69472/Narrative. Published 1998. Updated 2014. Accessed April 4, 2015.

Boland GWL, Halpert RD. Chapter 6: Liver. In: Boland GWL, Halpert RD (eds.). *Gastrointestinal imaging*: the requisites, 4th ed. Philadelphia, PA: Elsevier/Saunders; 2014:218–290.

10b **答案 B**。箭头所示的发现是一种镜面伪影，不应该被误认为是肝脏外的肿物。镜像伪影是一种混响伪影，其机制如下图所示。

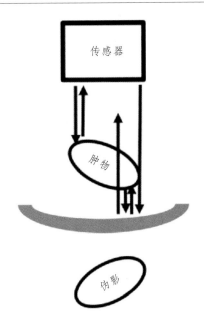

最初遇到肿物并返回到传感器的光束被正确地映射。但是,一些光束最初会遇到膜片-空气界面的高反射表面,并在返回到换能器之前在膜片和质量的后缘之间回荡。这些延迟返回的回波被错误地映射为镜像,与另一侧的光阑距离较远但等距。请注意,假病变显示出扭曲,并且与真实病变的形状或大小不完全相同。

参 考 文 献 :Boland GWL, Halpert RD. Chapter 6: Liver. In: Boland GWL, Halpert RD (eds.). *Gastrointestinal imaging: the requisites*, 4th ed. Philadelphia, PA: Elsevier/Saunders, 2014:218–290.

Feldman MK, Katyal S, Blackwood MS. Ultrasound artifacts. *Radiographics* 2009;29(4):1179–1189.

11　**答案 A**。轴位增强图像显示肝脏不均匀强化与 1 个大结节。尾状叶增大,强化明显。肝静脉不可见。肝静脉造影显示"蜘蛛网"侧支血管,提示肝静脉阻塞符合巴德-吉亚利综合征(BCS)。

BCS 的静脉阻塞可发生在肝内小静脉至 IVC 的任一水平。在西方,年轻女性为高发人群。原发性 BCS 占病例的 2/3,阻塞来自内在的静脉自身。这些患者可能有血栓形成的危险因素,包括骨髓增生性疾病、V 因子缺乏、抗磷脂抗体综合征或蛋白 C 或 S 缺乏。在继发性基底细胞癌中,阻塞源于影响静脉的外部因素,如转移性病变、脓肿或外伤。BCS 的治疗方案包括抗凝/溶栓、血管成形术/支架植入术,以及肝硬化的处理,包括门静脉分流和肝移植。

BCS 分为急性、亚急性或慢性。急性期的影像学表现包括肝静脉/下腔静脉血栓形成、腹水和脾大。在多期相扫描的早期,可能有周围血管减少和尾状叶血供增多。在随后的增强阶段,可以观察到这种模式的逆转或"触发器",伴有外周血管过度增生和尾状叶血供不足。

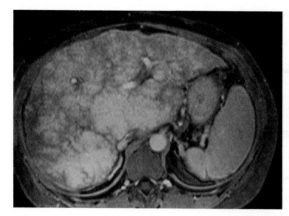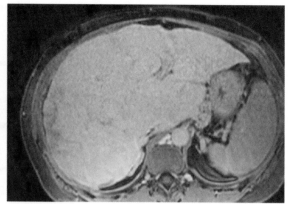

FS T1W 门脉期与延迟期图像示 BCS 患者表现为再生结节

从亚急性到慢性,可见肝硬化的形态学改变以及相关血管的密度改变。患者可发展成结节状再生性增生(NRH),代表正常组织的生长,弥补肝脏其他部位的萎缩。门脉期和延迟期 MR 图像示不同的 BCS 患者的 NRH,可见大的结节状强化区域并持续到门脉期。这些强化结节没有出现提示肝癌诊断的延迟期廓清外观,这些区域不应被误认为是肿瘤。

参考文献:Brancatelli G, Vilgrain V, Federle MP, et al. Budd-Chiari syndrome: spectrum of imaging findings. *AJR Am J Roentgenol* 2007;188(2):W168-W176.

Cura M, Haskal Z, Lopera J. Diagnostic and interventional radiology for Budd-Chiari syndrome. *Radiographics* 2009;29(3):669-681.

12　**答案 C**。本例患者被发现疑似有胆管囊腺瘤(BCA)或胆管囊腺癌(BCAC),可认为是黏液性囊性肿瘤。肝右叶可见一个具有包膜、多房囊性包块,并且内部可见少许较厚的强化分隔。囊性包块较薄,有少数较厚的囊性包块。本病例同时可见肝左叶胆管扩张。

病变通常较大,并可能存在钙化。强化的实性成分增加了对囊腺癌的怀疑。女性患者较多见,患者可能无症状或出现非特异性症状。BCA 与 BCAC 的特征有重叠,但即使 BCA 是良性的,其恶性转化风险高达 20%,也应考虑切除。有时在病理学上可发现卵巢型基质。这些病变可能难以完全切除,复发率高达 90%。

肝脏多房囊性病变的鉴别诊断包括化脓性脓肿和棘球蚴病。在本例中,大部分囊壁和分隔相对较薄,肝实质周围无炎症,强烈提示为化脓性脓肿。一种起源于胆管的导管内乳头状黏液性肿瘤(IPMN)的表现可能是伴有胆管扩张的囊性肝脏肿物。

参考文献:Borhani AA, Wiant A, Heller MT. Cystic hepatic lesions: a review and an algorithmic approach. *AJR Am J Roentgenol* 2014;203(6):1192-1204.

Qian LJ, Zhu J, Zhuang ZG, et al. Spectrum of multilocular cystic hepatic lesions: CT and MR imaging findings with pathologic correlation. *Radiographics* 2013;33(5):1419-1433.

13　**答案 E**。图中未见多发肾囊肿,但针对本例慢性肾衰竭患者的选项中,常染色体显性遗传性多囊肾病(ADPCKD)背景下的多囊性肝病(PLD)是最有可能的诊断。部分囊肿合并出血,血细胞比容下降。下图是来自另一位 ADPCKD 患者的 T2W MR 图像,显示典型的肝囊肿和肾脏被囊肿替代。

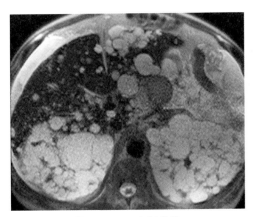

肾 ADPCKD 和肝囊肿

当发现超过 10 个肝囊肿时,可考虑纤维多囊性肝疾病,如 PLD。这些囊肿代表与导管板胚胎畸形相关的异常扩张的胆管,并且不与胆管树连通。囊肿大小不一、壁薄、无强化。在 MRI 上,由于感染或出血,囊肿可能表现不一。这通常需要处理,尽管在某些情况下可将大囊肿作为引流对象,以减轻症状。

参考文献:Borhani AA, Wiant A, Heller MT. Cystic hepatic lesions: a review and an algorithmic approach. *AJR Am J Roentgenol* 2014;203(6):1192–1204.

Brancatelli G, Federle MP, Vilgrain V, et al. Fibropolycystic liver disease: CT and MR imaging findings. *Radiographics* 2005;25(3):659–670.

14　**答案 B**。本例 CT 表现为化脓性(细菌性)肝脓肿的"双靶"征象。图示中心低密度代表坏死,强化的内壁代表肉芽组织,低密度外壁代表炎性水肿。本例内部可能会看到气体。在超声检查中,脓肿可能具有复杂的囊性外观,即内部碎屑和后部声学增强,正如以下来自其他患者的图像所示。

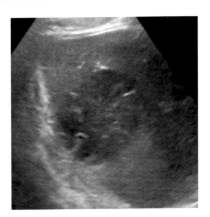

多房脓肿

化脓性脓肿是美国最常见的肝脓肿,其次是真菌脓肿和阿米巴脓肿。有胆道支架术和梗阻史的癌症患者有发生胆管炎和肝脓肿的危险。有手术史、外伤史和菌血症的患者同样具有风险。憩室炎和阑尾炎通过门静脉系统播散可引起化脓性脓肿,但由于这些疾病已得到快速诊断和治疗,播散已不常见。阿米巴脓肿呈单房,壁较厚,与化脓性脓肿相似。肝脓肿与高发病率和高死亡率相关,并建议早期介入抗生素和经皮引流。

参考文献:Borhani AA, Wiant A, Heller MT. Cystic hepatic lesions: a review and an algorithmic approach. *AJR Am J Roentgenol* 2014;203(6):1192–1204.

　　Qian LJ, Zhu J, Zhuang ZG, et al. Spectrum of multilocular cystic hepatic lesions: CT and MR imaging findings with pathologic correlation. *Radiographics* 2013;33(5):1419–1433.

15　**答案 A**。表现最符合胆管错构瘤,也称为冯迈恩堡复合体。肝内可见大量 T2WI 高信号病灶。胆管错构瘤的典型特征是大小均匀,并且<15mm,而单纯性肝囊肿和多囊性肝病的大小差异较大,正如问题 13 所示。胆道错构瘤边缘呈角状,强化不常见。

　　胆道错构瘤被认为是一种由导管板胚胎发育异常引起的纤维多囊性肝病。这些病变不与胆管相通。胆管错构瘤是良性的,无症状,不需要干预。对于广泛分布的、较小的囊性肝脏病变的鉴别诊断包括单纯性肝囊肿、微脓肿(典型的真菌感染)和卡罗利病。

参考文献:Anderson SW, Kruskal JB, Kane RA. Benign hepatic tumors and iatrogenic pseudotumors. *Radiographics* 2009;29(1):211–229.

　　Brancatelli G, Federle MP, Vilgrain V, et al. Fibropolycystic liver disease: CT and MR imaging findings. *Radiographics* 2005;25(3):659–670.

16　**答案 B**。肝硬化患者的 MRI 表现为由大结节状再生结节和间质纤维引起的肝脏大结节样轮廓。除了大结节,肝硬化的其他影像学特征包括:

- 小结节状再生结节
- 节段性萎缩(一般为右叶和左叶内侧段)
- 节段性增生(通常为尾状叶和左叶外侧段)
- 肝右叶后切迹(肝右叶后下表面在右肾水平的局灶性压痕,继发于尾状叶增大和右叶萎缩)
- 胆囊窝扩大征(胆囊周围脂肪增加)

　　延迟强化是纤维化的典型表现。动脉期无强化。纤维化外观上可呈网格状或融合状(箭头所示),如以下来自不同患者的图像所示。

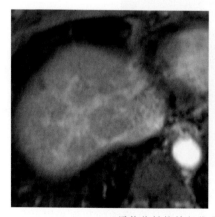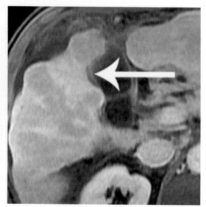

网格状桥接性纤维化和融合性纤维化

　　患者的肝硬化或纤维化的原因通常不能仅凭影像学来确定,但可能有潜在诊断的线索:

- 胆管串珠样改变可提示原发性硬化性胆管炎。
- 据报道,尾状叶肥大和肝右叶后切迹在酒精性肝硬化比病毒性肝硬化更常见。
- 在血吸虫病感染中,门脉周围纤维化伴有分隔和包膜钙化。

●活检中诊断为肝硬化的患者在常规影像学检查中可能无法检出。目前用于改善肝硬化检出的技术包括超声和 MR 弹性成像，以创建肝脏硬度图。

参考文献：Dodd GD, Baron RL, Oliver JH, et al. Spectrum of imaging findings of the liver in end–stage cirrhosis. Part I. Gross morphology and diffuse abnormalities. *AJR Am J Roentgenol* 1999;173 (4):1031–1036.

Faria SC, Ganesan K, Mwangi I, et al. MR imaging of liver fibrosis: current state of the art. *Radiographics* 2009;29(6):1615–1635.

17　**答案 B**。最广泛接受的指征之一使用肝胆对比剂的 MRI 可鉴别局灶性结节增生(FNH)和肝细胞腺瘤(HCA)。肝胆磁共振对比剂正越来越多地用于肝脏的评价。常规的 CT 和 MRI 使用的细胞外对比剂由肾脏排出。虽然肝胆对比剂具有一定的细胞外活性，可以对动脉期和门脉期进行一定程度的动态评估，但这些对比剂也会被肝细胞吸收，并随后经胆汁排泄。钆塞酸二钠(Eovist–Bayer HealthCare)是一种被肝细胞中度(50%)摄取的药物。无功能肝细胞的病变在 20min T1W 肝细胞期图像上呈低信号。在肝胆期，胆管内可见胆汁排泄，并有明显的强化。

以下两表列出了选择肝胆对比剂与传统的细胞外对比剂的临床情况和基本原理。

肝胆钆对比剂的潜在应用

方案	原理
区分 FNH 和腺瘤	FNH 摄取对比剂，肝胆期呈等至高信号
肝切除术前评估结直肠癌转移瘤的数量和分布以达到治愈目的	比 CT、常规 MRI 或 PET/CT 可检测更多的病灶，包括直径<1cm 的病灶
结合 MRCP 评估胆管解剖，例如，在活体肝脏供体中	提高了对肝胆期二、三级胆管的显示
结合 MRCP 检查胆漏	提高肝胆期胆漏的检出和定位
筛查肝硬化或慢性肝炎患者中的新结节(不断发展)	提高的肝细胞癌的检出，特别是直径<1cm 的病变

首选使用常规对比度的 MRI 或 CT 的方案

方案	肝胆对比剂次选原因
确认血管瘤	由于"假性廓清"，可能难以诊断：血管瘤与大多数其他病变一样，在延迟期和肝胆期均呈低信号
评估局部治疗后的治疗反应(如 TACE 术后、RFA)	伴有动脉期强化和肝胆期低信号的假性病变可能与残留或复发的 HCC 或富血供肿瘤相混淆。治疗后 1 个月内最明显，这被认为与邻近的肝细胞发炎和损伤有关
胆红素>3	胆红素升高提示肝功能明显下降，肝细胞对肝胆对比剂的摄取减少
脉管系统的评估	较小的肝胆对比剂可能不是评估血管的最佳方法
血色素沉着病	铁沉积导致的肝的普遍低信号限制了肝胆期检出病变的作用

参考文献：Jhaveri K, Cleary S, Audet P, et al. Consensus statements from a multidisciplinary expert panel on the utilization and application of a liver–specific MRI contrast agent (gadoxetic acid). *AJR Am J Roentgenol* 2015;204(3):498–509.

Seale MK, Catalano OA, Saini S, et al. Hepatobiliary–specific MR contrast agents: role in imaging the liver and biliary tree. *Radiographics* 2009;29(6):1725–1748.

18　**答案** A。增强 T1W 图像显示肿物边缘呈分叶状,边缘持续强化。肿物 T2WI 呈稍高信号,低于血管瘤或脓肿等液体积聚(非所选答案)。前方可见较小的病灶。患者有结肠癌病史,这些发现与转移性病变相符。一个简单的囊肿常表现为难以观察到的囊壁,并且无强化、T2WI 呈高信号。局灶性结节增生不表现为边缘强化,多见于绝经前女性。

　　转移有多种表现形式。周边结节或与转移相关的渐进性强化不应被误认为海绵状血管瘤。要根据强化模式来诊断血管瘤,必须在增强的某个期相观察到不连续的边缘。相反,与转移相关的边缘强化通常是连续的。转移灶中央坏死或囊性成分在 T2W 图像上表现为信号增强。

　　肝转移是最常见的肝脏恶性病变。腺癌是肝脏最常见的转移类型, 多见于肺、结肠、胰腺、乳腺和胃原发灶。包括结直肠癌在内的大多数转移灶为 T1WI 低信号,T2WI 稍高信号。大多数转移门脉期呈低信号。如果使用肝胆对比剂进行 MRI 检查,20min 肝胆期的转移灶呈低信号,这是由于缺乏正常功能的肝细胞。

参考文献:Namasivayam S, Martin DR, Saini S. Imaging of liver metastases: MRI. *Cancer Imaging* 2007;7: 2–9.

　　Tirumani SH, Kim KW, Nishino M, et al. Update on the role of imaging in management of metastatic colorectal cancer. *Radiographics* 2014;34(7):1908–1928.

19a　**答案** B。相对于反相位图像,肝脏和同相位图像中的脾脏的信号强度有明显的弥散性损失。结果与含铁血黄素沉着症一致,这是继发性血色素沉着症,由反复输血导致。在这种情况下,铁以含铁血黄素的形式沉积在网状内皮系统,包括肝脏和脾脏。

　　相反,原发性(遗传性)血色素沉着病的铁沉积,脾不会受累。除肝脏外,原发性血色素沉着病的主要受累器官包括胰腺和心脏, 含铁血黄素沉着病通常不会使这些受累。原发性血色素沉着病是一种常染色体隐性遗传疾病,与肠道铁吸收增加有关。铁沉积有毒,会导致器官功能障碍和恶性肿瘤,包括肝硬化、肝癌、糖尿病和心功能受损。"青铜色糖尿病"指的是这些患者的胰腺功能障碍和皮肤色素沉着。其他情况,如肝硬化,也可导致铁的吸收和沉积增加,但脾不受累。血色素沉着病是造成肝脏平扫高密度的原因之一。

　　已经开发出的一些技术可以通过使用逐渐延长 TE 的 MRI 序列来量化铁沉积的程度。每个序列的肝脏感兴趣区域(ROI)值可用于估计铁浓度。该技术已被证实与肝活检标本的结果具有良好的相关性。量化可以提供关于疾病的严重程度和治疗效果的信息,避免重复活检。

　　原发性血色素沉着病的治疗方法是反复静脉切开。由于含铁血黄素沉着症患者有潜在的贫血,不建议进行静脉切开。如果认为有必要进行治疗,可以使用去铁胺等药物进行铁螯合。在原发性血色素沉着病进展为肝硬化的情况下,可以考虑进行肝移植。

参考文献:Chundru S, Kalb B, Arif-Tiwari H, et al. MRI of diffuse liver disease: the common and uncommon etiologies. *Diagn Interv Radiol* 2013;19(6):479–487.

　　Queiroz-Andrade M, Blasbalg R, Ortega CD, et al. MR imaging findings of iron overload. *Radiographics* 2009;29(6):1575–1589.

19b　**答案** B。与梯度回波(GRE)和较长的 TE 序列相比,自旋回波和较短的 TE 序列的 T2 * 磁化率效应将降低。铁的 T2* 磁化率效应降低了产生信号所需的横向磁化矢量。这种效应实际上会导致 T1W 和 T2W 图像上的信号损失。由于 T1W 同相位图像是在 1.5T MR 上用较长的 TE 采集的(同相位 4.6ms,反相位 2.3ms),铁在同相位图像上的信号损耗更大。这与脂肪变性相反,在脂肪变性中,由于与水和脂肪结合的质子的体素消除,在反相位图像上的信号损失更大。

如前一个问题所示,对于铁沉积,T2* 效应有助于诊断。然而,这些效应可产生影响图像质量的磁化率伪影。磁化率引起的磁场的不均匀性会导致图像失真和目标区域脂肪饱和度不良。这些影响在金属上或在磁化率显著不同的两种物质之间的界面处尤为明显。容易产生药敏作用的界面是空气与软组织(例如,肺底与上腹部交汇处)。除了使用快速自旋回波和短 TE 序列外,降低磁化率的技术还包括增加接收机带宽、增加回波序列长度,以及在某些情况下应用校正重建算法来恢复空间保真度。

参考文献:Mangrum WI, Merkle EM, Song AW. Chapter 8: Susceptibility artifact. In: Mangrum WI, Christianson KL, Duncan SM, et al.(eds). *Duke review of MRI principles: case review series*. Philadelphia, PA: Mosby, 2012:111–126.

Morelli JN, Runge VM, Ai F, et al. An image-based approach to understanding the physics of MR artifacts. *Radiographics* 2011;31(3):849–866.

20a　**答案 A**。这个小的病变富血供,动脉期的强化比周围的肝实质更明显。强化常均匀,并持续到延迟期,强化强度仍然大于周围的肝实质。这种增强模式结合"灯泡"T2WI 高信号强化与毛细血管("闪光填充")血管瘤一致。突发性血管瘤很小,通常<2cm。所描述的增强模式在使用常规细胞外对比剂的多期相 MR 和 CT 上得到证实。在延迟期,肝细胞癌和转移瘤通常不会表现出比周围肝实质更明显的强化,并且该患者的乳腺 DCIS 发生肝转移的前测概率较低。虽然局灶性结节增生和肝细胞腺瘤有明显的动脉强化,但在平扫 T1 和 T2 图像上,以及增强后的门脉期和延迟期,与周围肝脏的强化程度几乎相同。

参考文献:Boland GWL, Halpert RD. Chapter 6: Liver. In: Boland GWL, Halpert RD (eds). *Gastrointestinal imaging: the requisites*, 4th ed. Philadelphia, PA: Elsevier/Saunders, 2014:218–290.

Silva AC, Evans JM, McCullough AE, et al. MR imaging of hypervascular liver masses: a review of current techniques. *Radiographics* 2009;29(2):385–402.

20b　**答案 C**。邻近血管瘤的病变代表了一过性的肝脏强度差异[THID,类似于 CT 上一过性的肝脏密度差异(THAD)]。THID 或 THAD 是表示灌注改变的楔形或地图样强化区。通常在一个阶段(通常是动脉)比其他时相更明显。在快速强化的病变如毛细血管瘤或其他良恶性病变周围可见 THID。THID 还可能与门静脉血栓形成等血管异常有关,这种 THID 只在动脉期可见。其他选项(出血、脂肪饱和度差、局灶性脂肪缺失)可能在 T1W 图像上呈高信号,但在增强后其他序列图像上也可见。

参考文献:Colagrande S, Centi N, Galdiero R, et al. Transient hepatic intensity differences. Part 1. Those associated with focal lesions. *AJR Am J Roentgenol* 2007;188(1):154–159.

Colagrande S, Centi N, Galdiero R, et al. Transient hepatic intensity differences. Part 2. Those not associated with focal lesions. *AJR Am J Roentgenol* 2007;188(1):160–166.

21　**答案 A**。MRI 示肝右叶肿物,反相位图像上信号减低并与显微镜下脂质的减少相一致。部分肿物在动脉期可强化,在延迟期廓清或包膜样外观。在慢性乙型肝炎患者中,这与肝细胞癌(HCC)一致。肝癌的一个子集会累积微观或宏观脂肪。在 MRI 上,T1W 图像上的含脂肪的 HCC 与背景肝脏信号相比呈稍高信号,如本例的第一个图像所示。

肝细胞腺瘤(HCA)和血管平滑肌脂肪瘤(AML)可含有脂肪,但在本例有 HCC 风险的患者中不考虑。血管平滑肌脂肪瘤(AML)是一种良性的间叶细胞瘤,在肝脏中很少见,大约一半的病例表现为肉眼可见的脂肪。典型的结节性脂肪变性是指所有增强后的 FS T1W 系列均为等至低信号,没有动脉期强化病灶。

参考文献:Choi JY, Lee JM, Sirlin CB. CT and MR imaging diagnosis and staging of hepatocellular carcinoma: Part I. Development, growth, and spread: key pathologic and imaging aspects. *Radiology* 2014; 272(3):635–654.

Prasad SR, Wang H, Rosas H, et al. Fat –containing lesions of the liver: radiologic –pathologic correlation. *Radiographics* 2005;25(2):321–331.

22a　**答案 C。**钝器损伤患者的增强 CT 显示线状和斑片状的低密度区,表现为肝和脾的撕裂。如果患者血流动力学稳定,则无须干预。肝裂伤从中央向肝右静脉延伸,并接近肝内下腔静脉,但没有明显的血管破裂。根据创伤外科协会(AAST)最广泛使用的肝脏损伤分级表,本例表现与Ⅳ级撕裂伤最一致。

AAST 肝脏损伤分级表

等级	类型	描述
Ⅰ级	血肿	包膜下,面积<10%
	撕裂伤	囊膜撕裂,实质深度<1cm
Ⅱ级	血肿	包膜下,面积为 10%~50%
		实质内直径<10cm
	撕裂伤	囊膜撕裂,实质深度 1~3cm,长度<10cm
Ⅲ级	血肿	包膜下,面积>50%
		包膜下破裂伴活动性出血
		肝实质内血肿>10cm 或扩大
	撕裂伤	实质深度>3cm
Ⅳ级	撕裂伤	涉及 25%~75%肝叶或 1~3 个 Couinaud 节段的间充质破坏
Ⅴ级	撕裂伤	肝叶 75%以上或单个肝叶内 3 个以上 Couinaud 节段的间充质破坏
	血管	腹腔旁静脉损伤;即肝后腔静脉/肝中央大静脉
Ⅵ级	血管	肝撕脱伤

*Advance one grade for multiple injuries up to grade III.

尽管 CT 上可见撕裂伤的范围,但手术通常仅适用于血流动力学不稳定的患者。并非量表上的所有特征都能通过影像学准确评估(CT 往往低估分级),但该量表可评估非手术治疗成功的可能性。现在 70%~90%的病例采取非手术治疗,成功率为 90%。肝脏撕脱伤(第六级)是唯一需要手术治疗的等级,因为患者的血流动力学总是不稳定。低级别(Ⅰ~Ⅲ级)损伤的非手术治疗成功的可能性高于高级别(Ⅳ~Ⅴ级)损伤。至于其他选项,没有证据表明活动性动脉出血或假性动脉瘤栓塞。本例未发现包膜下血肿,在简单情况下也不需要经皮引流。

参考文献:Poletti PA, Mirvis SE, Shanmuganathan K, et al. CT criteria for management of blunt liver trauma: correlation with angiographic and surgical findings. *Radiology* 2000;216(2):418–427.

Yoon W, Jeong YY, Kim JK, et al. CT in blunt liver trauma. *Radiographics* 2005;25:87–104.

22b　**答案 A**。HIDA 扫描显示肝脏摄取对比剂,并排泄到胆管、胆囊和小肠。ERCP 证实了 2 个肝内胆汁积聚的病灶位于胆囊的上外侧,与胆汁瘤相吻合(箭头所示)。

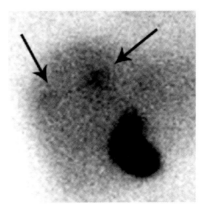

肝裂伤中的胆汁瘤

保守治疗肝损伤的情况下,胆汁瘤的发生相当普遍,约 20% 的患者出现胆汁瘤。患者可能诉腹痛加重,或出现黄疸、发热和白细胞增多。CT 可示低密度积液或腹水。胆漏通常通过 ERCP 和支架置入术进行非手术治疗, 但是对于胆汁瘤或胆汁性腹膜炎,可能需要经皮引流或剖腹手术。

参考文献:Gupta A, Stuhlfaut JW, Fleming KW, et al. Blunt trauma of the pancreas and biliary tract: a multimodality imaging approach to diagnosis. *Radiographics* 2004;24:1381–1395.

Mettler FA, Guiberteau MJ. Chapter 7: Gastrointestinal tract. In: Mettler FA, Guiberteau MJ (eds). *Essentials of nuclear medicine imaging*, 6th ed. Philadelphia, PA: Elsevier/Saunders, 2012:237–270.

23　**答案 D**。本例门静脉主干未见显示。相反,在慢性门静脉阻塞的背景下,大量迂曲的门静脉周围侧支血管与"门静脉海绵状转化"相一致。这种络脉的形成需要大约一年的时间,因此,通常与良性疾病有关。该患者有因胰腺炎导致门静脉血栓形成史。超声上可见迂曲的无回声静脉,表现为与门脉型血流一致的低水平肝静脉波形。除静脉曲张外,门脉高压的其他表现还包括脾大和腹水。

静脉曲张在门脉高压下代表门静脉侧支通路。这些可能流入上腔静脉和(或)下腔静脉。以下图像来自一名肝硬化和门脉高压患者,显示广泛的静脉曲张。胃左静脉或冠状静脉(黑色箭头所示)起源于门静脉,代表典型的静脉曲张。它在胃肝韧带中穿行,与食管和食管的曲张静脉相连,如第 2 张 CT 图像所示。这些静脉曲张汇入 SVC。第 3 张 CT 图像示镰状韧带的裂隙中"脐静脉再通"(白色箭头所示)。冠状静脉、胃短静脉和脾静脉与左肾静脉相通,可使门脉高压患者出现胃肾和脾肾分流。这些分流最终流入下腔静脉。

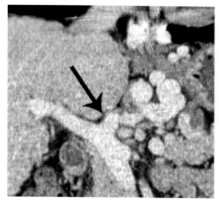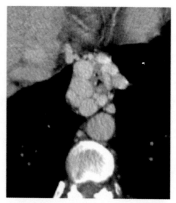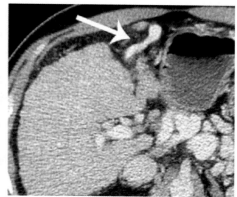

门脉高压静脉曲张,包括冠状静脉(黑色箭头)、食管静脉曲张和脐静脉再通(白色箭头)

门脉高压可分为窦前、窦内、窦后。下表列出了常见原因。

门静脉高压的常见原因

窦前	• 门静脉血栓
	• 脾静脉血栓
	• 血吸虫病(世界范围内最常见的病因,寄生虫破坏门静脉小分支)
窦内	• 肝硬化(肝内再生结节和瘢痕对门静脉血流产生阻力)
窦后	• 巴德-吉亚利综合征(肝静脉或下腔静脉阻塞)
	• 充血性心力衰竭

参考文献:Boland GWL, Halpert RD. Chapter 6: Liver. In: Boland GWL, Halpert RD(eds). *Gastrointestinal imaging: the requisites*, 4th ed. Philadelphia, PA: Elsevier/Saunders, 2014:218–290.

Morgan T, Qayyum A. Chapter 89: Diffuse liver disease. In: Gore RM, Levine MS (eds). *Textbook of gastrointestinal radiology*, 4th ed. Philadelphia, PA: Elsevier/Saunders, 2015:1629–1675.

24a　答案 B。动脉期强化的肿物在平扫、静脉期和延迟期呈等密度,与周围的肝实质极为相似,不易察觉。这种表现可能是一个线索(尤其是考虑到患者的年龄、性别和临床情况),即肿物是肝细胞来源——即为局灶性结节增生(FNH),或肝细胞腺瘤(HCA)(无慢性肝病的年轻女性几乎不可能诊断为肝细胞癌)。活检诊断为 HCA。

　　HCA 目前被认为是一组肝细胞来源的异质性肿瘤。HCA 有时具有微小的脂质,通常不显示中央瘢痕。由于肝腺瘤缺乏正常的胆管功能,当使用 Eovist 等肝胆对比剂时,肝腺瘤在肝胆期会由动脉期强化向低信号转化。肝胆期 MRI 具有高度的敏感性和特异性,可以区分 HCA 和 FNH,因为 FNH 可以保持高信号。

　　至于其他的选项,等信号的静脉或延迟期缺乏"廓清"外观。为了达到"廓清"的标准,这个富血供肿瘤随后应相对周围肝脏呈低信号。此外,在慢性肝病的患者人群之外出现的廓清现象对 HCC 没有特异性,也可能不提示存在恶性肿瘤。LI-RADS 分类在本例中不合适,因为该患者没有 HCC 风险。THAD 是正常组织中灌注改变的区域。这种尺寸的 THAD 应该看起来更具地图感,而不是圆形肿块样。THAD 与潜在病因相关,如邻近肿物、门静脉血栓形成或肝硬化。富血供转移可能具有与 HCA 相似的强化模式,其中微小的转移只能在动脉期图像中检测到。但是,在 CT 和 MR 增强前后,这种大小的转移灶似乎与周围的肝脏更加不同。在没有已知恶性病史的年轻患者中,富血供转移的可能性低于 FNH 或 HCA。

参考文献 :Grazioli L, Bondioni MP, Haradome H, et al. Hepatocellular adenoma and focal nodular hyperplasia: value of gadoxetic acid-enhanced MR imaging in differential diagnosis. *Radiology* 2012;262 (2):520–529.

Katabathina VS, Menias CO, Shanbhogue AK, et al. Genetics and imaging of hepatocellular adenomas: 2011 update. *Radiographics* 2011;31(6):1529–1543.

24b　答案 B。在这些选项中,男性更容易发生肝细胞腺瘤(HCA)的恶变。三种亚型的 HCA 被描述为具有不同的基因,并被认为代表不同的实体,第四种类型的肿瘤无法被分类。总的来说,出血、破裂的风险为 20%~25%,恶变为 HCC 为 5%~10%。影像学在监测生长和指导活检中具有重要作用。尽管某些成像特征可能提示某种亚型,但目前依靠影像学并不能可靠地区分亚型。特别关注的是 β-Catenin 突变型恶变为肝细胞癌的风险最大,并且没有特定的影像学模式。这种类型在男性中更常见。其他 β-Catenin 突变类型的风险因素在下表中列出。活检可用于危险分层,并排除恶性肿瘤的富血供性转移。

肝细胞腺瘤的亚型

亚型	人口学特征和关联	影像学表现	注释
炎症(最常见,40%~50%的病例)	• 女性 • 使用口服避孕药 • 肥胖 • 全身炎症反应综合征(SIRS) • 肝功能指标升高	• 可能各不相同 • 肝脏背景脂肪变性	出血/破裂的风险最高
脂肪 HNF-1α 突变(第二最常见,30%~35%)	• 女性 • 使用口服避孕药 • 糖尿病 • 家族性肝腺瘤病	• 肿瘤脂肪变性 • 肝脏背景脂肪变性	出血/破裂和恶性转化的风险最低
β-Catenin 突变(10%~15%)	• 男>女 • 使用雄性类固醇 • 糖原贮积病 • 家族性腺瘤性息肉病	非特异性	恶性转化的风险最高 • 可能是病理上类似于 HCC 的边缘性肿瘤
未分类		非特异性	

对 HCA 的初始处理包括停用口服避孕药或类固醇。对于>5cm 的肿瘤,男性、糖原贮积病患者和 β-Catenin 突变型患者,可以考虑进行更严格的监测或干预(栓塞或手术切除),因为它们是并发症的危险因素。有 10 个以上任意类型肿瘤的患者被认为患有腺瘤病,该病可适用于任何亚型。破裂和恶性肿瘤的风险取决于潜在亚型的特征。

参考文献 :Grazioli L, Bondioni MP, Haradome H, et al. Hepatocellular adenoma and focal nodular hyperplasia: value of gadoxetic acid-enhanced MR imaging in differential diagnosis. *Radiology* 2012;262 (2):520–529.

Katabathina VS, Menias CO, Shanbhogue AK, et al. Genetics and imaging of hepatocellular adenomas: 2011 update. *Radiographics* 2011;31(6):1529–1543.

25a　答案 D。纤维层状肝细胞癌(FHCC)是最符合图像表现的选项。此肿物符合 FHCC 的征象。较大肿物显示中央瘢痕,这在大多数 FHCC 中可见。病变动脉期强化方式表现不一。病变在 20min 时的肝胆期呈低信号。肝左叶可见小卫星结节。大约一半的患者在检查时表现出区域淋巴结转移。

对富血供肿物的鉴别诊断为局灶性结节增生(FNH)和肝细胞腺瘤(HCA)。本例中,肿物的形态与 FNH 相似,边缘呈分叶状,动脉期强化,中心瘢痕,但几乎所有 FNH 在肝胆期均呈高信号。但如图所示,FHCC 表现为低信号。传统的细胞外对比剂在 CT 或 MRI 上显示 FHCC 在静脉期和延迟期变异较大(从低信号到高信号)。

对于其他选项,典型的结肠癌转移乏血供,动脉期没有明显的强化。尽管巨大海绵状血管瘤在肝胆期呈低信号,并且可见中央瘢痕,但是周围无结节状不连续强化,且 T2WI 呈"灯泡征"高信号,提示血管瘤。HCA 和富血供性转移瘤不在所列的选项中,但也可能在动脉期强化和肝胆期表现为低信号。然而,通常不会出现中央瘢痕。

参 考 文 献 :Boland GWL, Halpert RD. Chapter 6: Liver. In: Boland GWL, Halpert RD (eds). *Gastrointestinal imaging: the requisites*, 4th ed. Philadelphia, PA: Elsevier/Saunders, 2014:218–290.

Ganeshan D, Szklaruk J, Kundra V, et al. Imaging features of fibrolamellar hepatocellular carcinoma. *AJR Am J Roentgenol* 2014;202(3):544–552.

25b 答案 A。纤维状肝细胞癌(FHCC)是一种罕见的恶性肿瘤,占肝细胞癌比例的不到 1%。约 85% 的患者在 40 岁以下,呈单峰分布,而 40 岁以下的传统肝癌患者不足 5%。局灶性结节状增生(FNH)和肝细胞腺瘤(HCA)在女性中更为常见,但在 FHCC 无性别差异。FNH、HCA 和 FHCC 通常没有肝硬化背景,而传统的 HCC 通常发生在肝硬化的背景下。FHCC 的发生被认为与 HCC 不同。血清甲胎蛋白水平正常。肿瘤常因大小的不同而表现出非特异性症状。有证据表明,该肿瘤的侵袭性比常规 HCC 低,总体 5 年生存率为 40%,而常规 HCC 约为 7%。下表总结了 FHCC 和常规 HCC 在人口统计学和临床方面的重要区别。

	纤维板层样肝癌	传统肝癌
平均年龄	25 岁	65 岁
性别	男性≈女性	男性>女性
肝脏背景	无肝硬化	肝硬化
生物学行为	侵袭性低	侵袭性高

参 考 文 献 :Boland GWL, Halpert RD. Chapter 6: Liver. In: Boland GWL, Halpert RD (eds). *Gastrointestinal imaging: the requisites*, 4th ed. Philadelphia, PA: Elsevier/Saunders, 2014:218–290.

Ganeshan D, Szklaruk J, Kundra V, et al. Imaging features of fibrolamellar hepatocellular carcinoma. *AJR Am J Roentgenol* 2014;202(3):544–552.

26 答案 D。肝脏中最常见的良性肿瘤是血管瘤。根据尸检结果,血管瘤的患病率高达 20%。该肿瘤可被认为是内皮的错构性增殖,而不是真正的肿瘤。血管瘤通常无症状,并且为偶然发现。局灶性结节状增生(FNH)和肝细胞腺瘤(HACA)分别为第二常见和第三常见的良性肝肿瘤。转移最常见于肝脏恶性肿瘤。肝细胞癌(HCC)是最常见的原发性肝脏恶性肿瘤。

血管瘤、FNH、HCA 和 HCC 都是富血供的(如动脉增强)。良性和恶性富血供肿瘤的主要特征如下图所示。当评估一个富血供肿瘤时,第一步是确定它是否为不需要进一步随访或干预的良性血管瘤。

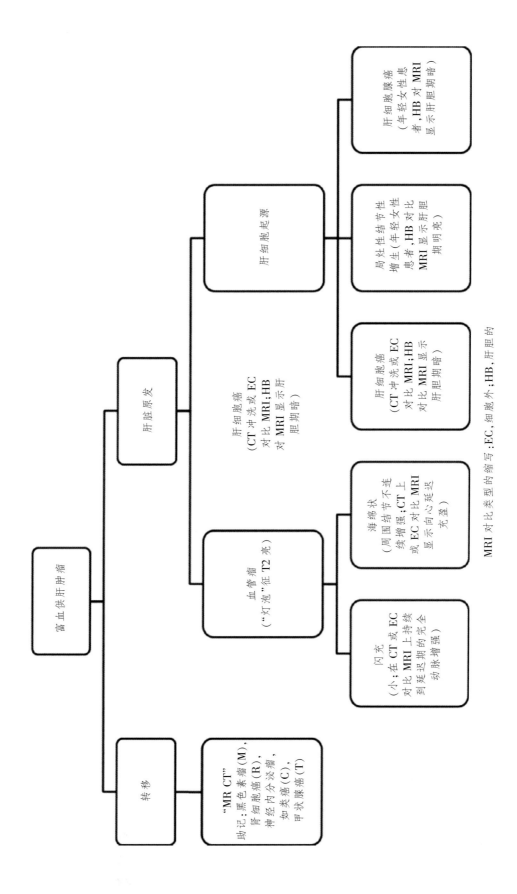

患者人口学统计、临床信息和背景肝脏外观在评价富血供性肝肿瘤中也很重要。下表总结了将这些信息纳入解释影像学表现时的要点。

富血供肝肿瘤评估的重要考虑因素

因素	注释
背景肝脏外观	
● 正常	● 是否为血管瘤？ ● HCC 罕见
● 肝硬化	● HCC 高风险。应用 LI-RADS ● FNH、HCA、血管瘤和转移瘤在肝硬化背景中较正常肝背景中更少见
● 脂肪肝	● HCA 常与周围肝实质脂肪变性有关 ● 严重脂肪变性时呈现的明显低密度可能使病变动态增强模式的评估复杂化
人口学特征	
● 年轻女性	● FNH > HCA >>纤维层状 HCC
临床资料	
● 口服避孕药的使用,合成代谢类固醇的使用,糖原贮积病,家族性腺瘤性息肉病	● HCA
● 已知原发恶性肿瘤	● 原发性肿瘤是缺乏血供还是富血供？ ● 经治疗的转移瘤可能有不典型的强化模式和外观
● 慢性肝病,特别是乙型和丙型肝炎	● HCC 风险增加。应用 LI-RADS
● 原发性硬化性胆管炎	● 胆管癌风险 ● 如合并肝硬化则具有 HCC 风险

参考文献：Grand DJ, Mayo-Smith WW, Woodfield CA. *Practical body MRI: protocols, applications, and image interpretation*. Cambridge, UK: Cambridge University Press, 2012.

Khosa F, Khan AN, Eisenberg RL. Hypervascular liver lesions on MRI. *AJR Am J Roentgenol* 2011; 197(2):W204-W220.

Silva AC, Evans JM, McCullough AE, et al. MR imaging of hypervascular liver masses: a review of current techniques. *Radiographics* 2009;29(2):385-402.

27 **答案 A**。本病例显示被动肝充血的后遗症。随着充血性心力衰竭(和其他导致右心压力升高的原因,如缩窄性心包炎和心包积液),升高的压力会逆向传导至下腔静脉和肝静脉。这些血管充血,静脉回流到心脏受到损害,导致肝脏被动充血。在增强的早期阶段,可能会显示出心脏向 IVC 的反流。肝实质可能表现出伴曲线状低密度区的弥漫性斑驳状外观,被称为"肉豆蔻肝",这在下图上也很明显,这是另一位有心脏手术史的患者。在早期或急性疾病中,肝脏常肿大。治疗的目的是控制潜在的心脏疾病,以防止肝硬化。

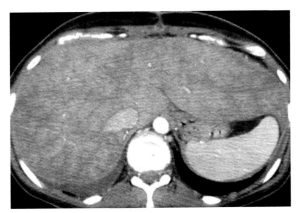

肉豆蔻肝

对于其他选项，巴德-吉亚利综合征表现出的肝脏异质性常伴有下腔静脉和肝静脉血栓形成或密度减低，而不是管径增大。由动静脉畸形（AVM）引起异常静脉引流，可能会看到下腔静脉管腔扩大，但是应该能看到迂曲的肝动脉分支。肝脏梗死灶常发生在肝脏边缘，呈楔形并且强化减低。考虑到肝脏的双重血管供应，肝梗死并不常见，但在创伤、手术和化疗栓塞、肝移植或高凝状态下，肝动脉和门静脉血液供应均可能发生损害。

参 考 文 献：Boland GWL, Halpert RD. Chapter 6: Liver. In: Boland GWL, Halpert RD (eds). *Gastrointestinal imaging: the requisites*, 4th ed. Philadelphia, PA: Elsevier/Saunders, 2014:218-290.

Torabi M, Hosseinzadeh K, Federle MP. CT of nonneoplastic hepatic vascular and perfusion disorders. *Radiographics* 2008;28(7):1967-1982.

28　**答案 C**。在该肿物中，表观弥散系数（ADC）图上的限制性扩散灶与该肝脓肿中液体的非强化 T2WI 明亮位置相对应。这是密集堆积的化脓性物质中水分子运动受到限制所致。FS T1W 后增强图像显示典型的与脓肿相符的"葡萄簇状"外观，代表为小区域液化的肝实质。在脓肿和一些肿瘤中可见弥散受限。肿瘤可能由于细胞过度增生而限制水分子扩散。然而，有坏死或囊性改变的肿瘤患者往往会增加部分液体的弥散。气体和铁在所有序列中都应该呈低信号。

在弥散加权成像中，良恶性病变的外观存在大量重叠，因此，必须结合其他影像学特征和临床情况来解释图像。弥散受限在弥散序列上表现为明亮信号，在 ADC 图上则是暗信号。在转移、肝细胞癌、腺瘤、局灶性结节增生、脓肿和血肿中均被报道为弥散受限。当 b 值增加时，如果病变呈较明亮信号并且周围的解剖结构信号受到抑制，则弥散序列可以提高对病变数目的检出。血管瘤和其他明显的 T2WI 高信号病变可能显示为 T2 穿透效应而不是与 ADC 图亮度相对应的真正弥散限制。弥散序列易受磁化率伪影的影响而发生畸变和退化。

参 考 文 献：Kanematsu M, Goshima S, Watanabe H, et al. Detection and characterization of focal hepatic lesions with diffusion-weighted MR imaging: a pictorial review. *Abdom Imaging* 2013;38(2):297-308.

Lee NK, Kim S, Kim DU, et al. Diffusion-weighted magnetic resonance imaging for non-neoplastic conditions in the hepatobiliary and pancreatic regions: pearls and potential pitfalls in imaging interpretation. *Abdom Imaging* 2015;40(3):643-662.

29   **答案 D**。这些影像学表现与胆管癌一致(CCA)。肝左叶多个扩张的胆管在 T1W 图像上呈稍低信号,T2W 图像上呈稍高信号。肿物在动脉期保持低信号,然后像典型的纤维化肿瘤一样在延迟期显示为渐进性强化。在这种情况下,强化通常是不明确的,并且会与周围的肝实质融合在一起,因此,在增强前的图像上比增强后可以更好地发现病变。尽管强化似乎在延迟阶段"填充",但该肿物既没有不连续的周围结节性强化,也没有血管瘤预期的"灯泡"T2WI 高信号表现。如使用 Eovist 等肝胆对比剂时,CCA 在 20min 时的肝胆期将为低信号,这与任何没有功能肝细胞的肿块的情况一致。

即使是很小的 CCA 也会引起胆管梗阻,伴肝叶萎缩和包膜回缩。肝实质萎缩是胆道梗阻和(或)门静脉阻塞的结果。这些征象可能伴随着周围地图样区域的强化改变,如本例所示。必须仔细检查肝萎缩和胆管扩张的区域,以确定其潜在原因,如 CCA,而不是过去的良性损伤。上行(急性细菌性)胆管炎可能更容易在各种原因的胆管阻塞患者中发展,但不是最佳答案,因为在本例中最关键的表现是恶性肿物。有时,某些肿瘤如肝内较大转移瘤(不在回答选项中)可引起胆管梗阻。虽然 CCA 有时会表现为斑片状的动脉期强化,但在动脉期未见血管过度增生或在随后的期相中未见廓清现象,因此,没有证据提示为肝细胞癌(不属于回答选项)。肝细胞癌并不会渐进性强化。

参考文献:Chung YE, Kim MJ, Park YN, et al. Varying appearances of cholangiocarcinoma:radiologic-pathologic correlation. *Radiographics* 2009;29(3):683-700.

Sainani NI, Catalano OA, Holalkere NS, et al. Cholangiocarcinoma: current and novel imaging techniques. *Radiographics* 2008;28(5):1263-1287.

30   **答案 A**。肝右叶前段楔形强化与条索分支状低密度影与肝内门静脉血栓形成(PVT)表现最为一致。肝实质灌注异常区代表一过性的肝脏衰减/信号差异 (CT 上的 THAD 和 MRI 上的 THID),应重点观察 PVT、动脉门静脉分流和肿块。

肝脏双重供血的动力学是在 PVT 中观察到的 THAD / THID 的原因。受累区域接受的肝动脉流量增加,以弥补门静脉血流的减少,这是在增强初期阶段区域密度增加的原因。灌注差异是一过性的,或当未受影响的肝脏逐渐增强后变得不那么明显。该患者的血栓可能与肝硬化、炎症、血液高凝状态和经皮肝胆手术有关。PVT 也可能是由肿瘤浸润引起的,肝内血栓最常见的是肝细胞癌,如果是肝外血栓则是胰腺癌或胃癌。一半的 PVT 患者没有明确的病因。血栓强化癌栓相仿,但可能难以用任一成像手段可靠地检出。明显的静脉扩张更倾向于诊断肿瘤而不是血栓。急性 PVT 患者可能需要抗凝治疗并纠正潜在的病因。

至于其他选项,肝裂伤延伸到血管可以是 PVT 的原因,但本例中的肝实质完好无损。胆管扩张时也可见分支性低密度影,但在本例中,低密度影遵循门静脉走行分布,表明血栓形成。脂肪保留可视为正常密度的斑片状区域,但是在这种情况下,斑片状异常密度由 THAD 引起,反映了血栓周围的灌注改变。

参考文献:Gore RM, Ba-Ssalamah A. Chapter 90: Vascular disorders of the liver and splanchnic circulation. In: Gore RM, Levine MS(eds). *Textbook of gastrointestinal radiology*, 4th ed. Philadelphia, PA: Elsevier/Saunders, 2015:1676-1705.

Lee WK, Chang SD, Duddalwar VA, et al. Imaging assessment of congenital and acquired abnormalities of the portal venous system. *Radiographics* 2011;31(4):905-926.

31　**答案 B。**在肝门可见一个局限的强化病灶（箭头所示），该病灶在所有时相均显示位于主动脉之后。病灶周围可见血肿，未见对比剂扩散。这发生于手术夹旁的肝固有动脉的一个分支，在冠状动脉图像上显示最佳。此表现与肝动脉假性动脉瘤相符。对比剂扩散提示活动性外渗，而非假性动脉瘤。

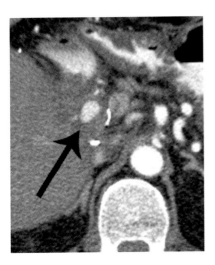 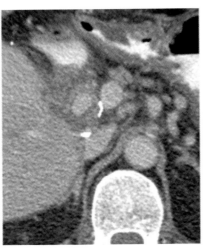 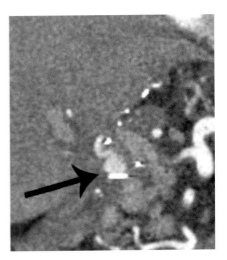

　　肝动脉瘤是第二最常见的内脏动脉瘤，占总病例数的 20%，仅次于脾动脉瘤（60%）。大多数肝动脉瘤是有症状的，患者可出现消化道或手术引流管出血，继而发生黄疸。肝外动脉瘤常是退行性的，比肝内动脉瘤更常见。肝内动脉瘤由其他原因引起，包括创伤、活检、其他外科/介入手术、感染或血管炎。破裂的发生率很高，这是灾难性事件，死亡率 >80%。紧急介入放射学处理以栓塞出血动脉是最合适的处理方法。以下图像是来自该患者的选择性肝动脉动脉造影，其证实了患者的假性动脉瘤，并进行了相应的栓塞术。

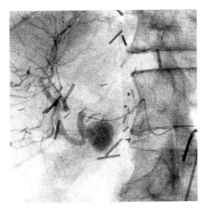

肝动脉假性动脉瘤

参考文献：Gore RM, Ba-Ssalamah A. Chapter 90: Vascular disorders of the liver and splanchnic circulation. In: Gore RM, Levine MS(eds). *Textbook of gastrointestinal radiology*, 4th ed. Philadelphia, PA: Elsevier/Saunders, 2015:1676–1705.

　　Jesinger RA, Thoreson AA, Lamba R. Abdominal and pelvic aneurysms and pseudoaneurysms:imaging review with clinical, radiologic, and treatment correlation. *Radiographics* 2013;33(3):E71–E96.

32　答案 B。肝脏超声示"满天星"的外观。弥漫性水肿导致肝实质回声减弱。门静脉管壁变得更加明显,在水肿性肝实质的"夜空"衬托下,表现为"星星"。常见的原因是急性肝炎。在这个病例中,病因为急性酒精性肝炎。然而,"满天星"外观也可发生在其他导致肝脏水肿或浸润病因,如中毒性休克、右心衰竭、白血病和淋巴瘤。

　　急性肝炎的诊断通常基于临床病史、肝功能检查(LFT)和血清学检查。超声等影像学检查有助于进行胆管活检,这可能使诊断变更为需要临床干预的其他诊断。对急性肝炎患者通常采取保守治疗,轻度到中度的病例在门诊就可以处理。严重或暴发性急性肝炎可能需要加强医院护理。

参考文献:Abu-Judeh HH. The "starry sky" liver with right-sided heart failure. *AJR Am J Roentgenol* 2002;178(1):78.

　　Morgan T, Qayyum A, Gore RM. Chapter 89: Vascular disorders of the liver and splanchnic circulation. In: Gore RM, Levine MS(eds). *Textbook of gastrointestinal radiology*, 4th ed. Philadelphia, PA: Elsevier/Saunders, 2015:1629-1675.

33a　答案 C。在肝脂肪变性背景下可见内部出血的肿物。前 2 幅 MR 图像为 T1W 同相位和反相位图像,反相位图像上显示弥漫性信号强度下降,这与背景肝实质脂肪变性相符合。在含铁血黄素沉着症中,肝脏在同相位图像上的信号强度会下降,这是由较长的 TE 图像的磁化率增加所致。肝脏肿物包含小部分 T1WI 高信号病灶,该病灶持续存在于脂肪抑制的 T1W 图像上,表明这是出血而不是肉眼可见的脂肪。

33b　答案 B。年轻女性肝脂肪变性背景下的出血性肝肿物,最可能的诊断是肝细胞腺瘤(HCA)。虽然局灶性结节状增生(FNH)比 HCA 更常见,但 FNH 没有出血和破裂的倾向。考虑到患者的年龄和缺乏原发性 HCC 或恶性肿瘤的危险因素,HCC 和转移性疾病不太可能发生。

　　HCA 最常见于服用口服避孕药的育龄女性,但正如前一个问题中所讨论的,也发生于糖原储存疾病患者和服用外源性雄激素的患者。由于局灶内脂肪沉积或出血,HCA 可以是非均质性的。对于>5cm 或出血的病灶,可考虑进行介入治疗,包括栓塞或手术切除。

参考文献:Fisher A, Siegelman ES. MR techniques and MR of the liver. In: Siegelman ES(ed). *Body MRI*. Philadelphia, PA: Elsevier Saunders, 2005:4-5.

　　Katabathina VS, Menias CO, Shanbhogue AK, et al. Genetics and imaging of hepatocellular adenomas: 2011 update. *Radiographics* 2011;31(6):1529-1543.

34　答案 C。肝脏的平扫图像显示半月形高密度影,构成肝脏左叶外侧段的边缘。这与该患者在当天早些时候进行经皮肝活检形成的包膜下血肿相符。突然的腹痛归因于肝被膜的急性扩张。CT 是评估可疑出血的首选方法。急性血肿的密度(1~3 天)随着血肿的发展而降低,假包膜可能会在 2~4 周内形成。混合密度可见分层样血块(血细胞比容效应)或不同年龄的出血。包膜下血肿的形态为典型的新月形或双凸形(透镜状)。如果临床需要,出血的处理包括输血和经导管动脉栓塞。本例患者病情稳定,进行保守治疗即可。

　　弥漫性肝脏脂肪变性,导致肝脏弥漫性低密度,使未强化的血管在平扫中清晰可见,但包膜下新月形高密度区域并不是典型的脂肪缺失。一过性肝脏密度不均(THAD)

指的是肝实质强化的改变,在后期往往消失,不适用于无增强检查。门静脉周围水肿可与创伤、急性肝炎和充血一起出现,表现为门管区周围的低密度晕征,此处未见显示。

参考文献:Boland GWL, Halpert RD. Chapter 6: Liver. In: Boland GWL, Halpert RD (eds). *Gastrointestinal imaging: the requisites*, 4th ed. Philadelphia, PA: Elsevier/Saunders, 2014:218–290.

　　Casillas VJ, Amendola MA, Gascue A, et al. Imaging of nontraumatic hemorrhagic hepatic lesions. *Radiographics* 2000;20(2):367–378.

35　**答案 A**。本病例的动脉期扫描时间太早,限制了对富血供性肿瘤的评估。肝脏扫描方案的 MRI 或 CT 图像应在动脉期晚期获得,此时门静脉主干(长箭头所示)的密度欠均匀,与之前的 MRI 检查结果相符。本例图像示门静脉主干无强化(短箭头所示)。

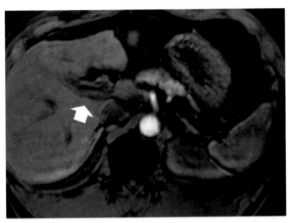

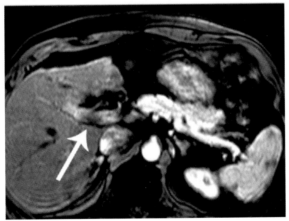

　　动脉晚期,脾的血窦强化和肾脏的皮髓质强化在预期中。然而,在本病例的第一行所示的 MR 图像显示,门静脉未见显影,器官未见强化。(胰腺具有 T1WI 固有的高信号,在平扫 T1W 图像上,它通常比其他器官更亮)6 周后的 MRI 检查(本题未显示)显示病变仍然存在,且大小略有增加。病变被认为是肝细胞癌,后经射频消融术治疗。

　　已有报道肝硬化背景的肝脏富血供结节可发生自发性消退,但这非常罕见,推测是由较小的异常增生结节甚至 HCC 的动脉血供中断所致。在肝右叶找不到可以解释与肝脏病变重影的相吻合的血管。微小的良性门脉分流(非答案里的选项)是典型的在肝硬化中常见的微小富血供性病灶,可能导致一过性的肝脏密度不均(THID)。这些可能在不同的检查中出现或消失,也许是由于在给药时间上的细微差别。

参考文献:Boll DT, Merkle EM. Diffuse liver disease: strategies for hepatic CT and MR imaging. *Radiographics* 2009;29(6):1591–1614.

Gandhi SN, Brown MA, Wong JG, et al. MR contrast agents for liver imaging: what, when, how. *Radiographics* 2006;26(6):1621–1636.

36 **答案F。** 转移性黏液性结直肠癌患者。融合成团的转移性黏液性低密度肿物挤压肝脏使之变大。黏蛋白的密度略高于预期的单一液体(单一液体约为 20 HU)。几乎没有证据证明其为软组织,外观上容易被误认为是一组良性囊肿,如多囊肝。此病例中,还有其他类似恶性的表现,包括低密度的转移性淋巴结肿大,在冠状位图像上可清楚地见到门静脉穿过肿块并狭窄及腹膜种植转移。在病理学上,当肿瘤黏蛋白成分超过 50%时,肿瘤就被定义为黏液性。肝转移最常见于黏液性结直肠癌,占结直肠癌的 10%~20%。与非黏液性结直肠癌相比,黏液性结直肠癌的钙化更多见。其他部位,如乳腺、卵巢、胰腺或胃肠道的原发性黏液性疾病不如结肠直肠癌常见。

转移也可能由于坏死而呈囊性,内部可见大量密度不均匀的软组织。当血供不能满足肿瘤生长的需要时,例如,用局部疗法如消融或全身化疗治疗后,会发生坏死。多房囊性病变的鉴别诊断可包括胆管囊腺瘤/癌和在一定的临床环境下的各种感染性疾病。

参考文献:Ko EY, Ha HK, Kim AY, et al. CT differentiation of mucinous and nonmucinous colorectal carcinoma. *AJR Am J Roentgenol* 2007;188(3):785–791.

Qian LJ, Zhu J, Zhuang ZG, et al. Spectrum of multilocular cystic hepatic lesions: CT and MR imaging findings with pathologic correlation. *Radiographics* 2013;33(5):1419–1433.

37 **答案B。** 该患者有神经内分泌肿瘤转移。多发性小肿物动脉期强化,表明其为富血供肿瘤。这些转移瘤在延迟期表现为与肝脏一致的密度。在给定的选项里,只有神经内分泌肿瘤的血供丰富。(少部分乳腺转移瘤血供也丰富,但患者为男性,诊断为乳腺转移瘤的可能性更小)请注意,小细胞肺癌被认为是一种神经内分泌肿瘤,可出现富血供肝转移,但小细胞肺癌不在答案选项中。非小细胞肺癌是答案之一,但血供不丰富。

助记:"MRI、CT"中的富血供肿瘤包括黑色素瘤、肾细胞癌、类癌(即神经内分泌肿瘤)或绒毛膜癌和甲状腺癌。该患者接受了惠普尔手术切除胰腺神经内分泌肿瘤。相反,胰腺导管腺癌是一种动脉期无强化的乏血供肿瘤。与周围的肝实质相比,延迟期上富血供转移瘤常呈等或低密度。转移瘤不像血管瘤出现延迟期强化。请记住,转移瘤的表现范围很广,始终要根据可疑恶性肿瘤的病理学、肝脏背景的表现和接受的治疗来解释影像学表征。

参考文献:Khosa F, Khan AN, Eisenberg RL. Hypervascular liver lesions on MRI. *AJR Am J Roentgenol* 2011;197(2):W204–W220.

Silva AC, Evans JM, McCullough AE, et al. MR imaging of hypervascular liver masses: a review of current techniques. *Radiographics* 2009;29(2):385–402.

38 **答案E。** 该肝移植患者有与移植后淋巴增殖性疾病(PTLD)相一致的淋巴肿瘤。活检显示淋巴瘤。该病例的影像学表现为非特异性表现,动脉期和静脉期 CT 表现为低密度,超声出现"牛眼"征。该患者的鉴别诊断主要包括脓肿、PTLD 和复发的肝细胞癌(HCC),具有不典型的缺乏血供表现。列出的选项中,淋巴肿瘤(PTLD)是最有可能的诊断。

PTLD 病是一组异质性疾病,范围包括从良性增生到低分化的淋巴瘤,但大多数病变是单克隆的。大多数被认为源于 EB 病毒诱导的 B 细胞增殖。肝脏是腹部最常见的受累器官，其次是小肠和肾脏。肝脏中的 PTLD 最常出现单发或多发肿块，静脉期表现最明显，CT 上密度较低。其他 PTLD 和淋巴肿瘤的表现是肝实质与门静脉周围的肿块的浸润深度难以明确。可见门静脉周围的血管穿过淋巴肿瘤而无狭窄，这一特异性表现被描述为"血管漂浮征"。在超声检查中，淋巴肿块呈低回声，然而病变也几乎可呈无回声，或者具有"牛眼"征，即如本例所示，呈中央高回声，边缘低回声。由于此病影像学特征与免疫抑制患者群体中的机会性感染及其群体中的其他肿瘤一样，常需要活检才能做出诊断。

经移植的成人患者中，PTLD 是第二大常见肿瘤（仅次于非黑色素瘤皮肤癌）。常在移植后 1 年内确诊，但可随时发生。治疗方法包括减少免疫抑制、对明显的恶性肿瘤和难治性病例进行化疗和放疗。

参考文献：Borhani AA, Hosseinzadeh K, Almusa O, et al. Imaging of posttransplantation lymphoproliferative disorder after solid organ transplantation. *Radiographics* 2009;29(4):981–1000; discussion 1000–1002.

Camacho JC, Moreno CC, Harri PA, et al. Posttransplantation lymphoproliferative disease:proposed imaging classification. *Radiographics* 2014;34(7):2025–2038.

39 **答案 D**。乳腺癌女性患者，伴有广泛的肝和脾转移。假性肝硬化在治疗后发展为肝叶萎缩和小叶边缘变形。假性肝硬化是肝转移化疗后的后遗症。在原因不明的情况下，诊断倾向于乳腺癌转移，其他原发性肿瘤罕见。肝脏轮廓可正常或呈粗糙结节状，出现肝包膜回缩。一些肝硬化患者的尾状叶也可能增大。一些病例表现为结节性再生性增生（NRH）伴有中央实质萎缩而无纤维化形成。其他情况下，广泛浸润的乳腺癌会引起促结缔组织增生性反应。虽然假性肝硬化中没有真正的肝硬化组织病理学表现，但是一些患者仍然发展为伴有静脉曲张和腹水的门静脉高压症。肝转移治疗后可见的其他表征包括增强方式改变、囊变/坏死变性和钙化。

参考文献：Faria SC, Ganesan K, Mwangi I, et al. MR imaging of liver fibrosis: current state of the art. *Radiographics* 2009;29(6):1615–1635.

Jha P, Poder L, Wang ZJ, et al. Radiologic mimics of cirrhosis. *AJR Am J Roentgenol* 2010;194(4): 993–999.

40 **答案 C**。该患者具有同上腔静脉阻塞的 "热点征"（最初在 Tc-99m 硫胶体扫描中被描述）一致的 CT 征象。在高达 75% 的病例中，上腔静脉阻塞是由肺癌引起的，其中非小细胞癌占大多数。典型征象为早期左肝叶中央内部出现明显的强化，却没有可疑的肝脏肿物。这与胸壁、纵隔和肝脏周围广泛的静脉丛有关。在慢性上腔静脉阻塞的情况下，这些血管形成腔静脉到门静脉的侧支通路，在 CT 和 MRI 中的显示较好。这可以被认为是灌注异常导致的一过性肝密度差异（THAD）。它常有边缘和病理形态的改变，但可能被误认为富血供肿物。

血管内血栓形成是上腔静脉阻塞的日益增多的原因之一，可能占全部的 15%~40%。淋巴瘤占 10%。上腔静脉阻塞可能会导致呼吸急促，面部、颈部、上肢和胸壁水肿。对可疑的恶性肿瘤采取化疗和放疗，但在某些情况下，使用血管内金属支架治疗只能是姑息性治疗。

参考文献：Kapur S, Paik E, Rezaei A, et al. Where there is blood, there is a way: unusual collateral vessels in superior and inferior vena cava obstruction. *Radiographics* 2010;30(1):67–78.

Sheth S, Ebert MD, Fishman EK. Superior vena cava obstruction evaluation with MDCT. *AJR Am J Roentgenol* 2010;194(4):W336–W346.

41 答案 C。根据米兰标准,恶性门静脉血栓形成(PVT)是肝移植的禁忌证。恶性 PVT 患者有晚期肝细胞癌(HCC)且不良预后,移植后复发率高。

肝移植已被发现是一些 HCC 患者的有效治疗方法,这些患者由于肿瘤位置、肿瘤多灶性或严重肝功能不全而不能进行肿瘤切除。移植有可能改善肝功能障碍,消除恶性肿瘤。对于任何治疗,HCC 的预后都很差。然而,采用米兰标准选择肝移植的患者效果较好,4 年总生存率为 85%,复发率为 8%。患者符合单发肿瘤≤5cm 或多发肿瘤<3个,大者≤3cm。血管侵犯和肝外转移是排除移植的标准。美国器官资源共享网络(UNOS)和医疗保险已采用米兰标准来确定 HCC 患者的移植资格,近来已有研究将标准资格扩大到更广泛的 HCC 患者群体,向其提供移植。肝性脑病和顽固性静脉曲张出血可纳入肝移植的适应证。

参考文献:Bhargava P, Vaidya S, Dick AA, et al. Imaging of orthotopic liver transplantation: review. *AJR Am J Roentgenol* 2011;196(3 Suppl):WS15–WS25; Quiz S35–38.

Mazzaferro V, Regalia E, Doci R, et al. Liver transplantation for the treatment of small hepatocellular carcinomas in patients with cirrhosis. *N Engl J Med* 1996;334(11):693–699.

42 答案 D。肝移植术后移植失败最常见的原因是排斥反应。当怀疑肝移植并发症时,超声通常是最先应用的影像学评估方法。在存在排斥反应的超声检查中可见>0.8 的高阻力指数,但这并非是特异性的。成像的主要作用是识别临床上由排斥反应引起解剖结构异常的病变,包括肾积水、血管并发症和胆道并发症。CT、MRI 和核医学肝胆扫描可能有助于解决后续问题。确诊排斥反应需要活检。

参考文献:Camacho JC, Coursey–Moreno C, Telleria JC, et al. Nonvascular post–liver transplantation complications: from ultrasound screening to cross–sectional and interventional imaging. *Radiographics* 2015; 35(1):87–104.

Norton PT, DeAngelis GA, Ogur T, et al. Noninvasive vascular imaging in abdominal solid organ transplantation. *AJR Am J Roentgenol* 2013;201(4):W544–W553.

43 答案 B。最近的扫描示动脉期消融腔边缘呈结节状强化,而该病灶几个月前未见强化。这些表征与复发的肝细胞癌最为一致。请注意,两个动脉期图像都是在一定的动脉晚期获得,门静脉主干可见对比反差。过早或过晚进行的扫描可能会遗漏肝脏富血供病变。对 HCC 进行局部治疗(如化疗栓塞、射频消融和微波栓塞)后的成像,可以评估治疗效果和新发或复发的恶性肿瘤。消融术后短时间间隔(<1 个月)进行的研究可以证明环状强化或边界不清的病灶周围的强化改变是术后损伤和炎症造成的。这种强化表现可类似残留或复发的肿瘤。这些术后改变应该会随着消融腔周围正常组织的愈合而得到改善或解决。随后出现的新结节病灶可能是复发的肿瘤。

参考文献:Park MH, Rhim H, Kim YS, et al. Spectrum of CT findings after radiofrequency ablation of hepatic tumors. *Radiographics* 2008;28(2):379–390; discussion 390–372.

Sainani NI, Gervais DA, Mueller PR, et al. Imaging after percutaneous radiofrequency ablation of hepatic tumors: Part 2. Abnormal findings. *AJR Am J Roentgenol* 2013;200(1):194–204.

44　**答案 C**。搏动的血流伪影,在这个平扫 T1WI 上,有重影投射在肝左叶上。重影的大小和形态与主动脉相同,不要误认为是肝脏病变。由进入现象引起的流动效应可能会导致血液从上方(上层的主动脉)或下方(下层的 IVC)进入层面而产生不必要的伪影。搏动的血流伪影沿相位编码方向分布的间隔时间恒定的重影。在流动存在的情况下,相移的发生不能用跟随初始脉冲的回旋梯度来解释。在腹部,相位编码通常应用于较短的前后维度以减少扫描时间。因此,主动脉的重影经常映射到肝左叶。

　　为了处理这个伪影,可以切换相位和频率编码的方向,将重影投射到兴趣区之外。常会延长扫描时间。将饱和脉冲("饱和带")预置在成像区域上游以消除来自主动脉血流的信号(或预置在成像区域下游以消除来自 IVC 血流的信号)。补偿流动伪影的技术包括梯度力矩消除,涉及应用额外的脉冲来校正流动质子的相位移动。

　　在频率方向上,射频干扰通常被视为图像中的一个或多个噪声带。MRI 检查室设计为采用重型屏蔽的"法拉第笼",以防止不必要的射频信号干扰,但偶尔出现的杂乱射频信号会被 MRI 接收线圈接收。这种情况发生于门保持打开或密闭不充分、电子设备被带入房间,或者扫描仪组件有缺陷时。肝脏病变不太可能在大小、形状和排列上与主动脉完全匹配。不管怎样,在 T1WI 上单纯性囊肿和血管瘤应表现为相对周围肝脏更低的信号。

参考文献:Huang SY, Seethamraju RT, Patel P, et al. Body MR imaging: artifacts, k-space, and solutions. *Radiographics* 2015;35(5):1439–1460.

　　Morelli JN, Runge VM, Ai F, et al. An image-based approach to understanding the physics of MR artifacts. *Radiographics* 2011;31(3):849–866.

45　**答案 A**。该患者的影像学表现与肝动脉狭窄(HAS)一致。记录下肝门处的肝动脉(白色箭头)频谱多普勒波形。如图,血管下游狭窄时出现典型的迟缓低小波形,且动脉上行延迟,峰值流速降低,导致阻力指数减小<0.5(黄色箭头所示,阻力指数=0.4)。选择性动脉造影显示狭窄为局灶性狭窄(黑色箭头所示)。

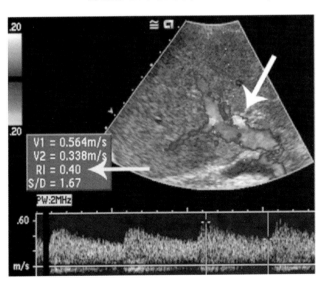
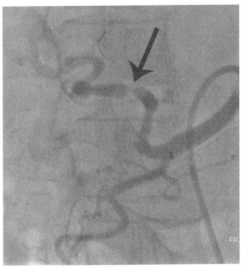

　　肝移植后最常见的血管并发症累及肝动脉。高达 12% 的移植患者会发生 HAS 和血栓形成。HAS 最常发生在吻合口处。除了下游迟缓低小的超声波波形外,典型的 HAS 表征包括高于 200cm/s 的血流速度和狭窄后立即出现的局部混迭。血管造影术可用于诊断和治疗。

因肝动脉是胆管血管供应的唯一来源,动脉损伤可导致胆道缺血,形成胆汁瘤和移植器官功能障碍。下面同一患者的 CT 图像中,肝脏内低密度的小肿块(箭头所示)为进展中的胆汁瘤。

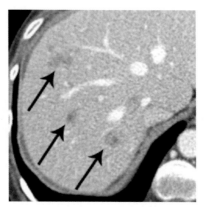

HAS 肝移植患者进展中的胆汁瘤

其他血管并发症(答案选项中的门静脉血栓形成、假性动脉瘤和肝门动静脉瘘)也可能发生在肝移植患者,但并不常见,且与影像学表现不一致。门静脉主干在彩色多普勒图像上具有一定的流动方向(此病例中,红色代表肝足血流向肝脏,如左侧的彩色参考条所示)。假性动脉瘤是动脉的扩张,而不是狭窄。动脉门静脉分流术在动脉造影上呈早期静脉混浊。

参考文献:Crossin JD, Muradali D, Wilson SR. Ultrasound of liver transplants: normal and abnormal. *Radiographics* 2003;23(5):1093–1114.

Singh AK, Nachiappan AC, Verma HA, et al. Postoperative imaging in liver transplantation: what radiologists should know. *Radiographics* 2010;30(2):339–351.

46 **答案 A**。巨大海绵状血管瘤(GCA)可能与卡萨巴赫–梅里特综合征有关。该综合征中血小板减少症由 GCA 内血小板的隔离和破坏引起。这种综合征常见于婴儿,但也可见于成人。巨大海绵状血管瘤大小的标准尚未统一,从大于 4cm 到大于 10cm 都有提及。如图所示,GCA 常表现为海绵状血管瘤外周呈典型的结节状不连续强化。可见 T2WI 呈高信号的中央瘢痕,延迟成像上也没有完全充盈,此影像学表现见于本例患者。一些GCA 的异质性和非典型表现偶尔会带来诊断上的困难。GCA 在血管瘤中所占比例不到 10%,出现症状的情况很罕见。并发症包括疼痛、破裂或卡萨巴赫–梅里特综合征。

类癌综合征是一些转移性神经内分泌肿瘤患者出现潮红和腹泻的临床症状。库欣综合征与皮质醇增多症有关,皮质醇增多症可表现为体重增加、雄激素过多、葡萄糖耐受不良和骨质疏松等症状。兰伯特–伊顿综合征是一种表现为肌肉无力的神经肌肉疾病。被视为可能与小细胞肺癌相关的副肿瘤综合征。

参考文献:Boland GWL, Halpert RD. Chapter 6: Liver. In: Boland GWL, Halpert RD (eds). *Gastrointestinal imaging: the requisites*, 4th ed. Philadelphia, PA: Elsevier/Saunders, 2014:218–290.

Coumbaras M, Wendum D, Monnier-Cholley L, et al. CT and MR imaging features of pathologically proven atypical giant hemangiomas of the liver. *AJR Am J Roentgenol* 2002;179(6):1457–1463.

47 **答案 C。**多发局灶性脂肪变性在肝脏中呈片状结节性分布。CT 上为低密度区。与同相位图像相比,这些区域对应于反相位图像上信号强度的丢失,与微颗粒脂肪一致。在影像学上,脂肪变性可为弥漫性、局灶性或多发局灶性的。典型的局灶性脂肪变性部位包括门静脉周围区、胆囊窝周围和镰状韧带前面的周围区域。一些病例中可见位于血管周围的明显分布,如本例以及来自不同患者的后续静脉期 CT 图像所示。多发局灶性脂肪变性的影像学表征可类似于转移性疾病或浸润性恶性肿瘤,但没有可疑的结构扭曲、血管移位或其他占位效应。脂肪变性区域代表具有胞内脂质的肝细胞,呈强化,尽管在不同阶段它们相对于周围肝脏保持低密度。

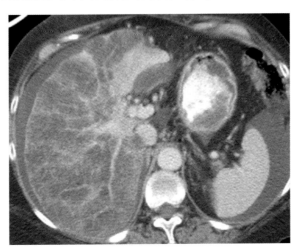

分布于血管周围的肝脂肪变性

参考文献:Cassidy FH, Yokoo T, Aganovic L, et al. Fatty liver disease: MR imaging techniques for the detection and quantification of liver steatosis. *Radiographics* 2009;29(1):231–260.

Hamer OW, Aguirre DA, Casola G, et al. Fatty liver: imaging patterns and pitfalls. *Radiographics* 2006;26(6):1637–1653.

48 **答案 B。**此图为存在大量再生结节的小结节型肝硬化。箭头所示代表性结节在动脉期呈高信号。与强化前的 T1WI 相比,此结节有着与其他结节一样的 T1WI 信号强度,但强化不明显。在延迟图像上,结节信号强度没有明显的"冲刷",等同于周围的肝脏信号强度。此影像学征象与再生结节最为一致。

肝硬化时结节内 T1 高信号归因于脂肪变性、糖原、铜或出血。此情况下,结节在异相位 T1WI 上保持高信号强度,没有可证明微颗粒脂肪存在的证据,而在 FS T1WI 上保持高信号,没有宏观脂肪的证据。虽然有时不典型增生结节或肝细胞癌在 T1WI 上也出现明显高信号,但是肝脏疾病里 T1WI 高信号病变并不少见,常为再生结节。如果使用肝胆造影剂(未显示),在 20min 的肝胆相上再生结节和不典型增生结节密度保持对比信号。T1WI 上为高信号结节,如果强化前的 CT 图像上呈低密度,更可进一步确诊。这使得对增强模式的评估更为直观。

参考文献:Boland GWL, Halpert RD. Chapter 6: Liver. In: Boland GWL, Halpert RD (eds). *Gastrointestinal imaging: the requisites*, 4th ed. Philadelphia, PA: Elsevier/Saunders, 2014:218–290.

Hanna RF, Aguirre DA, Kased N, et al. Cirrhosis–associated hepatocellular nodules: correlation of histopathologic and MR imaging features. *Radiographics* 2008;28(3):747–769.

49　**答案 D**。患者肝梗死。早期 CT 上肝脏密度不均匀,存在多个低密度和不强化区,右叶最明显。肝脏有病态外缘,没有血管移位或占位效应。脾周的高密度影表现与腹腔积血的病史相一致。患者因严重出血休克导致梗死。一个月后,平扫 CT 上见肝右叶低密度楔形,伴体积缩小和包膜萎缩,与梗死和瘢痕形成的影像学表现一致。

　　肝梗死并不常见,因为肝脏有来自肝动脉和门静脉系统的双重血液供应。肝梗死的原因可能包括休克、麻醉、败血症、创伤、转移和经皮肝介入治疗,如动脉化疗栓塞和射频消融。对于肝脏梗死早期很难诊断,影像学表现可能不明显。低强化区常在周边且呈楔形。随着时间的推移,边缘变得更明显、清晰。浸润性肝细胞癌(HCC)也可呈现密度不均,难以确诊,但会有少数动脉的强化,并且无萎缩。无占位效应的低密度区类似脂肪变性,但与最近的既往 CT 相比,其为急性表现,脂肪变性不会演变成局灶性瘢痕。

参考文献:Gore RM, Ba–Ssalamah A. Chapter 90: Vascular disorders of the liver and splanchnic circulation. In: Gore RM, Levine MS(eds). *Textbook of gastrointestinal radiology*, 4th ed. Philadelphia, PA: Elsevier/Saunders, 2015:1676–1705.

　　Torabi M, Hosseinzadeh K, Federle MP. CT of nonneoplastic hepatic vascular and perfusion disorders. *Radiographics* 2008;28(7):1967–1982.

50　**答案 A**。肝硬化中有多个 T1 和 T2 低信号的小结节。与反相位图像相比,同相位图像呈低信号,这与含铁结节最为一致。动脉期没有强化。尽管含铁结节可能是再生性或不典型增生性,但很少发现合并恶性肿瘤。有人提出猜测:结节肝细胞癌变后会失去储存铁的能力。肝硬化和其他慢性肝病患者铁吸收的异常增加会导致肝铁沉积病灶。

参考文献:Baron RL, Peterson MS. From the RSNA refresher courses: screening the cirrhotic liver for hepatocellular carcinoma with CT and MR imaging: opportunities and pitfalls. *Radiographics* 2001;21:Spec No.: S117–132.

　　Curvo–Semedo L, Brito JB, Seco MF, et al. The hypointense liver lesion on T2W MR images and what it means. *Radiographics* 2010;30(1):e38.

51　**答案 D**。在脂肪饱和的 T2W 自旋回波图像上,可见肝脏前的肝周脂肪和外周皮下脂肪中明亮的信号强度区(箭头所示)。这些代表了由磁场的不均匀导致脂肪饱和度较低的区域。脂肪饱和度低不应被误认为是腹水或脂肪浸润等病理表现。不均匀脂肪饱和伪影常常位于容易出现磁场不均匀和磁敏感伪影的区域,例如,图像外周、与肺的交界面或金属物体附近。在所有选项中,莫尔条纹也是出现在边缘的伪影,但此病例中肝外缘没有明显的条纹。

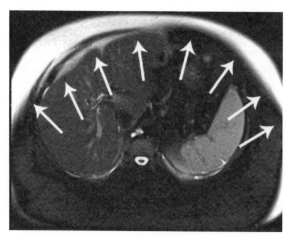

频率选择性脂肪饱和的有效性取决于磁场的均匀性。导致磁场不均匀的因素会不可预测地改变脂肪峰的频率,从而阻止脂肪峰被扰相梯度识别和破坏(饱和)。为了提高脂肪饱和度并降低敏感性的影响:

- 将解剖兴趣区置于等磁场中心,以改善磁场的均匀性。
- 进行匀场,调整射频传输元件以提高磁场的均匀性。
- 应用受敏感性伪影影响较小的序列。
  - 短时反转恢复(STIR)序列实现脂肪抑制不依赖于脂肪峰的频率选择,以信噪比为代价产生更好的结果。
  - 自旋回波序列和较短的 TE 序列比梯度回波序列和较长的 TE 序列受磁敏感性的影响小。

参考文献:Huang SY, Seethamraju RT, Patel P, et al. Body MR imaging: artifacts, k-space, and solutions. *Radiographics* 2015:140289.

Morelli JN, Runge VM, Ai F, et al. An image-based approach to understanding the physics of MR artifacts. *Radiographics* 2011;31(3):849–866.

52 答案 C。肝硬化中表现明显的肝动脉–门静脉分流(瘘)。多普勒频谱图像为 "MPV"图像,显示门静脉主干血流逆转的血流远离肝脏。门静脉波形跳动规律,呈动脉化,而没有随呼吸改变。动脉期的 CT 图像示肝穹隆部蜿行的血管密度与周围组织形成对比。在邻近右肝动脉(箭头所示)衰减后,右门静脉(三角箭头所示)早期显影清晰。

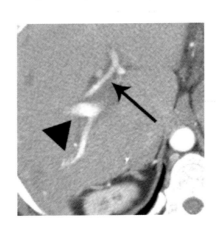

动脉–门静脉分流/瘘的其他表征包括低阻力波形的供血动脉扩张。门静脉可能会扩张。瘘附近的肝实质内彩色多普勒"斑点"可被识别,由于组织振动,这种伪影表现为五彩镶嵌的小簇。可见血流灌注异常,CT 上有局灶性或楔形的一过性肝脏密度差异(THAD),MRI 上见肝脏一过性强化灶(THID)。小分流可与富血供的小肿物相似,如肝细胞癌、局灶性结节性增生和血管瘤。较大的肝内分流会导致严重的门静脉高压症和心力衰竭。动脉造影可以辅助诊断和治疗。后天性原因包括肝硬化、肿瘤(尤其是肝细胞癌)、外伤、活检和手术。先天性动脉–门静脉瘘可能先天性的,也可能与遗传性出血性毛细血管扩张症(奥斯勒–韦伯–朗迪综合征)、埃勒斯–当洛综合征和胆道闭锁相关。

参考文献:Gallego C, Miralles M, Marín C, et al. Congenital hepatic shunts. *Radiographics* 2004;24(3): 755–772.

Torabi M, Hosseinzadeh K, Federle MP. CT of nonneoplastic hepatic vascular and perfusion disorders.

Radiographics 2008;28(7):1967–1982.

53a　答案 B。该病变增强呈离心性强化,为肝紫癜症(源于希腊语 *Pelios*,意为"暗"或"紫")最常见的增强方式。肝紫癜症是一种罕见的良性血管疾病,其特征是扩张的血窦和内皮细胞整齐排列的血液囊腔。在此病例中,动脉期病灶中央呈球状强化,由内向外扩展;延迟期表现与周围肝脏保持相同的高密度。这种由内到外的离心性充盈方式与血管瘤由外到内的向心性充盈方式相反。在晚期,肝紫癜症可表现与本例一致的持续强化,表明血液汇集,或与周围肝脏一致的密度。尽管肝紫癜症可表现出其他的强化方式,离心性强化是肝紫癜症的典型表现。需要注意的是,离心性强化并不是肝紫癜症的特异性表现,偶尔也可出现于转移瘤。然而,本病例中,延迟期的持续强化程度大于肝脏,更有利于支持其为肝紫癜症而不是富血供转移瘤的诊断。肝脏继发性淋巴瘤比原发性淋巴瘤更常见,为所示的答案选项,因为其不强化。胆管癌(不是答案选项)可显示延迟强化,但肿块动脉期强化常常不明显,可能与胆管扩张有关。

　　与血管瘤及其他肿瘤相比,肝紫癜症对邻近血管的影响较小。这一点在以下另一患者 CT 上肝脏多发病灶不强化的表现可以证实。右肝静脉的一个分支血管(黑色箭头所示)行经主要病变边缘,未受侵犯。可能为弥漫性或局灶性受累,病变大小不一。血液囊腔内的病变可能具有不同的密度(白色箭头所示)。肝紫癜症可能涉及其他器官,如脾、淋巴结、肺和皮肤。

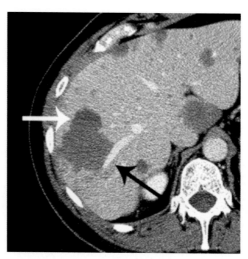

肝紫癜症

参考文献:Iannaccone R, Federle MP, Brancatelli G, et al. Peliosis hepatis: spectrum of imaging findings. *AJR Am J Roentgenol* 2006;187(1):W43–W52.

　　Torabi M, Hosseinzadeh K, Federle MP. CT of nonneoplastic hepatic vascular and perfusion disorders. *Radiographics* 2008;28(7):1967–1982.

53b　答案 A。肝紫癜症的发病机制尚不清楚,可能与药物、毒素和感染有关。多达一半是自发的。汉赛巴尔通体和五日热巴尔通体是导致杆菌性紫癜的细菌,这种病见于艾滋病患者。大多数患者没有症状,只是偶然被检查出来,但也有破裂并进展为肝硬化及门脉高压的报道。由于病变可能被误认为为转移瘤或其他原发性肝脏肿瘤,因此,其他成像方式、随访成像和活检可影响患者的治疗。淋巴结肿大在由汉赛巴尔通体杆菌引起的杆菌性紫癜中可很明显。对可疑的病因进行治疗后,病变会消退。对巴尔通体感染引起的杆菌性紫癜用抗生素治疗。

参考文献:Savastano S, San Bortolo O, Velo E, et al. Pseudotumoral appearance of peliosis hepatis. *AJR Am J Roentgenol* 2005;185(2):558–559.

Torabi M, Hosseinzadeh K, Federle MP. CT of nonneoplastic hepatic vascular and perfusion disorders. *Radiographics* 2008;28(7):1967–1982.

(郭敏翊 王永晨 译 孟晓春 审校)

第 7 章　脾脏

1　患者,男,78 岁,餐后中腹疼痛且无恶性肿瘤史。行 CTA 检查对肠系膜血管进行评估。根据脾脏图像,最合适进行的下一步是:

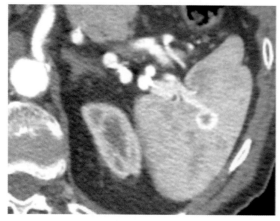 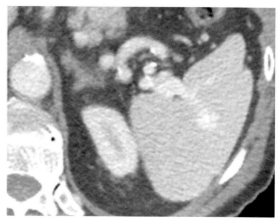

  A.PET/CT 扫描   B.经皮穿刺活检

  C.抗真菌治疗   D.无须下一步检查或治疗

2　在 40 岁或以上的患者中,下图的脾脏 CT 图像最常见的病因是:

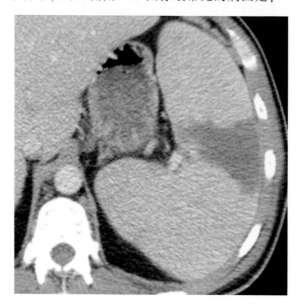

A.镰状细胞疾病   B.梗死性疾病

C.胰腺炎   D.脾扭转

3 以下 CT 图像来自一位有原位肝移植病史的患者,引起脾脏和肝脏病变的最常见的微生物是:

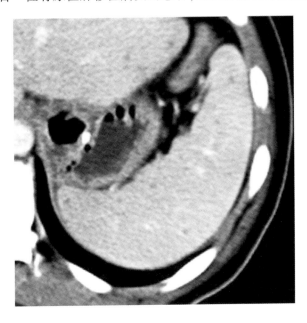

A.念珠菌   B.鸟分枝杆菌复合群

C.汉赛巴尔通体   D.耶氏肺孢子虫

4a 患者,女,38 岁,弥漫性腹痛,腹胀和厌食症,该患者在孩童时期跌倒后有过手术史,以下是其两幅 CT 扫描图像,哪一种检查最适合确认疑似诊断?

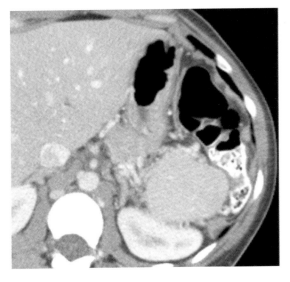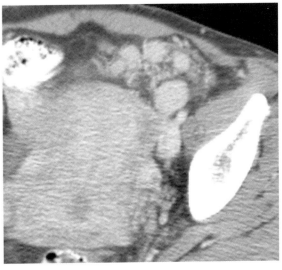

A.单纯 MRI 扫描   B.PET/CT

C.硫胶体扫描   D.肝胆亚氨基二乙酸(HIDA)扫描

4b   根据以下采用 Tc-99m 硫胶体扫描的图像,诊断是:

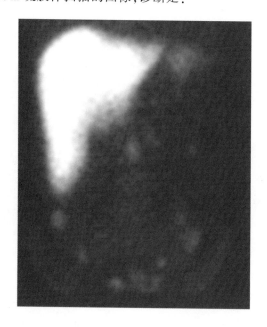

A.腹膜癌转移   B.脾组织植入

C.肺结核   D.淋巴瘤

5   患者,男,38 岁,因腹痛行超声检查,为进一步评估其左上腹病变,行 MRI 检查,最可能的诊断是:

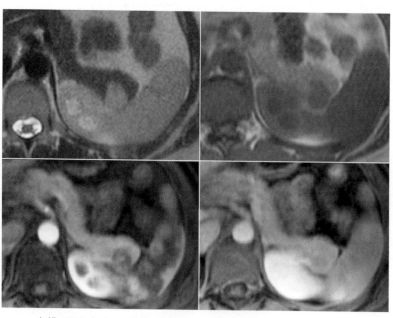

上排:T2W 和 T1W 图像。下排:FS T1W 动脉期和静脉期增强

A.胰腺腺癌   B.副脾

C.腹膜癌转移   D.动脉瘤

6 患者,女,66岁,颈部可触及肿物,无其他症状,行 CT 扫描,对脾脏图像所示的最可能诊断是:

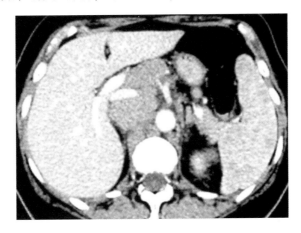

A.戈谢病
B.正常早期增强模式
C.淋巴瘤
D.腹部钝性伤

7 患者,男,47岁,因酒精性胰腺炎和急性中毒跌倒在桌子上,转院时,血细胞比容 29%,收缩压 116mmHg,心率 91bpm,行治保守支持治疗,24h 后,血细胞比容为 25%,收缩压为 82mmHg,心率为 130 bpm,CT 扫描如下图所示,对脾脏病变最适合的下一步处理是:

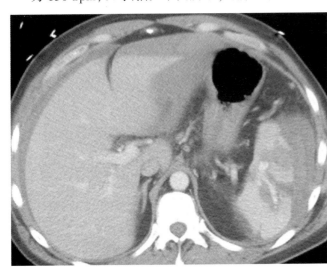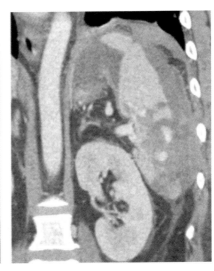

A.选择性经导管动脉栓塞。
B.经皮穿刺引流。
C.手术。
D.继续支持治疗,无须其他干预。

8 患者,男,59岁,黑色素瘤病史。行常规监测影像,CT 检查如下图所示,对脾脏病变的最可能的诊断是:

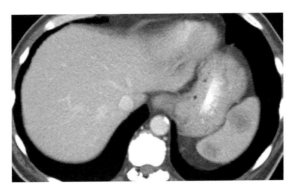

A.窦岸细胞血管瘤　　　　　　　　　　　B.淋巴管瘤

C.化脓性脓肿　　　　　　　　　　　　　D.转移

9　脾脏 1.5T 磁共振图像显示的病变与哪种疾病过程最相关?

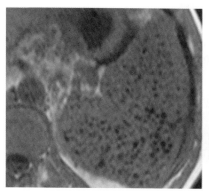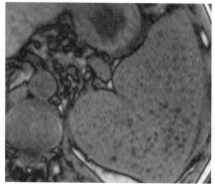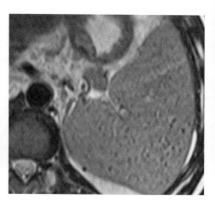

T1W 同相位,T1W 反相位和 T2W 图像

A.骨髓纤维化　　　　　　　　　　　　　B.淋巴瘤

C.门脉高压　　　　　　　　　　　　　　D.棘球蚴病

10　患者,男,55 岁,患有头颈部恶性肿瘤,目前正在接受分期评估,以下是其腹部 MRI 检查,对脾脏病变最可能的诊断是:

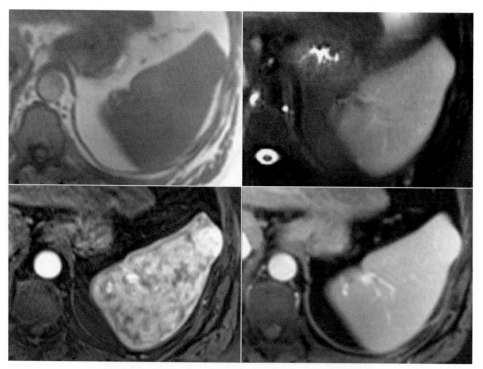

上排:T1W 和 T2W 压脂轴位图像。下排:动脉期和延迟期图像

A.淋巴管瘤　　　　　　　　　　　　　　B.转移

C.错构瘤　　　　　　　　　　　　　　　D.血管肉瘤

11　如下图所示的脾脏病变,该患者有以下哪项风险?

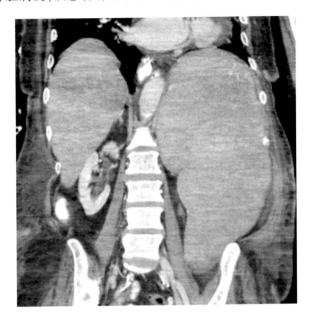

A.尿路梗阻　　　　　　　　　　B.游走脾

C.脾破裂　　　　　　　　　　　D.胰腺坏死

12　图示为脾大的轴位 CT 图像,下面哪项是减少图像下半部分伪影最有效的技术?

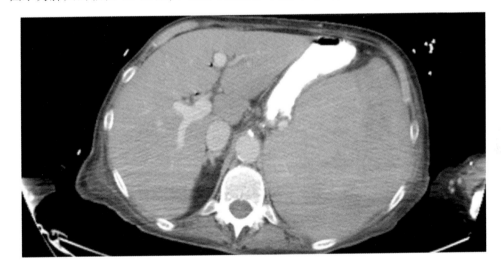

A.使用顺序(轴位)扫描技术而不是螺旋扫描技术

B.采用更薄的采集段宽度

C.举起患者的手臂

D.要求患者屏住呼吸

13 患有肢体肥大和葡萄酒色斑的患者接受腹部检查,CT扫描如下图所示,该患者有以下哪一种症状?

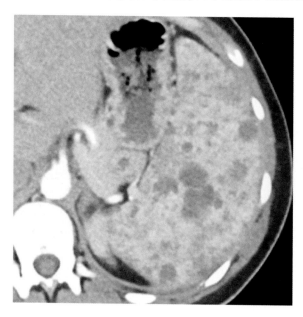

A.Klippel–Trenaunay 综合征　　　　　B.冯希佩尔–林道综合征

C.贝–维综合征　　　　　　　　　　　D.神经纤维瘤病 I 型

14 患者,男,61 岁,根据 CT 扫描的影像学表现,诊断是:

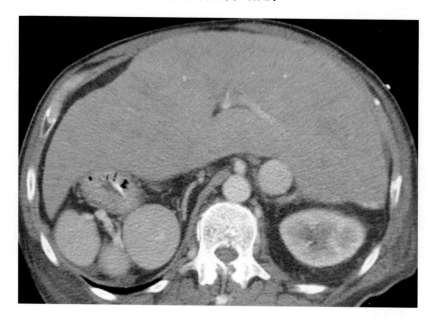

A.内脏正位　　　　　　　　　　　　　B.内脏反位

C.无脾　　　　　　　　　　　　　　　D.多脾

15　将患者 1~3 的脾脏的影像学表现与最可能的诊断结果 A~C 相匹配。每个选项只能使用一次。

A.镰状细胞性贫血　　　　　　　　　　　B.创伤后后遗症

C.陈旧性肉芽肿感染

患者 1：女，74 岁，CT 和超声图像

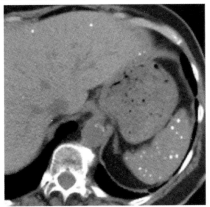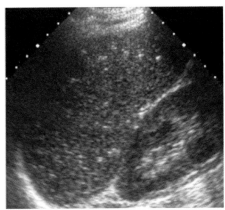

患者 2：男，26 岁　　　　　　　　　　患者 3：男，52 岁

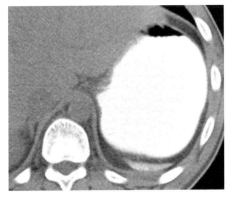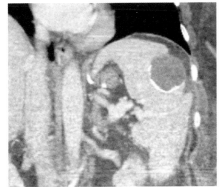

16　患者，男，43 岁，无既往史，表现为上腹部疼痛，患者的白细胞计数正常，下图为 CT 增强扫描的图像和 PET/CT 扫描的冠状位图像，哪项诊断最符合影像学表现和临床情况？

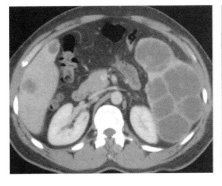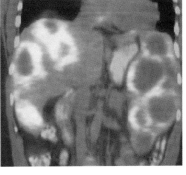

A.血管肉瘤　　　　　　　　　　　　　　B.白血病

C.多发淋巴管瘤　　　　　　　　　　　　D.多发性血管瘤

答案与解析

1　**答案 D**。此病变具有与脾血管瘤最一致的影像学特征。动脉期边缘强化，静脉期向心性充盈，强化程度大于周围脾组织。这个病变是一个孤立的偶然发现，无相关临床表现，无须进一步检查。

　　总的来说，大多数脾脏病变是良性的。脾血管瘤是脾脏最常见的良性原发肿瘤，在这种情况下，恶性肿瘤和活动性感染的怀疑度较低，因此，不建议使用 PET/CT、经皮穿刺活检和抗真菌治疗。真菌微脓肿患者免疫功能低下，有多个亚厘米级病变，微脓肿在 CT 上通常是相对于脾脏的低密度病变，尽管有些能在 MRI 上表现出早期的环状或中央强化。

　　脾血管瘤比肝血管瘤的表现更加多样性，大多数脾血管瘤不表现为肝海绵状血管瘤典型的周围结节不连续强化，病变从实性到囊性，内部复杂程度和增强程度不等，然而，脾血管瘤在超声和 MRI 的 T2W 序列上，往往有回声且比其他脾脏病变更亮。

参考文献：Luna A, Ribes R, Caro P, et al. MRI of focal splenic lesions without and with dynamic gadolinium enhancement. *AJR Am J Roentgenol* 2006;186(6):1533–1547.

　　Vos PM, Barnard SA, Cooperberg PL. Chapter 105: Benign and malignant lesions of the spleen. In: Gore RM, Levine MS (eds). *Textbook of gastrointestinal radiology*, 4th ed. Philadelphia, PA:Elsevier/Saunders, 2015:1923–1964.

2　**答案 B**。增强 CT 示楔形的脾脏低强化区，从脾门区向包膜方向延伸是脾脏梗死的典型表现。脾脏梗死可呈不典型的圆形或斑点状，或累及整个脾脏，可以看到一个"边缘"征，一条细线表示由于血管供应与被膜动脉分离而保留了被膜。随着时间的推移，梗死灶的边缘通常会变得更加清晰，并演变为残留的瘢痕，伴有包膜收缩。

　　40 岁以上的患者最常见的病因是栓塞性疾病，如房颤和心内膜炎。40 岁以下的患者最常见的病因是血液病，如镰状细胞病和白血病。梗死的其他原因包括脾血管血栓形成或动脉瘤、脾大、钝性创伤和胶原血管疾病。脾扭转是一种罕见的现象，见于因血管蒂较长和韧带附着不发达而导致脾脏游走的患者。

参考文献：Rabushka LS, Kawashima A, Fishman EK. Imaging of the spleen: CT with supplemental MR examination. *Radiographics* 1994;14(2):307–332.

　　Vos PM, Barnard SA, Cooperberg PL. Chapter 105: Benign and malignant lesions of the spleen. In: Gore RM, Levine MS (eds). *Textbook of gastrointestinal radiology*, 4th ed. Philadelphia, PA:Elsevier/Saunders, 2015:1923–1964.

3　**答案 A**。这例免疫功能受损的患者患有播散性机会性真菌感染，其肝脏和脾脏有多个微小的低密度微脓肿。微脓肿在病因学上通常是真菌性的，最常见的是念珠菌，曲霉菌和隐球菌。虽然 MRI 可能比 CT 更敏感，但微脓肿可能因太小而无法在任何成像模式下显示，微脓肿在 MRI 表现为 T2 高信号，呈环形或中央强化。

　　发生在脾脏的细菌性脓肿往往更大，最常由脓毒性栓塞引起。临床病史对做出感染诊断具有重要意义，因为其他良性和恶性疾病的过程可能会在脾脏出现多个小的低衰减病变，包括血管瘤、淋巴管瘤、肉瘤、淋巴瘤和转移瘤。

其他选项也都是造成脾多发低密度影的感染性原因,但并不常见。鸟分枝杆菌复合群(一组非结核性杆菌)和肺孢子菌(一种真菌)通常感染免疫缺陷患者。汉赛巴尔通体是引起猫抓病的细菌,猫抓病患者通常较年轻,肝损害并不常见的。在免疫功能低下的患者,尤其是艾滋病患者中,汉赛巴尔通体可引起杆菌性血管瘤病,造成肝脏和脾脏多发性血管紫癜型病变。这些不同的播散性感染的治疗主要是针对潜在微生物的药物治疗。

参考文献:Karlo CA, Stolzmann P, Do RK, et al. Computed tomography of the spleen: how to interpret the hypodense lesion. *Insights Imaging* 2013;4(1):65-76.

Vos PM, Barnard SA, Cooperberg PL. Chapter 105: Benign and malignant lesions of the spleen. In: Gore RM, Levine MS (eds). *Textbook of gastrointestinal radiology*, 4th ed. Philadelphia, PA:Elsevier/ Saunders, 2015:1923-1964.

4a 答案 C。

4b 答案 B。患者脾脏病变,腹腔和盆腔有多个光滑的圆形脾脏组织病灶(箭头所示),且显示 Tc-99m 硫胶体摄取。这位患者儿童时期跌倒后行脾切除术,腹腔左上象限为残留脾脏组织的最大病灶。脾组织植入是脾外伤的后遗症,患者有远端脾切除史。破碎的脾脏碎片分散在腹腔内,补充血管供应,并缓慢生长。如果横膈膜破裂,可在纵隔或胸膜间隙发现胸腔内脾种植。在静脉期 CT 和 MRI 上表现为光滑、圆形、均匀具有正常脾脏组织特点的病灶,虽然 Tc-99m 热损伤红细胞扫描更有敏感性、特异性,但脾脏疾病的诊断行 Tc-99m 硫胶体扫描通常已足够。脾组织植入是一种良性疾病,无症状,但可能被误认为恶性。识别到脾组织植入可以避免不必要的活检。淋巴瘤、结核和癌可在腹腔内出现软组织肿块,但在 Tc-99m 硫胶体或热损伤红细胞扫描上不显示摄取。

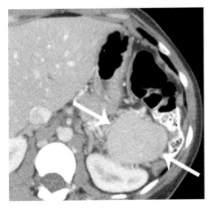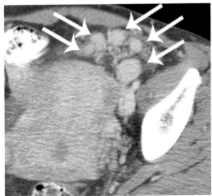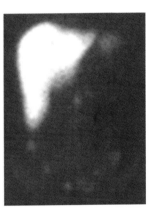

参考文献:Lake ST, Johnson PT, Kawamoto S, et al. CT of splenosis: patterns and pitfalls. *AJR Am J Roentgenol* 2012;199(6):W686-W693.

Levy AD, Shaw JC, Sobin LH. Secondary tumors and tumorlike lesions of the peritoneal cavity:imaging features with pathologic correlation. *Radiographics* 2009;29(2):347-373.

5 答案 B。胰尾部一个光滑、边界清楚的肿物,造影前后皆与脾脏信号强度一致。在动脉期,这个肿物显示与脾脏相匹配的增强模式,符合胰腺内脾(副脾)。副脾通常是在 CT 扫描中偶然发现。如果副脾与胰腺尾部密切相关,则可能被误认为是血管神经内分泌肿瘤(非答案选择)。对小病灶,即使呈脾脏典型的增强模式,也可能不能被清楚地识别。针对模棱两可的病例,需要随访或进一步检查,如硫胶体或奥曲肽扫描。

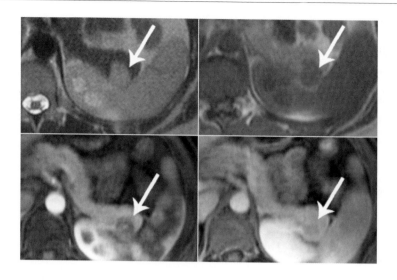

　　动脉瘤在所有序列的信号强度和增强程度随着主动脉的增加而增加,而该病变不符合此标准。胰腺腺癌动脉期不强化。腹膜种植转移可表现为脾脏周围的实性或囊性病灶,但由恶性肿瘤(卵巢和胃肠道恶性肿瘤)播散的病灶通常动脉期不强化。该患者较年轻,腹膜癌转移和胰腺腺癌并不是主要的考虑因素。

参考文献:Lake ST, Johnson PT, Kawamoto S, et al. CT of splenosis: patterns and pitfalls. *AJR Am J Roentgenol* 2012;199(6):W686–W693.

　　Levy AD, Shaw JC, Sobin LH. Secondary tumors and tumorlike lesions of the peritoneal cavity:imaging features with pathologic correlation. *Radiographics* 2009;29(2):347–373.

6　**答案 C。**该患者被诊断为非霍奇金淋巴瘤(NHL)。脾脏呈弥漫性混杂低密度影,边界不清。腹部可见多发肿大淋巴结,这些发现高度提示淋巴瘤。随后该患者进行的 PET/CT 如下图所示,脾脏和肿大淋巴结对 FDG 高摄取。

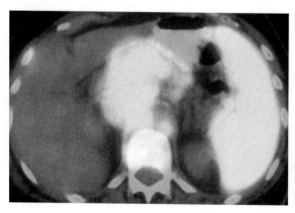

　　淋巴瘤是脾脏最常见的恶性肿瘤,继发性比原发性更为常见。在分期上,脾脏被认为是霍奇金淋巴瘤和非霍奇金淋巴瘤的受累部分,可以是局灶性或弥漫性受累。相对于周围正常实质的低密度影是脾脏淋巴瘤的典型表现,脾脏正常或增大。MRI 偶尔可见相对于正常脾脏的 T2 低信号影,该特点有利于淋巴瘤的诊断,而不是转移性疾病。未经治疗的淋巴瘤通常密度较均匀,但偶尔,一个大的病灶或肿大淋巴结可有囊变、坏死表现,需要与脾脏转移瘤相鉴别。但脾脏转移瘤并不常见,通常发生在广泛转移的情况下。

　　戈谢病是最常见的糖原贮积症,在儿童或青少年时期发病,而不是这个年龄的患者。由于含脂巨噬细胞的积聚,患者的肝脾明显肿大,大于本例。局灶性脾损害可能代表"戈谢瘤"、梗死或髓外造血灶,可以有淋巴结肿大,但这不是戈谢病的一显著特征。

　　本例患者的 CT 扫描为静脉期获得,肝静脉及门静脉均较模糊,脾脏则表现为均匀强化。正常脾脏动脉期经典的增强模式如下图所示,下图为另一例患者的 CT 图像,脾脏表现为云纹、菱形或斑马状强化,反映了不同脾窦的血流量变化,不应误认为是病理情况。钝性损伤在增强 CT 上表现为相对于周围正常实质的低衰减区,为撕裂伤或实质内血肿的影像学表现。该病例的临床情况和影像学结果不符合损伤性改变。

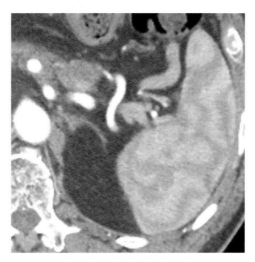

动脉期正常云纹、菱形或斑马状脾脏

参考文献:Leite NP, Kased N, Hanna RF, et al. Cross−sectional imaging of extranodal involvement in abdominopelvic lymphoproliferative malignancies. *Radiographics* 2007;27(6):1613−1634.

　　Vos PM, Barnard SA, Cooperberg PL. Chapter 105: Benign and malignant lesions of the spleen. In: Gore RM, Levine MS (eds). *Textbook of gastrointestinal radiology*, 4th ed. Philadelphia, PA:Elsevier/ Saunders, 2015:1923−1964.

7　**答案 C**。由于血流动力学不稳定,收缩压< 90mmHg,心动过速加重,血细胞比容降低,建议行脾切除术。该患者脾脏遭受钝性损伤,可见撕裂伤、实质血肿、包膜下血肿(箭头所示)和腹腔积血。此外,该期相中,脾脏内可见造影剂浓聚,提示活动性出血和(或)包裹性血肿形成(如假性动脉瘤或动静脉瘘)。

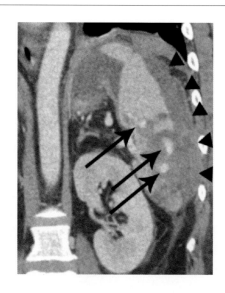

美国创伤外科协会(AAST)脾脏损伤分级表分为1~5级,详见下表。与肝损伤的处理类似,趋向于进行非手术处理以保留器官。级别越高,患者接受非手术治疗失败的可能性越大。血流动力学不稳定的患者应接受脾切除术,正如这例患者。

AAST 的脾损伤分级

等级	类别	描述
Ⅰ	血肿	被膜下,<10%表面积
	撕裂伤	被膜撕裂,实质深度< 1cm
Ⅱ	血肿	• 被膜下,10%~50%表面积 • 实质内直径<5cm
	撕裂伤	被摸撕裂 1~3cm,及实质深度不达小梁血管
Ⅲ	血肿	• 被膜下>50%表面积 • 被膜断裂或实质肿块 • 实质内血肿≥5cm
	撕裂伤	实质累及深度>3cm 或累及小梁血管
Ⅳ	撕裂伤	裂伤累及脾门或分支血管,并伴有大血管断流(占脾脏的>25%)
Ⅴ	撕裂伤	脾脏破裂
	血管	脾门血管损伤伴断流

* 多发伤可由Ⅰ级提高至Ⅲ级。

选择性动脉栓塞术可以提高非手术治疗的成功率,最适合于血流动力学稳定的 CT 上发现的血管破裂患者。CT 除了静脉期外,还增加了动脉期,这提高了检测血管破裂的敏感性,并可能影响临床决策。添加延迟期可能有助于确定造影剂浓聚是主动渗出 (这可能需要更紧急的干预)还是假性动脉瘤或动静脉瘘等包含性出血。这些额外增加的期相获得的效用应与增加的辐射剂量相平衡。在这种情况下,经皮引流血肿或腹腔积血是不合适的。经皮引流可导致无菌血肿的重复感染。

参考文献: Madoff DC, Denys A, Wallace MJ, et al. Splenic arterial interventions: anatomy, indications, technical considerations, and potential complications. *Radiographics* 2005;25(Suppl 1):S191–S211.

Uyeda JW, LeBedis CA, Penn DR, et al. Active hemorrhage and vascular injuries in splenic trauma: utility of the arterial phase in multidetector CT. *Radiology* 2014;270(1):99–106.

8　答案 D。患者脾脏为黑色素瘤转移。CT 静脉期表现为圆形、边界不清的不均匀轻度强化病灶,中心的较低密度提示中央坏死或囊性改变,脾脏大小正常。虽然病变的影像学表现并不明确,但结合临床病史,高度怀疑黑色素瘤转移。

转移到脾脏相对少见,但原发性脾脏恶性肿瘤更少见。通常发生在广泛转移的患者中,孤立性脾转移更是罕见的。在脾转移瘤中,最常见的原发肿瘤是肺癌。在原发性肿瘤中,最容易转移到脾脏的是黑色素瘤,多达 1/3 的黑色素瘤患者尸检发现脾脏转移。在 CT 上,脾转移瘤的典型影像学特征为单发或多发低强化病灶,可能有不同程度的坏死和囊性改变。在 T1W 图像上,产生黑色素的黑色素瘤转移表现为高信号强。血源性脾转移见于肺癌、乳腺癌和结肠癌,卵巢癌累及脾脏主要通过腹腔扩散,胃癌、胰腺癌或肾癌可直接蔓延累及脾脏。

脾窦岸细胞血管瘤是一种起源于红髓窦岸细胞的原发性脾脏良性血管肿瘤,可表现为多发低强化的脾脏病变,但很少见,且几乎总是与脾脏肿大有关。脾淋巴管瘤是良性囊性肿瘤,不强化。脾化脓性脓肿最常见的原因是血行播散感染,可出现类似的低密度区,但该患者的临床情况不符合,化脓性脓肿内可见分隔或气体。

当肿物不具有特异性表现,而患者有恶性肿瘤或活动性感染的危险因素时,可能需要进一步检查。CT 检查结果无异常可让人安心,PET/CT 可确诊转移或淋巴瘤。传统上,由于担心出血的风险而避免行经皮脾穿刺活检,但最近的证据表明,在某些临床情况下,经皮脾穿刺活检可能是一种安全的选择,且具有良好的诊断率。

参考文献:Gaetke-Udager K, Wasnik AP, Kaza RK, et al. Multimodality imaging of splenic lesions and the role of non-vascular, image-guided intervention. *Abdom Imaging* 2014;39 (3):570-587. doi:10.1007/s00261-014-0080-6. Review. PubMed PMID: 24525666.

Thipphavong S, Duigenan S, Schindera ST, et al. Nonneoplastic, benign, and malignant splenic diseases: cross-sectional imaging findings and rare disease entities. *AJR Am J Roentgenol* 2014;203(2): 315-322. doi: 10.2214/AJR.13.11777. Review. PubMed PMID: 25055265.

9　答案 C。该患者的脾脏有许多细小的 Gamna-Gandy 小体。Gamna-Gandy 小体是亚厘米级病灶,代表微出血的后遗症,最常见于门脉高压。该病变不强化,为铁、纤维化和钙的组合物,CT 上通常不可见,在对铁敏感的 MRI 序列上可辨别。本例患者的 MR 图像示含铁病变的影像学特征,在所有序列上均为低信号,与反相位图像相比,同相位 T1W 梯度回波信号有额外的缺失。在 1.5T 的磁场中,同相位图像的 TE 为 4.8ms 而反相位图像的 TE 为 2.4ms,因此,同相位图像对含铁血黄素中铁的敏感性比 T2* 高。Gamna-Gandy 小体见于约 10% 的门脉高压患者和镰状细胞病患者。它们不是淋巴瘤、骨髓纤维化或棘球蚴病的特征表现。

参考文献:Luna A, Ribes R, Caro P, et al. MRI of focal splenic lesions without and with dynamic gadolinium enhancement. *AJR Am J Roentgenol* 2006;186(6):1533-1547.

Vos PM, Barnard SA, Cooperberg PL. Chapter 105: Benign and malignant lesions of the spleen. In: Gore RM, Levine MS (eds). *Textbook of gastrointestinal radiology*, 4th ed. Philadelphia, PA:Elsevier/Saunders, 2015:1923-1964.

10　**答案 C**。T1W 和 T2W 压脂 MR 图像显示脾脏内微小的卵圆形病变,与周围正常脾脏几乎等信号,并伴有平滑的边缘。动脉期 T1W 图像显示脾实质呈弥漫性、轻度不均匀性高增强;延迟期图像显示等强度,相对于脾实质几乎看不见。这些特征与脾脏错构瘤相一致。

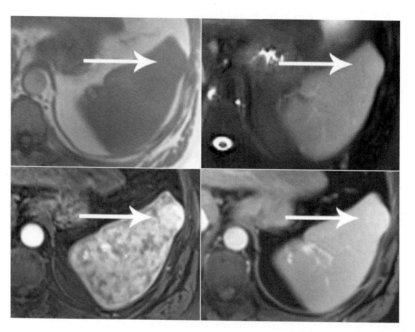

　　大多数脾脏病变是良性的,虽然很难有信心区分这些病变,但一些特征有助于诊断。脾脏血管瘤(非答案选项)通常表现为更明显的 T2 高信号和延迟增强,虽然在某些情况下,其外观可能类似于错构瘤。脾脏淋巴管瘤呈囊性外观,无强化,偶尔内部可见分隔或蛋白质。脾脏转移瘤较少见,相对于周围正常脾实质,表现为典型的 T1 低信号、T2 高信号。脾脏血管肉瘤非常罕见,常表现为异质性复杂的实体和囊性肿物。

　　脾脏错构瘤是一种良性非肿瘤性病变,由杂乱的脾脏组织——白髓、红髓或两者混合构成。较大的病灶,其内可见局灶性纤维化或囊变,通常是单发,但在结节性硬化或威斯科特-奥尔德里奇综合征患者(也称为湿疹-血小板减少-免疫缺陷综合征)中可多发。

参考文献:Abbott RM, Levy AD, Aguilera NS, et al. From the archives of the AFIP: primary vascular neoplasms of the spleen: radiologic-pathologic correlation. *Radiographics* 2004;(4):1137–1163. Review. PubMed PMID: 15256634.

　　Thipphavong S, Duigenan S, Schindera ST, et al. Nonneoplastic, benign, and malignant splenic diseases: cross-sectional imaging findings and rare disease entities. *AJR Am J Roentgenol* 2014;203(2): 315–322. doi: 10.2214/AJR.13.11777. Review. PubMed PMID: 25055265.

11　**答案 C**。慢性白血病患者通常有弥漫性脾受累,导致巨大的脾大,正如这例慢性淋巴细胞白血病患者。任何原因引起的脾大都增加了外伤性和非外伤性("自发性")脾破裂的风险。增大的脾脏延伸至胸腔的保护外,容易受伤。自发性脾破裂造成的腹腔积血是急腹症的一个罕见原因,但可能发生在轻微的活动中,如咳嗽或打喷嚏。脾大的患者也容易发生脾梗死,因为对器官增大部分的灌注可能不太理想,脾大可导致血小板减少。

　　游走脾与先天性延长的脾血管蒂和韧带附着发育不良有关,这使得器官有更大的灵活性,使患者处于脾扭转的危险之中。本例患者的脾脏位置正确,无游离迹象。虽然增大的脾脏可能取代左肾,但这通常与尿路梗阻无关。脾动脉为胰体和胰尾供应分支,经脾导管栓塞时应明确识别并保存,但脾大本身并不是胰腺坏死的危险因素。

人们提出了各种方法来定义脾大。实际上,最简单的方法是主观评估或单一的最大测量,例如,在横断面成像大于13cm,脾脏正常大小因人而异。广泛的疾病可导致脾大,其中最常见的是门静脉高压引起的充血。引起脾大的其他病理类型包括恶性肿瘤(如淋巴瘤)、血液疾病(如真性红细胞增多症)、感染(如单核细胞增多症伴 Epstein-Barr 病毒)、储存疾病(如戈谢病)和自身免疫性疾病(如类风湿关节炎)。

参考文献：Boland GWL, Halpert RD. Chapter 7: Spleen. In: Boland GWL, Halpert RD (eds). *Gastrointestinal imaging: the requisites*, 4th ed. Philadelphia, PA: Elsevier/Saunders, 2014: 291–314.

Gore RM, Ba-Ssalamah A. Chapter 90: Vascular disorders of the liver and splanchnic circulation. In: Gore RM, Levine MS (eds). *Textbook of gastrointestinal radiology*, 4th ed. Philadelphia, PA:Elsevier/Saunders, 2015: 1676–1705.

12 答案 C。在这张图片上,患者的上肢和躯干一同显示,部分在视野中。穿过躯干的双上肢之间的 X 射线发生最大的衰减,减少光子到达探测器的数量(光子不足伪影),并产生噪声,使图像下半部分出现低密度条纹。这种伪影常见于肩部之间的上胸部和髋关节置换后的骨盆。

在腹部最有效的解决方案是,嘱患者抬高上肢,使上肢位于成像野之外(如果患者可以忍受)。在扫描期间增加管电流(增加光子数量)可以减少光子不足,但这可能导致不必要的剂量增加。CT 制造商已经开发出减少这种伪影的技术,包括自动管电流调制,它在每个机架旋转的过程中改变电流,使患者的较宽的部分接收到更多的光子。自适应滤波软件通过识别和调整重建前从这些区域获得的数据噪声来改善图像。

其他答案的选择不会改善光子不足伪影。使用顺序(轴向)扫描技术将减少螺旋伪影,如风车伪影,特别是有问题的头部 CT。较薄的采集截面宽度将减少体积平均伪影,患者已经被要求暂停呼吸进行腹部 CT 扫描,依从性更好的患者可减少呼吸运动伪影。

参考文献：Barrett JF, Keat N. Artifacts in CT: recognition and avoidance. *Radiographics* 2004;24(6):1679–1691.

Cody DD, Stevens DM, Ginsberg LE. Multi-detector row CT artifacts that mimic disease. *Radiology* 2005;236(3):756–761.

13 答案 A。脾脏被多个病灶所取代,这些病灶主要呈低密度,且每个病灶有所不同。虽然影像学表现不具有特异性,但这些病灶表现与 Klippel-Tranaunay 综合征(KTS)患者的血管瘤病表现一致。KTS 是一种多发性血管瘤的综合征,有肢体肥大、葡萄酒色斑和静脉曲张三联征,可发生内脏血管瘤病伴胃肠道和泌尿管畸形,包括脾脏血管瘤和(或)淋巴管瘤,内脏多发性血管瘤增加了危及生命的内出血的风险。

贝-维综合征和 I 型神经纤维瘤病与肢体肥大和肝脾大有关,但与葡萄酒色斑或多发性脾损害无关。冯希佩尔-林道综合征患者可发展为多种良恶性肿瘤,最主要的是肾细胞癌和中枢神经系统血管网状细胞瘤,但该疾病不涉及脾脏。

参考文献：Cha SH, Romeo MA, Neutze JA. Visceral manifestations of Klippel-Trénaunay syndrome. *Radiographics* 2005;25(6):1694–1697.

Louis TH, Sanders JM, Stephenson JS, et al. Splenic hemangiomatosis. *Proc (Bayl Univ Med Cent)*

2011;24(4):356–358.

14 答案 D。该患者患有多脾,属于内脏异位综合征的范畴。本例患者的右腹部可见多发脾结节。胃在右边,肝在中线,下腔静脉在左边。内脏异位综合征是一组先天性脏器位置异常的疾病,根据脏器位置分为内脏正位(正常)、内脏反位(镜像影像)、内脏对称位(变异)。在反位中,肝在左边,脾在右边。对称位是一个谱系,但一般又分为多脾和无脾。在多脾症中,多发脾结节可能存在于左侧或右侧,通常伴随胃。在胸腔中,双侧肺可都为双肺叶。

在无脾症中,可能有双侧均为三肺叶。肝脏在中线,但没有脾脏。与多脾症相比,无脾症与先天性畸形有更高的相关性,尤其是心血管异常。无脾症常致命。

参考文献:Applegate KE, Goske MJ, Pierce G, et al. Situs revisited: imaging of the heterotaxy syndrome. *Radiographics* 1999;19(4):837–852; discussion 853–834.

Fulcher AS, Turner MA. Abdominal manifestations of situs anomalies in adults. *Radiographics* 2002;22(6):1439–1456.

15 答案:

患者 1:C.陈旧性肉芽肿感染。

患者 2:A.镰状细胞性贫血。

患者 3:B.创伤后遗症。

这三个病例在脾脏中均有钙化的表现。患者 1 在非增强 CT 和超声上显示脾脏有多个散在亮斑,与陈旧性肉芽肿感染的钙化后遗症一致,CT 显示肝脏也有几个钙化灶。MRI 检测这种大小的微小钙化的能力有限,即使在 MRI T2* 序列,也易见,如 T1W 梯度回波同相位和反相位序列。这些病灶通常是在病变愈合后偶然发现,在发现时没有临床意义。肉芽肿感染,往往愈合后伴有钙化,如流行于美国的组织胞浆菌病和肺结核。在艾滋病患者中,感染耶氏肺孢子菌(一种酵母样真菌,最初被错误地分类为原生动物,以前称为卡氏肺孢子虫)可产生这种表现。偶尔,治愈后的血管炎或淋巴瘤会出现多个小钙化。

患者 2 经脾切除术后,现在有一个终末期无功能脾。脾脏非常小且伴有弥漫性钙化,在 CT 图像上可见位于对比剂充盈的胃后方有一个小的弯曲脾脏密度影。如下图所示,镰状细胞性贫血的典型表现可以在同样患有镰状细胞病的不同患者的 X 线片上看到(箭头所示)。

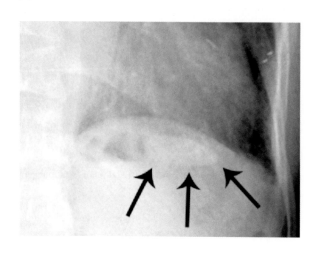

脾切除术是镰状细胞病中涉及脾脏最常见的并发症之一，是反复脾梗死的结果。在脾切除术前,镰状细胞性贫血患者存在脾脏阻断和脓肿形成的危险。其他原因造成的脾重复性梗死或纤维化,如放射治疗和胸腔暴露,可使脾脏萎缩、纤维化、密度增高等。氧化钍胶体造影剂是一个包含发射 α 粒子的放射性核素,直到 20 世纪 50 年代发现其具有致癌作用才停止使用。

患者 3 的囊肿边缘伴有少量钙化。中心密度测量 CT 值为 15HU,与液体相近。在这些选择中,最有可能是由先前的脾损伤(如创伤或梗死)造成的假性囊肿(伴有纤维化的假性囊肿)。假性囊肿被认为比先天性囊肿(真正的囊肿由上皮细胞排列)更常见。然而,通常无法通过影像学来区分假性囊肿和先天性囊肿。两种类型均可有壁增厚、分隔和钙化的表现,中心内部密度可能代表蛋白液体或出血,但不强化。淋巴管瘤是一种生长缓慢的良性先天性肿瘤,可表现为单发或多发的囊性无强化病变,大小不一,内部成分复杂。在世界范围内,寄生囊肿(通常是棘球蚴)是脾脏囊肿最常见的原因,并可钙化。棘球蚴感染可表现为简单的囊肿、复杂的实性和囊性肿物。

参考文献:Rabushka LS, Kawashima A, Fishman EK. Imaging of the spleen: CT with supplemental MR examination. *Radiographics* 1994;14(2):307–332.

Vos PM, Barnard SA, Cooperberg PL. Chapter 105: Benign and malignant lesions of the spleen. In: Gore RM, Levine MS (eds). *Textbook of gastrointestinal radiology*, 4th ed. Philadelphia, PA:Elsevier/Saunders, 2015:1923–1964.

16 **答案 A**。该患者患有血管肉瘤,是一种可能起源于脾脏或肝脏的罕见的侵袭性恶性肿瘤。血管肉瘤通常有一个复杂的囊性外观,伴有中央坏死和不规则的病灶内结节,在这个病例中可以看到整个脾脏和肝脏的病变。血管肉瘤可呈富血管的明显强化,但增强程度可能不同,可能被误认为血管瘤,有自发性出血和肝、骨、肺早期转移的倾向。

由于血管肉瘤非常罕见,在鉴别诊断脾脏内 PET/CT 高摄取的复杂囊性肿物时,最初考虑的应该包括转移性疾病和感染(不在答案选项中)。血管肉瘤是脾脏最常见的原发性非造血肿瘤。脾和肝血管肉瘤与胸腔暴露有关。肝血管肉瘤与氯乙烯和砷暴露有关,但这些暴露与脾血管肉瘤无关。

白血病患者白细胞计数升高,伴弥漫性脾大。该患者白细胞计数正。(白血病患者患有局灶性绿色瘤是可能的,但不常见,通常为实性。)虽然淋巴瘤是最常见的涉及脾脏的恶性肿瘤,但淋巴瘤在 CT 和 PET/CT 上的表现更有特异性(不是答案选项),复杂的外观偶尔可见于治疗后淋巴瘤或较大的病变。淋巴管瘤和血管瘤是良性实性病变,在 PET/CT 上未显示摄取。

参考文献:Abbott RM, Levy AD, Aguilera NS, et al. From the archives of the AFIP: primary vascular neoplasms of the spleen: radiologic–pathologic correlation. *Radiographics* 2004;24(4):1137–1163.

Thompson WM, Levy AD, Aguilera NS, et al. Angiosarcoma of the spleen: imaging characteristics in 12 patients. *Radiology* 2005;235(1):106–115.

(张文怡 译 周智洋 审校)

第 8 章　胆管与胆囊

1　右上腹超声影像。请将结构(1~3)与结构名称(A~F)进行匹配。以下选项可使用一次或不使用。

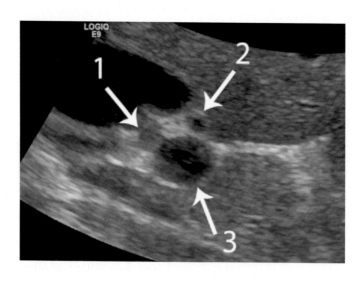

A.肝总管

C.胃十二指肠动脉

E.肝固有动脉

B.门静脉主干

D.下腔静脉

F.肝中静脉

2　患者,女,55 岁因右上腹痛行 MRCP 检查。请问诊断是：

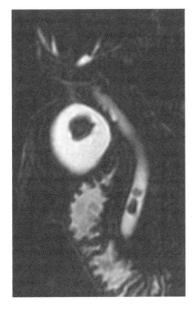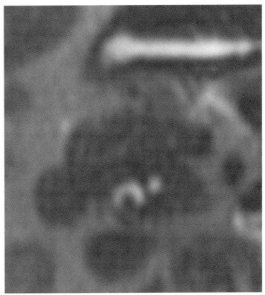

A.胆道积气

B.胆管癌

C.胆总管结石病

D.蛔虫病

3　患者,男,78 岁,右上腹疼痛。行超声检查时胆囊压痛阳性,最可能的诊断是：

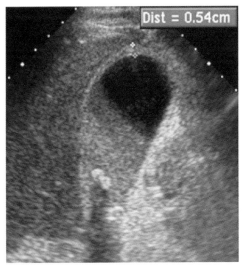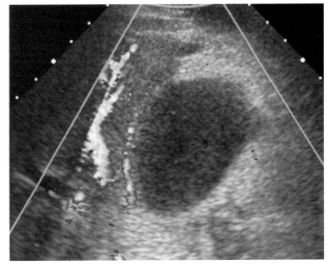

A.急性胆囊炎

B.急性肝炎

C.肝脓肿

D.胆囊腺肌瘤病

4   如图所示,对 ICU 中一例持续发热、白细胞增多的患者进行右上腹超声检查。以下关于急性非胆石性胆囊炎(AAC)的说法正确的是:

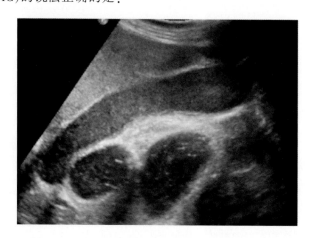

A.有急诊胆囊切除术指征。

B. AAC 占急性胆囊炎病例的一半以上。

C.门诊患者中超过一半的患者患有 AAC。

D.超声是 AAC 最合适的初步影像学检查,尽管其敏感性不如胆管造影。

5a   患者,女,18 岁,近期切除胆囊后有腹膜炎的体征和症状。根据下面的 CT 和 MRCP 图像,最可能的诊断是:

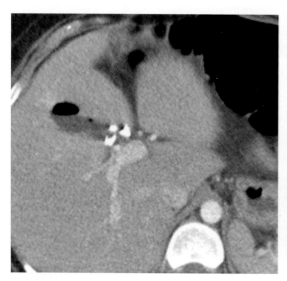 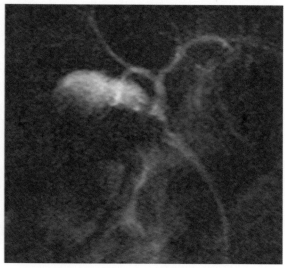

A.胆漏   B.假性动脉瘤伴活动性出血

C.残留胆囊   D.折叠胆囊

5b　问题 5a 中的患者接受了包括剖腹探查手术以排空腹腔积液、置管引流和抗生素治疗。康复后拔出引流管。2 个月后,患者出现黄疸,以下为随后的 MRCP 检查图像。请问诊断是:

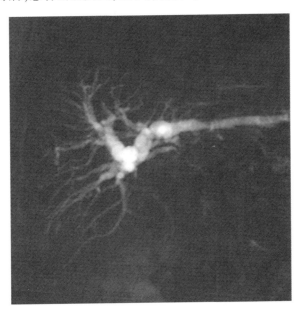

A.复发性胆漏 　　　　　　　　　　　B.胆管癌

C.硬化性胆管炎 　　　　　　　　　　D.与胆道损伤有关的良性狭窄

6　胆道良性狭窄最常见的原因是:

A.肝胆手术史 　　　　　　　　　　　B.硬化性胆管炎病史

C.复发性化脓性胆管炎 　　　　　　　D.胰腺炎

7　3 例右上腹疼痛患者接受超声和 CT 检查。将每例患者(1~3)的超声图像与相应的 CT 图像(A~C)进行匹配。每个选项只能使用一次。

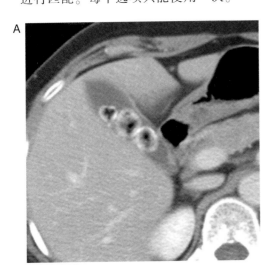

A

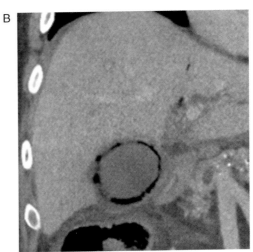

B

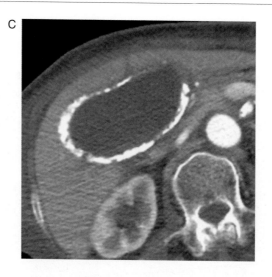

C

患者 1：

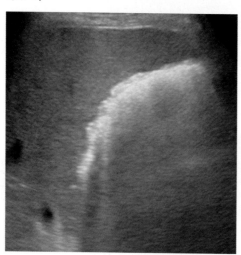

患者 2：

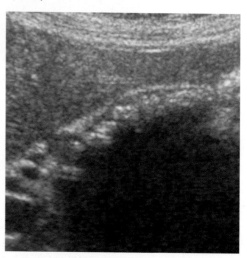

患者 3：

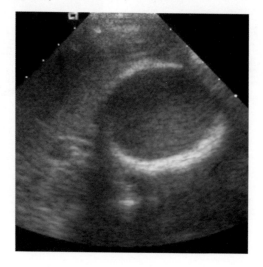

8 请按 Todani 分类将患者 1~3 的影像与胆总管囊肿的类型(A~E)进行匹配。以下选择可使用一次或不使用。

A. I 型   B. II 型

C. III 型   D. IV 型

E. V 型

患者 1：

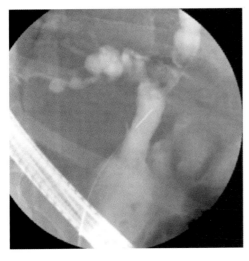

患者 2：

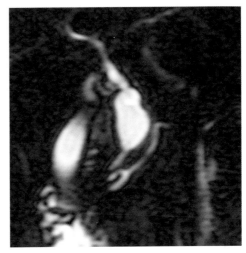

患者 3：

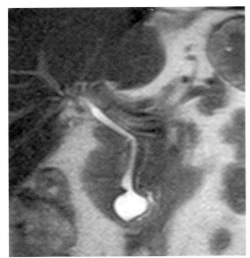

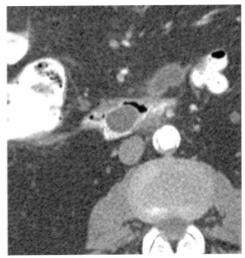

9   患者,男,43 岁,上腹部疼痛。超声检查示胆囊内发现 2cm 长的声像。最合适的下一步治疗计划是:

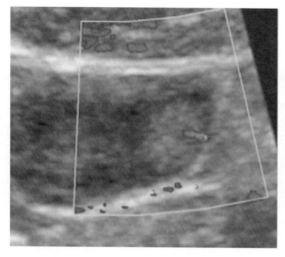
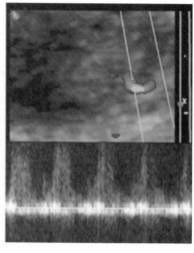

A. 6 个月随访超声检查,因为大多数胆囊息肉是良性的。

B.无须随访,因为这是肿瘤样胆泥。

C.请外科会诊,因为大小超过 1cm 的胆囊息肉有显著恶变风险,应切除。

D.行 PET/CT 检查,因为手术切除应根据病灶的代谢活动而定。

10   请将患者 1~3 的右上腹超声结果与伪影的名称相匹配(A~D)。以下选项可使用一次或不使用。

A.星状伪影   B.彗尾征

C.镜面征   D.指环征

患者 1:胆囊超声影像   患者 2:靠近肝脏的肠道超声影像

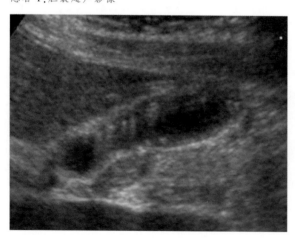
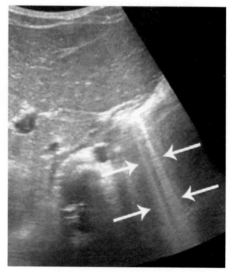

患者 3：肾脏超声影像

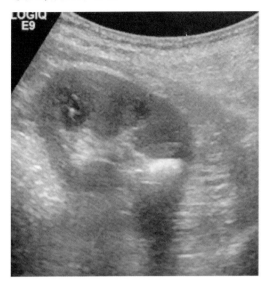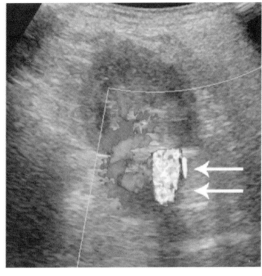

11　据上一个问题,对以下超声图像最可能的诊断是:

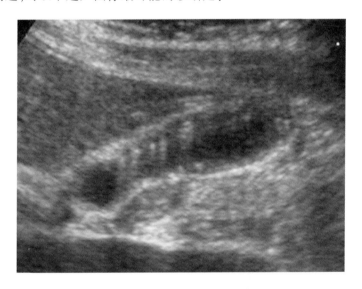

A.胆囊腺肌瘤病　　　　　　　　B.气肿性胆囊炎

C.胆结石　　　　　　　　　　　D.胆囊癌

12   患有以下 ERCP 图像提示疾病的患者,大多同时患有:

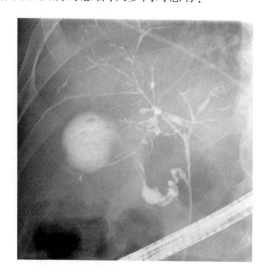

A.自身免疫性肝病   B.艾滋病

C.炎症性肠病   D.寄生虫感染

对于问题 13~18 中的每例患者,选择最可能的诊断(A~I)。每个选项可使用一次、多次或不使用。

A.坏疽性胆囊炎   B.胆囊腺肌瘤病

C.弗里吉亚帽   D.胆囊撕裂伤

E.十二指肠重复性囊肿   F.胆总管囊肿

G.胆结石脱落合并脓肿   H. Bouveret 综合征

I.残余胆囊漏斗

13   患者,女,87 岁,上腹痛,伴发热、白细胞增多和乳酸酸中毒。下图示冠状和矢状位 CT 图像。

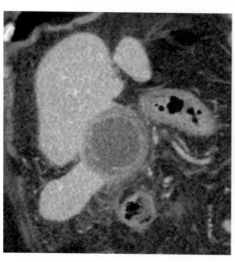 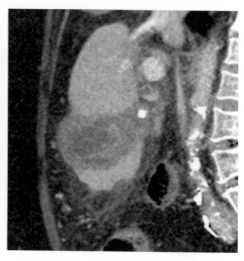

14　患者,女,92 岁,恶心,右上腹痛并向后背放射。

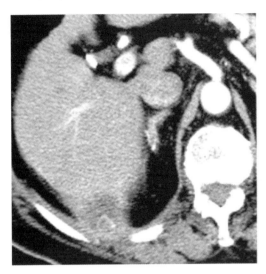
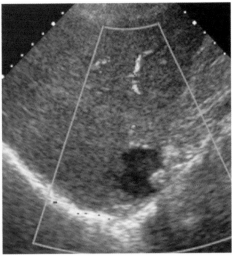

15　患者,女,70 岁,腹痛反复发作,以下为 2 幅 MRCP 图像,请指出箭头所示结构名称。

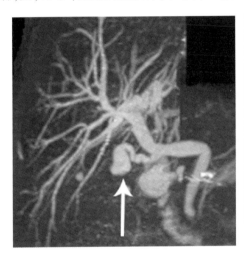
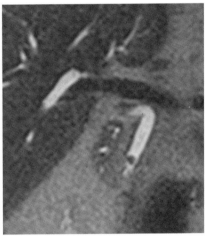

16　患者,女,61 岁,诉右上腹不适,请指出箭头所示结构名称。

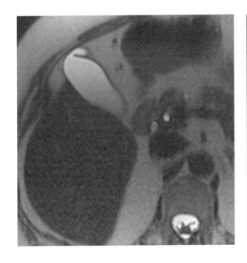
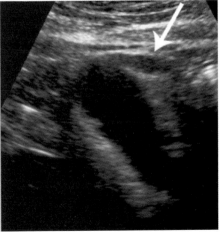

17 患者,女,57 岁,体检发现胆囊病变。以下是患者轴位和冠状位磁共振图像。

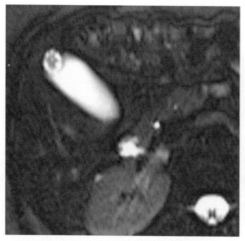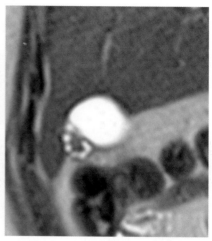

18 患者,女,86 岁,右侧胁腹疼痛伴恶心。箭头所示肝门部异常病变。请指出图像上提示的疾病名称。

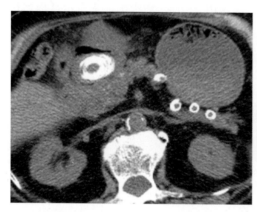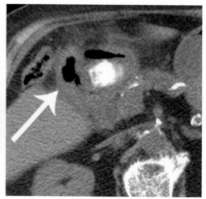

19 以下是 3 张增强 CT 检查图像,最可能的诊断是:

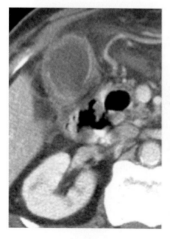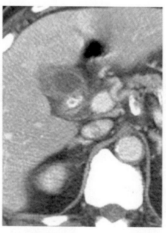

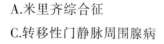

A.米里齐综合征 B.胆囊癌

C.转移性门静脉周围腺病 D.肝门部胆管癌(克拉茨金瘤)

20 将患者 1~5 的 CT 图像与其对应的最佳诊断或描述相匹配(A~E)。每个选项可使用一次、多次或不使用。

A.胆道积气　　　　　　　　　　B.门静脉积气

C.门静脉周围水肿　　　　　　　D.门静脉血栓形成

E.胆道梗阻

患者1：

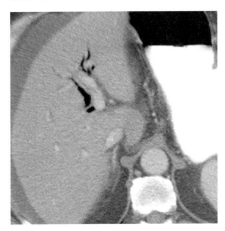

患者2：

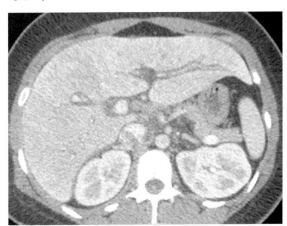

患者3：

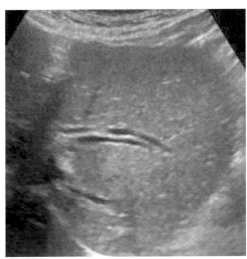
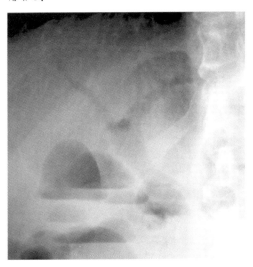

患者4：

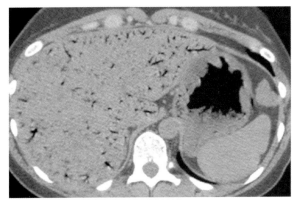

患者5：

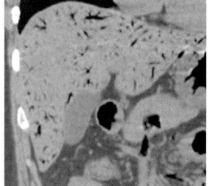

21　将患者 1~5 的 ⁹⁹ᵐTc–HIDA 扫描图像与列出的选项中最可能的诊断(A~E)进行匹配。每个选项可使用一次、多次或不使用。

A.正常 　　　　　　　　　　　　　　B.急性重度胆道梗阻

C.胆漏 　　　　　　　　　　　　　　D.急性胆囊炎

E.慢性胆囊炎

患者 1:57~60min 及 5h 时的图像

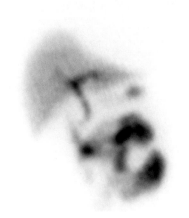

患者 2:25~27min 时的图像　　　　　　患者 3:57~60min 时的图像

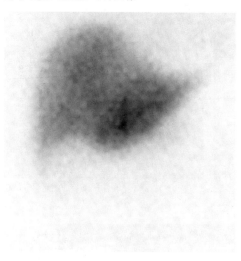

患者 4:患者在 26min 时呈前右侧卧位,在 30min 时呈仰卧位

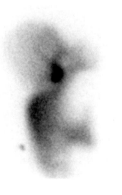
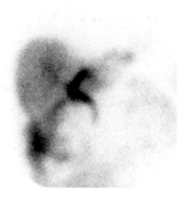

患者 5:57~60min 时的图像,随后静脉注射吗啡后 28~30min 时的图像

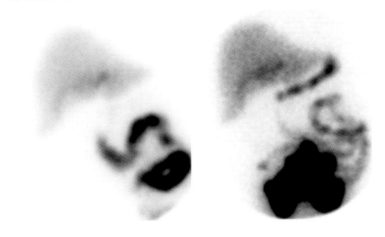

22 患者,男,64 岁,右上腹疼痛。行 CT 检查图像。存在以下哪些特征时,最能提示胆囊腺癌而不是穿孔性胆囊炎?

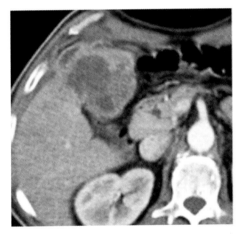
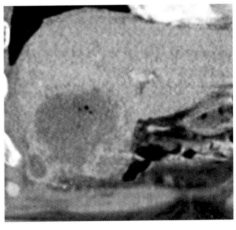

A.邻近肝实质强化异常 B.胆囊壁厚度>10mm

C.大小为 4cm 的肝门淋巴结强化不均匀 D.肝内胆管扩张

23a 患者,男,菲律宾移民,52 岁,右上腹疼痛加重。行超声和 CT 检查,结果如图。图像所示为右肝叶,但左叶内可见相似征象。此征象是:

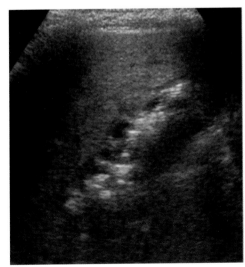
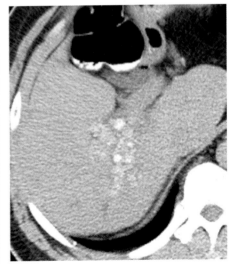

A.分枝状钙化   B.分枝状增强肿物

C.分枝状局灶性脂肪   D.分枝状气体

23b 对同一患者行磁共振检查,结果如下图所示,请问最可能的诊断是:

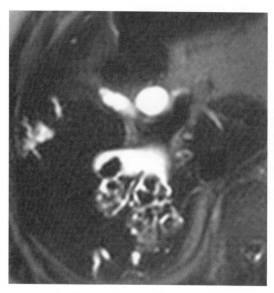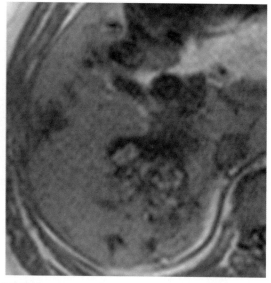

T2W 和 T1W 图像

A.缺血性肠病合并门静脉积气   B.肝细胞癌合并门静脉血栓

C.胆道蛔虫病   D.复发性化脓性胆管炎

24a 患者,男,34 岁,检查发现 CD4 计数为 $0.046 \times 10^9/L$,以下 ERCP 检查结果最可能提示什么病原体感染?

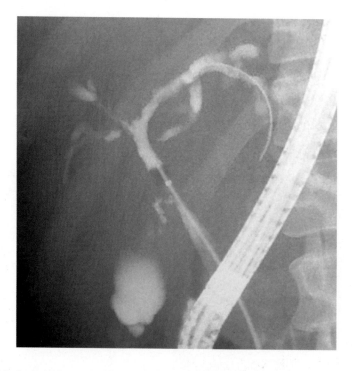

A.卡波西肉瘤疱疹病毒(人类疱疹病毒 8)   B.隐孢子虫

C.EB 病毒(人类疱疹病毒 4)   D.微孢子虫

24b　大多数艾滋病患者最常见的胆管病变特征是：

A.乳头狭窄　　　　　　　　　　　　B.肝外胆管长狭窄

C.肝内胆管胆石　　　　　　　　　　D.胆道憩室

25　胆囊癌最常见的表现是：

A.代替胆囊的巨大肿物　　　　　　　B.突出到管腔的息肉状病变

C.局灶性胆囊壁增厚　　　　　　　　D.弥漫性胆囊壁增厚

26　关于以下图像所示的疾病,陈述正确的是：

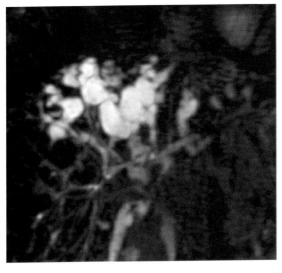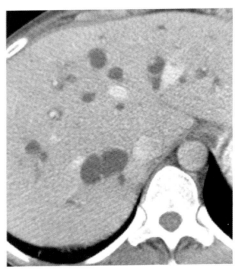

A.该疾病的复杂形式与先天性肝纤维化有关　B.该疾病为多灶性囊性肿瘤

C.该疾病可用抗生素治愈　　　　　　D.肝内和肝外胆管均参与该疾病

　　对于问题 27~30 中出现黄疸的患者,将影像学检查结果与最可的诊断相匹配(A~E)。每个选项可使用一次、多次或不使用。

A.蛔虫病　　　　　　　　　　　　　B.胆管癌

C.胰腺导管腺癌　　　　　　　　　　D.壶腹癌

E.胆总管胆石

27　患者,女,66 岁。

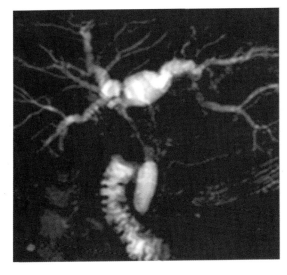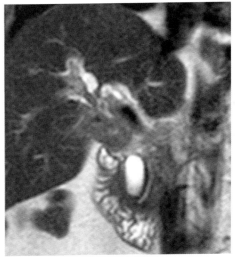

28   患者,男,68 岁。

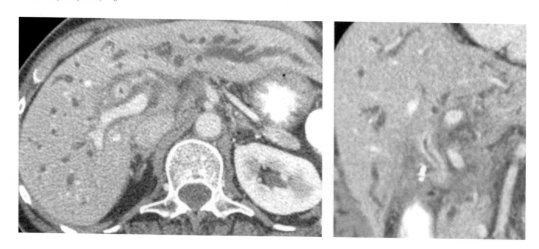

29   患者,女,78 岁。

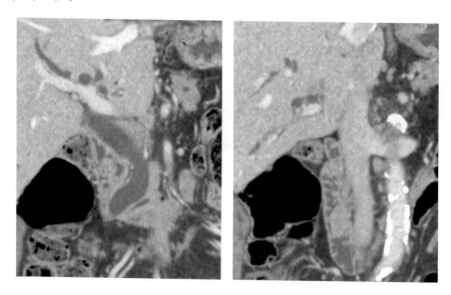

30   患者,女,65 岁。

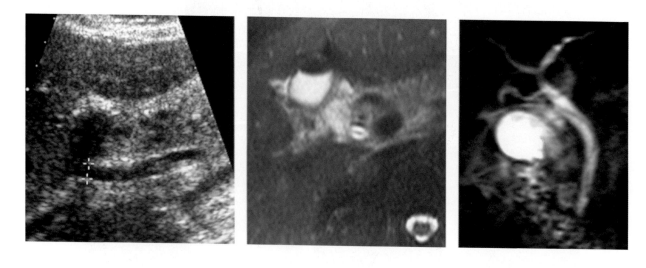

31　将以下患者 1~3 的 MRCP 图像与正确的胆道解剖描述(A~E)进行匹配。

A.常规胆道解剖　　　　　　　　　　　B.胆囊管下部和内侧汇入

C.右后肝管引流到左肝管　　　　　　　D.左肝管汇入右肝管

E.胆道三叉

患者 1：

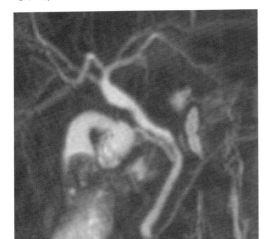

患者 2：

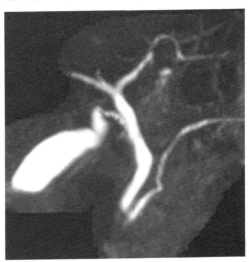

患者 3：

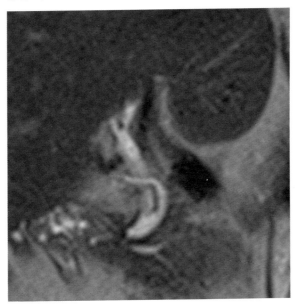

32 患者,女,70岁,呼吸短促,左图为 CT 肺血管造影,右图为 13h 前的增强 CT 对比图。左图中胆囊有什么表现?

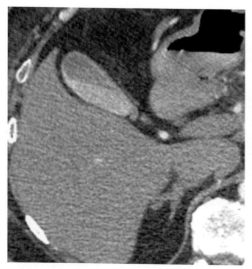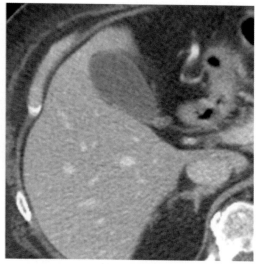

A.急性胆囊炎   B.胆囊钙乳症

C.对比剂代偿性排泄   D.胆囊积液

33 对 1 例有肝移植和肝空肠吻合术病史的患者行 MRI 评估。多普勒超声检查示正常动脉血流。最有可能的诊断是:

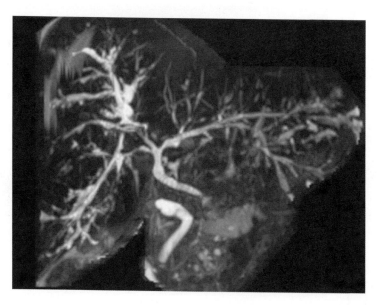

A.缺血性胆管病   B.胆总管胆石

C.多灶性胆管癌   D.复发性原发性硬化性胆管炎

34　将患者 1~4 图像中箭头所示的胆道检查结果与正确描述相匹配(A~D)。每个选项可使用一次、多次或不使用。

A.胆道积气　　　　　　　　　　B.手术夹

C.分叉的血管　　　　　　　　　D.胆汁流动伪影

患者 1:

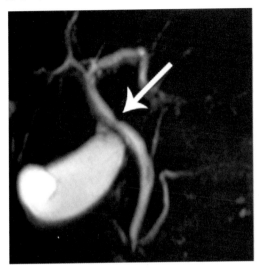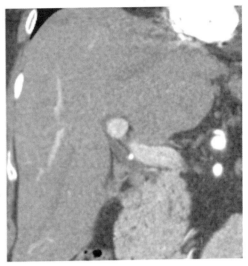

患者 2:　　　　　　　　　　　　　　　患者 3:

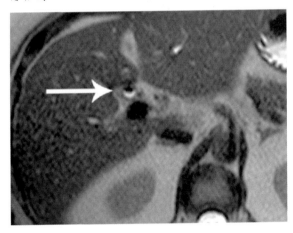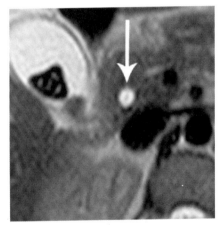

患者 4:

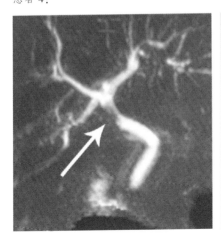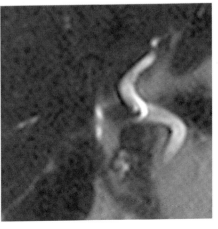

答案与解析

1 答案:

　　1:A.胆总管。

　　2:E.肝固有动脉。

　　3:B.门静脉主干。

　　这是腹部超声下构成门静脉三联体的典型"米老鼠"结构。这种关系见于肝十二指肠韧带的边缘肝门。相应的彩色多普勒图像如下图所示。较大的血管是门静脉(PV)。在正常患者中,胆管(BD)和肝固有动脉(HA)代表的两只"耳朵"大小相似。胆道梗阻时,扩张的胆管使"右耳"增大。

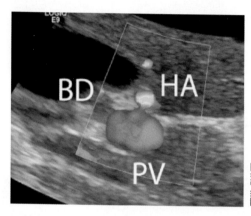

　　60岁或60岁以下的患者肝外总管直径通常≤6mm(从内壁到内壁测量),直径每10年增加1mm直到增加至10mm为正常表现。胆囊切除术后,患者也可增加到10mm。这些测量数据可供参考,应辅助以影像学表现及临床情况,以确定是否发生胆道梗阻。

参考文献:Brant WE. Chapter 36: Abdominal ultrasound. In: Brant WE, Helms CA (eds). *Fundamentals of diagnostic radiology*, 3rd ed. Philadelphia, PA: Lippincott Williams & Wilkins, 2007:927–953.

　　Tirumani SH, Shanbhogue AK, Vikram R, et al. Imaging of the porta hepatis: spectrum of disease. *Radiographics* 2014;34(1):73–92.

2 答案 C。MRCP 的冠状位和轴位 T2W 图像显示,轻度突出的胆总管中有两个暗区充盈的局灶性缺损。轴位图像示充盈缺损的相关位置。结果与胆总管胆石一致。还有胆石症,胆囊内可见胆石。

　　多达 1/3 的胆结石患者有症状,包括胆绞痛、胆囊炎、胆管炎或胰腺炎。超声通常是对右上腹疼痛和疑似胆道病变的患者进行的初步影像学检查。胆总管胆石是大多数胆道梗阻的病因,胆石从胆囊掉落最常见。对怀疑胆总管胆石而超声不显示的患者,可行 MRCP 或 ERCP 进一步评估。

　　MRCP 对胆总管胆石的敏感性很高,达 90%,而超声仅有 20%~60%。在 MRCP 的重 T2W 图像上,胆石呈暗区充盈缺损,周围是明亮的胆汁。胆石可为圆形或有棱角的多面外观。由于缺乏周围液体,壶腹部的胆石可被漏诊或误诊为壶腹病变。即使在薄层 MRCP 图像中,直径≤3mm 的微小胆石仍难以检测,患者最终可能需要 ERCP 进行诊断和治疗。

　　在轴位图像,胆道积气表现为腹侧(非孤立的)低信号伴气-液平面,这就突显了在轴位图像上仔细对比以区分胆总管胆石的重要性。胆管癌或壶腹癌可表现为软组织肿物或狭窄。至于胆道蛔虫病,寄生虫可在胆管呈现出线性充盈缺损。

参考文献:Irie H, Honda H, Kuroiwa T, et al. Pitfalls in MR cholangiopancreatographic interpretation. *Radiographics* 2001;21(1):23-37.

　　Yeh BM, Liu PS, Soto JA, et al. MR imaging and CT of the biliary tract. *Radiographics* 2009;29(6):1669-1688.

3　　**答案 A**。该患者有以下症状提示急性(胆石性)胆囊炎:

- 超声墨菲征阳性,把探头置于胆囊上压迫时压痛最大。
- 胆囊扩张,内见胆结石影(黑色长箭头所示)及胆泥。
- 胆囊壁水肿,呈条纹状,测得厚度>3mm。
- 彩色多普勒可见胆囊壁血管增生(白色短箭头所示),提示炎症。
- 胆囊周围积液(白色长箭头所示)。

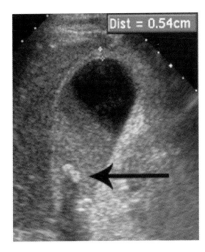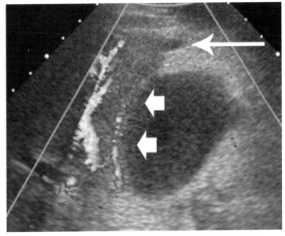

　　虽然急性胆囊炎(AC)的超声影像学特征不具特异性,但多个特征的表现可增加诊断的可信度。Meta 分析显示超声对 AC 的敏感性(高于80%)和特异性均很高,超声墨菲征可能是 AC 最敏感的特征,但特异性相对较低。胆石症墨菲征阳性的阳性预测值约为90%,但对于服用止痛药或镇静剂的患者,并不总是能够充分评估墨菲征。在选项中,急性肝炎和胆囊腺肌瘤病也可导致胆囊壁增厚,但基于这一系列的检查结果,不太可能是这两种病。胆囊腺肌瘤病通常无症状,偶然发现。胆囊壁弥漫性增厚的其他原因见下表。

　　AC 患者可出现右上腹疼痛、发热和白细胞增多。胆囊胆石持续嵌顿在胆囊管或胆囊颈中引起胆囊阻塞和扩张。随后,积聚的胆盐或重叠感染诱发胆囊壁炎症。AC 可发展成危及生命的并发症,最好通过 CT 评估以下并发症,包括气体形成、坏疽、出血和穿孔。胆囊切除术是根治本病的方法。

胆囊壁弥漫性增厚的病因

炎症	• 急性胆囊炎(胆石性和非胆石性)
	• 慢性胆囊炎
	• 肝炎
体液	• 心脏、肝脏和肾脏疾病(如充血性心力衰竭、肝硬化、肾病综合征)引起的腹水
	• 体液超负荷(例如,积极的液体复苏)
软组织	• 胆囊腺肌瘤病(一种增生性胆囊病)
	• 肿瘤(胆囊癌)
血液	• 损伤
	• 出血性胆囊炎

参考文献：ACR Appropriateness Criteria: right upper quadrant pain. American College of Radiology website. http://www.acr.org/~/media/ACR/Documents/AppCriteria/Diagnostic/RightUpperQuadrantPain.pdf. Published 1996. Updated 2013. Accessed August 2, 2015.

Hanbidge AE, Buckler PM, O'Malley ME, et al. From the RSNA refresher courses: imaging evaluation for acute pain in the right upper quadrant. *Radiographics* 2004;24(4):1117–1135.

O'Connor OJ, Maher MM. Imaging of cholecystitis. *AJR Am J Roentgenol* 2011;196(4):W367–W374.

4　答案 D。该患者的胆囊充满胆泥,未发现胆石。胆囊壁边缘增厚。在该危重患者中,检查结果可提示急性非胆石性胆囊炎(AAC)。据报道,用 HIDA 扫描加吗啡进行胆管造影对 AAC 的敏感性比超声更高,超声的敏感性为 50%。尽管如此,对于可疑的急性胆囊炎(胆石性和非胆石性),超声检查是最合适的初步检查,根据 ACR 适宜性标准,超声评分为 9 分,满分 10 分,而胆管造影的评分为 6 分。超声检查比胆管造影术的优势包括技术上的考虑,例如,可用性更高,扫描时间更短以及没有辐射。与胆管造影相比,超声还具有形态学评估的优势,可行胆结石的检测,评估胆管的口径以及确定其他诊断方法。在超声检查不能确诊的情况下,HIDA 扫描仍应作为诊断急性胆囊炎的重要辅助检查。

大约 15% 的急性胆囊炎病因为 AAC。患者通常病情危重,并且在发展成 AAC 之前已在 ICU 长期住院。AAC 患者很少于门诊就诊。对 AAC 的诊断可能很困难,并且其症状常被排除在外,因为发热和白细胞增多是高危患者人群中的非特异性体征。这些患者常患有其他可导致胆囊壁增厚的疾病。由于患者插管以及使用了镇痛药和镇静剂,因此可能无法评估超声墨菲征。

与普通急性胆石性胆囊炎相比,AAC 的发病率和死亡率更高。快速发展为坏疽和穿孔导致高达 65% 的死亡率。经皮胆囊造口术并置入引流管可以诊断和治疗。在重症患者上置管通常比进行急诊胆囊切除术更安全,在患者可进行胆囊切除术之前,这是一种有效的临时处理措施。

参考文献：ACR Appropriateness Criteria: right upper quadrant pain. American College of Radiology website. http://www.acr.org/~/media/ACR/Documents/AppCriteria/Diagnostic/RightUpperQuadrantPain.pdf. Published 1996. Updated 2013. Accessed August 2, 2015.

Bennett GL. Chapter 77: Cholelithiasis, cholecystitis, choledocholithiasis, and hyperplastic cholecystoses. In: Gore RM, Levine MS (eds). *Textbook of gastrointestinal radiology*, 4th ed. Philadelphia, PA: Elsevier/Saunders, 2015:1348–1391.

5a　　答案 A。患者的 CT 和 MRCP 示胆囊切除后,术区有液体和气体积聚。未见假性动脉瘤或活动性出血的征象,即高密度影或静脉对比剂外渗。近期胆囊切除术后,胆囊窝中有液体和气体积聚并不罕见,可能为术后发现,可自发消退。但是,对于有腹膜炎体征和症状的患者,该积液和积气可代表胆汁泄漏或脓肿,需要进行干预。如果粘连或解剖结构变异导致无法完全切除胆囊,则可留下胆囊残留物,但残余胆囊应较小,而不是填满胆囊窝的大小。重复的(副)胆囊是一种非常罕见的先天性异常,不应作为主要考虑因素,可在胆囊切除术中被发现并切除。

如果诊断不明确,HIDA 扫描可有助于确诊胆汁漏。带有肝胆显像剂的 MRCP,如钆塞酸二钠(Eovist,Bayer Healthcare Pharmaceuticals)也被用于辅助诊断和定位胆漏,因为 50%的对比剂被肝细胞吸收并排泄到胆道系统中。肝胆期胆道系统对比剂外渗表明有胆漏。胆漏的治疗包括内镜、经皮和外科手术的联合治疗。

参 考 文 献 :Melamud K, LeBedis CA, Anderson SW, et al. Biliary imaging: multimodality approach to imaging of biliary injuries and their complications. *Radiographics* 2014;34(3):613–623.

Raman SP, Fishman EK, Gayer G. Chapter 81: Postsurgical and traumatic lesions of the biliary tract. In: Gore RM, Levine MS (eds). *Textbook of gastrointestinal radiology*, 4th ed. Philadelphia, PA:Elsevier/Saunders, 2015:1348–1391.

5b　　答案 D。2 个月后,MRCP 和随后的 ERCP 示胆囊切除术夹附近的胆门出现高度阻塞(箭头所示),并伴肝内胆管扩张。MR 未见胆管周围有液体积聚,ERCP 也未见可提示复发性胆漏的对比剂外渗(ERCP 上的圆形强化区域表示十二指肠内强化)。考虑到时间进程和先前的病情,提示为近期胆管损伤并发的良性狭窄,而不是胆管癌或硬化性胆管炎的发展。

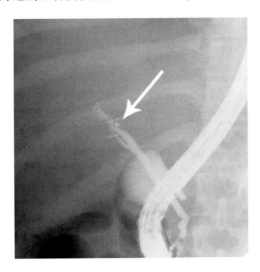

胆囊切除术后狭窄最常见的位置是在胆总管与胆总管的交界处以及胆门处。尽管这些是良性狭窄,但它们可能难以管理。治疗如 ERCP 下置入支架,但复发很常见。最终可能需要通过肝管空肠吻合术进行干预。

参 考 文 献 :Katabathina VS, Dasyam AK, Dasyam N, et al. Adult bile duct strictures: role of MR imaging and MR cholangiopancreatography in characterization. *Radiographics* 2014;34(3):565–586.

Raman SP, Fishman EK, Gayer G. Chapter 81: Postsurgical and traumatic lesions of the biliary tract. In: Gore RM, Levine MS (eds). *Textbook of gastrointestinal radiology*, 4th ed. Philadelphia, PA:Elsevier/Saunders; 2015:1348–1391.

6　答案A。胆管狭窄通常是由胰腺胆管癌引起的恶性病变,但良性病因包括肝胆外科手术,胰腺炎和胆管炎。高达90%的良性胆管狭窄病例是与肝胆外科手术有关的医源性疾病,胆囊切除术的后遗症最常见。胆囊切除术中胆道损伤的危险因素包括胆管的解剖结构变异、出血、发生于手术床的炎症以及其他使手术复杂化的因素,如肥胖。

参考文献:Katabathina VS, Dasyam AK, Dasyam N, et al. Adult bile duct strictures: role of MR imaging and MR cholangiopancreatography in characterization. *Radiographics* 2014;34(3):565–586.

　　Raman SP, Fishman EK, Gayer G. Chapter 81: Postsurgical and traumatic lesions of the biliary tract. In: Gore RM, Levine MS (eds). *Textbook of gastrointestinal radiology*, 4th ed. Philadelphia, PA:Elsevier/Saunders, 2015:1348–1391.

7　答案:
患者1:B.气肿性胆囊炎。
患者2:A.胆石症。
患者3:C.瓷器样胆囊。

　　以下讨论可帮助鉴别胆囊积气和钙化的超声特征。但是超声对这3个实体的回声难以鉴别,一般需要与CT影像对比才能诊断。CT对气体和钙化的检测具有很高的敏感性和特异性。

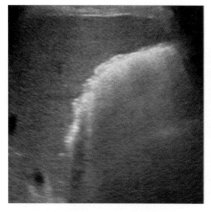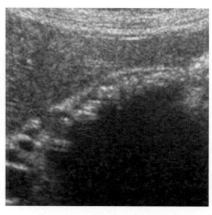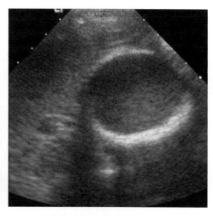

A.脏器声影(气肿性胆囊炎)　　　　　B.壁-回声-阴影复合体(胆石)　　　　　C.瓷器样胆囊

　　患者1患有气肿性胆囊炎。胆囊壁可见高回声气体。气肿性胆囊炎患者的胆囊腔内和胆囊外也可存在气体。在超声检查中,气体后方的白色条纹表示"脏声影"以及指环征,这与胆石和壁钙化后方清晰、黑色的阴影相反。胆囊腔中的气体可移动,而滞留在胆囊壁中的气体移动受限。

　　气肿性胆囊炎是急性胆囊炎的严重并发症,并发坏疽和穿孔,导致相对较高的死亡率(15%)。最常见的危险因素是糖尿病,见于多达50%的患者。男性患气肿性胆囊炎的概率是女性的2~3倍。总体上女性患胆结石和急性胆囊炎比男性更常见。据推测,胆囊动脉受损可使诸如梭状芽孢杆菌属和大肠杆菌等的产气细菌入侵,造成二重感染。治疗方法是急诊切除胆囊。如果患者无法行急诊手术,则可选择经皮胆囊造口术,直到手术可行为止。

　　患者2在超声检查中显示"壁-回声-阴影复合物",提示胆囊内充满胆石。胆囊的"壁"是一条细的回声白线。壁深处的"回声"代表胆石的分叶状轮廓,可形成清晰的后部声学"阴影"。阴影有助于对胆石的诊断,将高频探头置于胆石水平的病灶区能更好地识别阴影。虽然胆石通常可在患者体位变化时移动,但是嵌顿的胆石和许多紧密堆积的胆石移动会受限。

　　CT 图像上,胆石的密度和外观可变。CT 对胆结石的检测不如超声和 MRI 敏感。对大小>2mm 的胆石,CT 的敏感性为 75%,而超声的敏感性为 95%。CT 示患者 2 的胆石有边缘钙化和内部气体。如下图所示,这是另 1 例患者的冠状位 CT 图像,胆石中气体裂隙的三放射状结构可产生经典的"梅赛德斯奔驰"征(箭头所示)。传统的腹部 X 线片对胆结石不敏感,只有 15%~20% 的检出率。

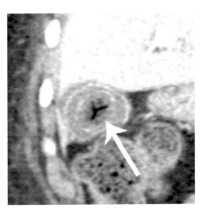

胆结石的梅赛德斯奔驰征

　　胆石症很常见,人群发病率为 10%。患胆结石的女性是男性的两倍。胆结石的危险因素包括肥胖、妊娠、药物和全胃肠外营养。容易形成胆石的疾病包括回肠疾病,如克罗恩病或手术切除、糖尿病、慢性溶血、胆道感染等。如果出现症状或并发症,可采用胆囊切除术治疗胆石症。

　　患者 3 为瓷器样胆囊,即胆囊壁钙化。这是慢性胆囊炎的后遗症,可为弥漫性或节段性受累。20%~50% 的瓷器样胆囊伴胆囊腺癌,建议行胆囊切除术。薄层上,壁内的钙化回声可不会完全衰减,如图所示,使胆囊腔和胆囊后壁可见。如果壁钙化较厚,回声衰减较大,阴影较多,则较难与充满胆石的胆囊区分开。在 X 线片上可看到瓷器样胆囊,如下图所示,来自同一患者。

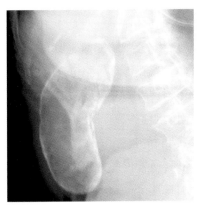

瓷器样胆囊

参考文献：Bennett GL. Chapter 77: Cholelithiasis, cholecystitis, choledocholithiasis, and hyperplastic cholecystoses. In: Gore RM, Levine MS （eds）. *Textbook of gastrointestinal radiology*, 4th ed. Philadelphia, PA: Elsevier/Saunders, 2015:1348–1391.

　　Grand D, Horton KM, Fishman EK, et al. CT of the gallbladder: spectrum of disease. *AJR Am J Roentgenol* 2004;183（1）:163–170.

　　Hanbidge AE, Buckler PM, O'Malley ME, et al. From the RSNA refresher courses: imaging evaluation for acute pain in the right upper quadrant. *Radiographics* 2004;24（4）:1117–1135.

　　Patel NB, Oto A, Thomas S. Multidetector CT of emergent biliary pathologic conditions. *Radiographics* 2013;33（7）:1867–1888.

8 答案：

患者1：D. Ⅳ（a）型，肝内和肝外胆管扩张。

患者2：A. Ⅰ型，肝外胆管孤立梭形扩张。

患者3：C. Ⅲ型，胆总管囊肿。

　　胆总管囊肿是一组罕见的异常，表现为胆管扩张。根据 Todani 等人设计按囊肿的形态、位置和数量进行分型。下面列出了 Todani 分型中的五种类型。

胆总管囊肿的 Todani 分型

Ⅰ型（最常见，80%~90%）	部分或全部肝外胆管单梭形扩张
Ⅱ型	真性憩室，狭窄的茎部从肝外胆管突出
Ⅲ型（胆总管囊肿）	十二指肠壁内肝外胆管扩张
Ⅳ型（第二常见，10%）	• Ⅳa：肝内外胆道均有囊肿 • Ⅳb：仅肝外胆管有多个扩张/囊肿
Ⅴ型（Caroli 病）	仅肝内管有多个扩张/囊肿

　　大多数患者在儿童时期发病，但成人中的发病率约20%。不同类型的胆总管囊肿可由不同的病理生理机制引起。囊肿的发展可能是先天性胰胆交界异常的后遗症，也可继发于远端胆管阻塞。胰胆交界处异常涉及一个共同的通道或其他通道，使胰液回流到胆道，削弱和扩张胆管壁。

　　如可行，首选手术切除，因为胆管癌和其他并发症的风险增加。抗生素和胆汁引流有助于治疗胆管炎、阻塞和胆石。破裂、出血和胰腺炎也可发生。

　　Ⅰ型和Ⅳ型罹患胆管癌的风险最高，见于10%~30%的就医患者。该风险被认为与异常的胰胆管连接高度相关，导致胰液回流引起慢性炎症。Caroli 病（Ⅴ型）具有中等风险，Ⅱ型和Ⅲ型风险最低。囊肿切除后胆道恶性肿瘤的风险降低；但是仍然高于正常人群。应考虑进行 MRI/MRCP 监测和肝功能检查。尽管进行了囊肿切除术，但在高达6%的患者中，包括胆囊在内的胆道任何部位都可发生恶性肿瘤。

　　Ⅲ型囊肿（胆总管囊肿）的治疗方法不同于其他类型。对于有症状的Ⅲ型囊肿，由于其恶性肿瘤的风险较低，通常仅通过内镜括约肌切开术减压即可有效治疗。

参考文献：Mortelé KJ, Rocha TC, Streeter JL, et al. Multimodality imaging of pancreatic and biliary congenital anomalies. *Radiographics* 2006;26（3）:715–731.

　　Santiago I, Loureiro R, Curvo-Semedo L, et al. Congenital cystic lesions of the biliary tree. *AJR Am J Roentgenol* 2012;198（4）:825–835.

9 **答案 C**。胆囊壁有一个 2cm 的息肉样病变,并带有血管蒂。频谱多普勒超声可见动脉波形。胆囊切除术是最合适的下一步治疗。在这种情况下,病理提示为腺癌,与胆囊癌一致。在该患者人群中进行 PET/CT 的成本效益不高。息肉不连续,不因胆囊壁移动而自由活动。胆石和胆泥球随着患者位置的变化而移动。有时,胆石和胆泥可黏附而与息肉类似,但两种情况都不显示血液流动。

现已提出了基于尺寸标准的危险分层来治疗不明确的胆囊息肉。一般的共识是对大于 1cm 的息肉应考虑胆囊切除术。对于较小的病变的治疗更具争议性和变化性。最近的研究建议对 5~6mm 或更小的息肉不进行影像学随访,对 6~9mm 的息肉进行超声随访。

胆囊息肉相对常见,可见于腹部超声检查中多达 7% 的患者。绝大多数(大于 90%)为良性,与增生性胆囊炎有关。增生性胆囊炎有别于炎症性疾病,主要有两种形式:①胆固醇沉着症;②胆囊腺肌瘤病。在胆固醇沉着症中,胆囊壁内富含脂质的巨噬细胞的积累可表现为胆固醇息肉。胆固醇息肉是胆囊息肉最常见的类型,占 60%~90%。通常多个,直径<10mm,并可在超声上产生回声。在影像学检查中无法诊断出弥漫性胆固醇病。由于大体标本的出现,它被描述为"草莓胆囊":充血胆囊壁是红色的,并散布着微小的黄色胆固醇息肉。胆囊腺肌瘤病的局灶形式有时也可表现为息肉样病变。

可误诊为胆囊腺癌的不常见息肉包括炎性息肉和腺瘤性息肉。胆囊性转移肿瘤很少见,但也可表现为息肉样病变。

参考文献:Choi BY, Lee JM. Chapter 79: Neoplasms of the gallbladder and biliary tract. In: Gore RM, Levine MS(eds). *Textbook of gastrointestinal radiology*, 4th ed. Philadelphia, PA: Elsevier/Saunders, 2015: 1402–1426.

Mellnick VM, Menias CO, Sandrasegaran K, et al. Polypoid lesions of the gallbladder: disease spectrum with pathologic correlation. *Radiographics* 2015;35(2):387–399.

10 **答案:**

患者 1:B.彗尾征。

患者 2:D.指环征。

患者 3:A.星型伪影。

患者 1 的胆囊中的彗尾征是一种反射伪影。下图为放大图,可见每个彗尾都由多个平行回声线(箭头所示)组成,并且末端逐渐变细。

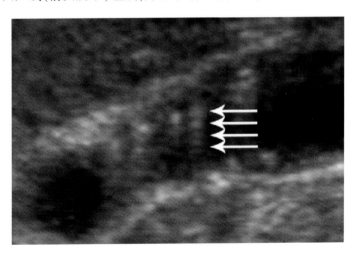

如下图所示，当回波在两个平行且高反射率的表面之间回荡时，见此伪影。在患者1中，彗尾征由胆囊壁中的胆固醇晶体产生。反射回声返回探头比预期晚，并且错误地映射到距胆囊前壁更远的距离。回声返回越晚，幅度衰减越大，最终形成具有远端尖细特征的三角形彗星尾。

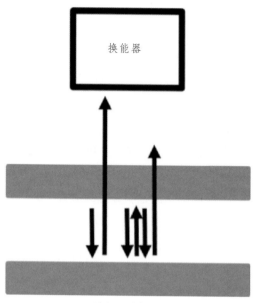

彗尾征的机制

患者2的超声可见指环征。在含气和液体的结构后面可见此伪影（箭头所示）。下图所示的指环征，来自患者2的图像中肝脏附近的肠道和本章前一个问题图像中的气肿性胆囊炎。

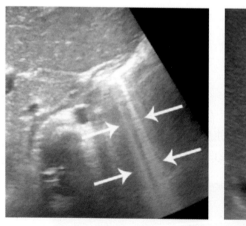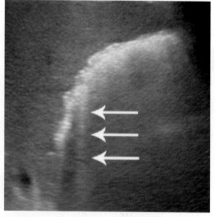

正常肠道和气肿性胆囊炎的指环征

指环征由滞留在一组气泡中的流体引起。此流体在气体之间的振动和共振产生一个连续的回声返回到探头，如下图所示。该回声向后映射为长回声带。指环征应与彗尾征相鉴别，因为它们代表不同的机制和病变。彗尾征很短并且很快变细。而指环征很长且不会逐渐变细。

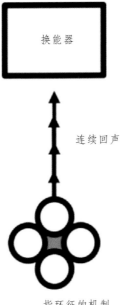

换能器

连续回声

指环征的机制

患者 3 肾脏胆石在灰度图像上有后声影,彩色多普勒图像存在星型伪影。星型伪影是一种呈混合彩色信号的彩色多普勒现象,类似湍流的血管流动。可见具有粗糙或颗粒状表面的高反射材料(例如,肾脏或胆囊中的胆石)的后面。使用低频探头和在回声结构后设置聚焦深度,伪影可更明显。在本案例中,因为胆石是相当大的且伴有后方声影,在灰度超声下没有诊断难度。然而,星型伪影的存在可有助于识别和确认腹部的小胆石。应注意区分星型伪影和真血流。通过对星型伪影的多普勒频谱分析,可得到与噪声一致的平坦谱。

参考文献:Campbell SC, Cullinan JA, Rubens DJ. Slow flow or no flow? Color and power Doppler ultrasound pitfalls in the abdomen and pelvis. *Radiographics* 2004;24(2):497–506.

Feldman MK, Katyal S, Blackwood MS. Ultrasound artifacts. *Radiographics* 2009;29(4):1179–1189.

11 **答案 A**。超声图像示多个小回声灶起源于胆囊壁,与彗尾征有关。提示胆囊存在胆固醇结晶,可诊断为腺肌瘤病。腺瘤性息肉或胆囊癌典型表现为非特异性软组织增厚或结节性,无声影或彗尾征。胆石可移动,有回声性,还有后方声影。

胆囊腺肌瘤病是增生性胆囊病的一种形式,表现为增厚的胆囊壁内憩室(Rokitansky-Aschoff 窦)。这些窦会保留胆汁并导致胆固醇沉积,形成彗尾征。一般认为腺肌瘤病无症状,在多达 20% 的胆道症状患者中偶然发现。

参考文献:Boscak AR, Al-Hawary M, Ramsburgh SR. Best cases from the AFIP: adenomyomatosis of the gallbladder. *Radiographics* 2006;26(3):941–946.

Mellnick VM, Menias CO, Sandrasegaran K, et al. Polypoid lesions of the gallbladder: disease spectrum with pathologic correlation. *Radiographics* 2015;35(2):387–399.

12 **答案 C**。ERCP 示肝内外弥漫性胆管狭窄。中央有一些胆管的串珠状结构,但大部分胆管都很细弱。纤维化进展到胆管几乎完全消失,形成原发性硬化性胆管炎(PSC)中所描述的"修剪过的树"外观。更常见的是,PSC 患者肝内胆道狭窄和扩张交替,形成串珠状结构。肝外胆管和胆囊也可受累。

大多数 PSC 患者(70%~90%)患有炎性肠病。与克罗恩病相比,PSC 与溃疡性结肠炎(UC)的关联更紧密。约5%的UC患者患有PSC。PSC是一种慢性炎症性胆管疾病,具有自身免疫性。小部分患者同时患有PSC和自身免疫性肝炎。PSC可进展为肝硬化。PSC患者一生中罹患胆管癌的风险为10%~15%。MRCP监测可用于评估狭窄的进展,对这些狭窄需要进行干预以缓解梗阻或需要组织采样以评估胆管癌。

其他疾病可表现为PSC并伴多处胆道狭窄,如下所示:

● 上行(化脓性)胆管炎最常见的原因是胆道梗阻时大肠杆菌感染。

● IgG4相关的硬化性胆管炎可与PSC具有相同的表现,现在已被识别为具有某些临床、血清学和病理学特征的多系统免疫介导性疾病。与IgG4相关的硬化性胆管炎的狭窄可比传统的PSC更长。60%~70%的IgG4相关疾病患者血清IgG4水平升高,而其他患者受累器官的活检中可检测出IgG4。

● 如果有相关的艾滋病临床病史,应考虑艾滋病胆管病变。乳头状狭窄的存在有利于艾滋病胆管炎的发生。

参考文献:Boland GWL, Halpert RD. Chapter 8: Gallbladder. In: Boland GWL, Halpert RD (eds). *Gastrointestinal imaging: the requisites*, 4th ed. Philadelphia, PA: Elsevier/Saunders, 2014:315–346.

Saich R, Chapman R. Primary sclerosing cholangitis, autoimmune hepatitis and overlap syndromes in inflammatory bowel disease. *World J Gastroenterol* 2008;14(3):331–337.

13　**答案A**。本系列病例回顾了良性胆囊病变。本例患者患有坏疽性胆囊炎,是急性胆囊炎的严重并发症。急性胆囊炎的并发症最好通过CT评估。CT图像示胆囊扩张,矢状位上有钙化的胆石(箭头所示)嵌顿在胆囊颈。胆囊壁因囊周积液和炎性脂肪滞留而增厚。壁不规则、呈不均匀强化,黏膜强化不连续(短箭头所示),壁内积液。

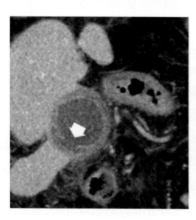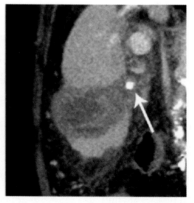

胆石嵌顿引起胆囊过度扩张,可导致坏疽。坏疽性胆囊炎的表现如下:

● 壁内灌注缺陷,表现为本例所见的壁减弱或不连续,已证实对坏疽性胆囊炎的诊断有80%的准确性。

● 腔内的膜代表脱落的黏膜。

● 胆囊壁的不均匀强化由出血、坏死和脓肿导致。

● 囊周脓肿也可见于穿孔病例。

在某些病例中,胆囊不均匀、不规则的增厚和强化以及囊周扩张的程度可与胆囊癌相似。同时需鉴别的还有黄色肉芽肿性胆囊炎,这是一种罕见而严重的慢性胆囊炎,常伴胆囊壁结节状黄色肉芽肿形成。

参考文献：Bennett GL. Chapter 77: Cholelithiasis, cholecystitis, choledocholithiasis, and hyperplastic cholecystoses. In: Gore RM, Levine MS (eds). *Textbook of gastrointestinal radiology*, 4th ed. Philadelphia, PA: Elsevier/Saunders, 2015:1348–1391.

Patel NB, Oto A, Thomas S. Multidetector CT of emergent biliary pathologic conditions. *Radiographics* 2013;33(7):1867–1888.

14　**答案 G**。肝右叶后方积液,边缘不规则强化。积液里有个可移动的边缘成棱角状的钙化胆石,超声上见后方声影。胆囊窝见手术夹,与近期胆囊切除史一致。结果提示肝周脓肿伴胆囊胆石掉落。

　　在腹腔镜胆囊切除术提取胆囊的过程中,胆囊胆石可在不经意间掉入腹、盆腔。一般认为由这些胆石引起并发症的病例不到 10%。胆囊胆石脱落最常见的并发症是脓肿形成,特别是在腹腔镜检查的肝脏周围区域或腹壁。窦道或瘘管可发展到邻近的器官或间隙。由于大量胆结石为非钙化胆石,CT 上也不可见,因此很难做出准确诊断。当周围的炎症产生纤维化的软组织成分时,这些发现可与肉瘤或卵巢囊性肿瘤相混淆。

　　胆囊切除后数月或数年患者可出现症状。治疗方法为经皮或手术引流,彻底清除胆石。如果胆石未被发现并去除,感染会复发。

参考文献：Ramamurthy NK, Rudralingam V, Martin DF, et al. Out of sight but kept in mind:complications and imitations of dropped gallstones. *AJR Am J Roentgenol* 2013;200(6):1244–1253.

Raman SP, Fishman EK, Gayer G. Chapter 81: Postsurgical and traumatic lesions of the biliary tract. In: Gore RM, Levine MS (eds). *Textbook of gastrointestinal radiology*, 4th ed. Philadelphia, PA:Elsevier/Saunders, 2015:1442–1459.

15　**答案 I**。第一张图像来自 MRCP 的三维 MIP,显示一个与胆囊管相连的小囊性结构,代表胆囊切除术后残留的胆囊漏斗。第二张是冠状面薄层 MRCP 影像,可见胆总管远端胆石致肝内外胆管扩张。如本例所示,在胆囊切除术后,胆石可在无意中残留在残余胆囊或胆囊管中,而形成胆总管胆石。腹腔镜胆囊切除术后残余胆囊相当常见,发生率大于 10%。这可能是由技术上的困难导致解剖学标志不能识别,或胆囊炎症严重,无法完全切除。这些发现可与腹痛、消化不良和其他胃肠道症状的"胆囊切除术后综合征"有关。在术后不久的情况下,胆囊窝中与胆囊管相连的液体积聚可提示胆漏。

参考文献：Hoeffel C, Azizi L, Lewin M, et al. Normal and pathologic features of the postoperative biliary tract at 3D MR cholangiopancreatography and MR imaging. *Radiographics* 2006;26(6):1603–1620.

Raman SP, Fishman EK, Gayer G. Chapter 81: Postsurgical and traumatic lesions of the biliary tract. In: Gore RM, Levine MS (eds). *Textbook of gastrointestinal radiology*, 4th ed. Philadelphia, PA:Elsevier/Saunders, 2015:1442–1459.

16　**答案 C**。该患者可见弗里吉安帽。它代表胆囊底部的折叠,是胆囊形状最常见的正常变异,在多达 6% 的人群中可见。没有临床意义,不应误认为腺肌瘤病等病理情况。胆囊壁薄且不显著。该名称指古代弗里吉亚(现在是土耳其)居民所戴的帽子。

参考文献：Gore RM, Taylor AJ, Ghahremani GG. Chapter 76: Anomalies and anatomic variants of the gallbladder and biliary tract. In: Gore RM, Levine MS (eds). *Textbook of gastrointestinal radiology*, 4th ed. Philadelphia, PA: Elsevier/Saunders, 2015:1340–1347.

17　**答案 B**。在这些 T2W MR 的影像中,胆囊底部有多个小囊肿呈环状排列,形成"珍珠项链"征。此征对腺肌瘤病的特异性在 90% 以上。腺肌瘤病是增生性胆囊病的两种形式之一。功能性梗阻引起的压力升高被认为是增生性上皮内翻进入胆囊壁的原因。内翻形成了 Rokitansky-Aschoff 窦，其外观为囊性空腔，含残留胆汁。

腺肌瘤病可呈局限性（通常在底部）、弥漫性或节段性。节段性形态可视为胆囊腔壁的收缩。准确诊断腺肌瘤病为胆囊壁增厚的原因，对于避免误诊为胆囊癌具有重要意义。在超声上，从胆囊壁的胆固醇晶体中发现彗尾反射性伪影可诊断为腺肌瘤病。T2W MRI/MRCP 对诊断腺肌瘤病的准确性最高，为 90%，其次是 CT 和超声。下图为不同患者的 Rokitansky-Aschoff 窦的超声和 CT 表现。

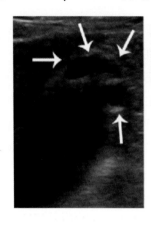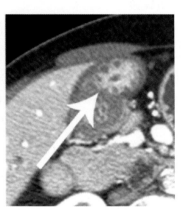

胆囊壁增厚伴囊肿形成的鉴别诊断包括坏疽性胆囊炎、HIV 诱导的胆囊炎和黄色肉芽肿性胆囊炎。虽然坏疽性胆囊炎患者可出现微脓肿，表现为胆囊壁的囊性结构，但这些患者往往病情严重，表现为炎症的体征和症状。HIV 诱导的胆囊炎可表现为壁增厚，含囊性空腔。

参考文献：Haradome H, Ichikawa T, Sou H, et al. The pearl necklace sign: an imaging sign of adenomyomatosis of the gallbladder at MR cholangiopancreatography. *Radiology* 2003;227(1):80-88.

Levy AD, Murakata LA, Abbott RM, et al. From the archives of the AFIP. Benign tumors and tumorlike lesions of the gallbladder and extrahepatic bile ducts: radiologic-pathologic correlation. Armed Forces Institute of Pathology. *Radiographics* 2002;22(2):387-413.

18 答案 H。平扫 CT 图像示一个充气、厚壁、收缩的胆囊（与问题相关的图像上的箭头所示）。一个大的层状胆石位于异常胆囊内侧，在邻近的十二指肠球部。胃因积液而膨胀。这一发现与 Bouveret 综合征一致。Bouveret 综合征是一种胆石性肠梗阻的亚型，异位的胆结石滞留在十二指肠，导致十二指肠或胃出口梗阻。在胆石性肠梗阻中，发炎的胆囊向邻近的肠部溃烂。胆石可通过这个瘘管。如果胆石较大（大于 2.5cm），可导致肠梗阻，最常见的部位是回盲瓣。通常在评估可疑肠梗阻时通过 CT 扫描进行诊断。如果胆石未钙化且密度与周围肠液相似，则可在 CT 上可能漏诊梗阻石。

收缩的病变胆囊很难识别，可被误认为肠段或已手术切除。对于没有行括约肌切开术或胆道手术的胆道积气患者，应仔细检查胆囊窝和肠道，以确定是否有胆瘘性胆石。胆石性肠梗阻通常发生于老年女性，在胆石患者中发病率低于 1%。Rigler 三联征是指在胆石性肠梗阻中发现胆道积气、肠扩张和异位胆石。

参考文献：Brennan GB, Rosenberg RD, Arora S. Bouveret syndrome. *Radiographics* 2004;24(4):1171-1175.

Gan S, Roy-Choudhury S, Agrawal S, et al. More than meets the eye: subtle but important CT findings in Bouveret's syndrome. *AJR Am J Roentgenol* 2008;191(1):182-185.

19　　答案 A。CT 图像示弥漫性胆囊壁增厚，在颈部/胆囊管交界处可见边缘钙化的胆石嵌顿。由胆石引起的肝内胆管扩张在这个水平以上，与 Mirizzi 综合征一致。低于这一水平的远端 CBD 减压。Mirizzi 综合征是指胆囊颈内或胆囊管内的胆石压迫肝外胆管，是一种罕见的慢性胆石症并发症。梗阻可为由胆石本身，或胆石病引起的慢性炎症、瘢痕或瘘管。在行胆囊切除术之前，可先用 ERCP 取石和支架术治疗。开放胆囊切除术是首选，因为在 Mirizzi 综合征中炎症变化和粘连的程度增加了腹腔镜技术对胆道损伤的风险。

参考文献：Katabathina VS, Dasyam AK, Dasyam N, et al. Adult bile duct strictures: role of MR imaging and MR cholangiopancreatography in characterization. *Radiographics* 2014;34(3):565–586.

　　Patel NB, Oto A, Thomas S. Multidetector CT of emergent biliary pathologic conditions. *Radiographics* 2013;33(7):1867–1888.

20　　答案：

　　患者 1：A.胆道积气。

　　患者 2：C.肝门周围水肿。

　　患者 3：B.门静脉积气。

　　患者 4：E.胆道梗阻。

　　患者 5：A.胆道积气。

　　本系列病例回顾了肝脏分支结构的鉴别诊断，典型的包括胆道树或门静脉。患者 1 的 CT 和患者 5 的腹部 X 线片的胆道积气表现为分支线状低密度，并倾向于集中积聚，与胆汁流向肝门的方向一致。在横断面影像中，胆道积气最常见于肝脏左叶，因为当患者仰卧位时，左叶是反依赖的。

　　引起胆道积气的原因如下表所示。在胆道梗阻的患者中，干预后可出现胆道积气，一般表明梗阻已缓解。如果随访影像示胆道积气消失，应怀疑支架功能障碍、吻合口狭窄或复发性肿瘤引起的复发性梗阻。

胆道积气的病因

医源性	● ERCP 括约肌切开、支架植入 ● 胆肠吻合术
创伤性	
自发性胆肠瘘或交通	● 消化性溃疡病 ● 胆石性肠梗阻 ● 近期胆结石通过
产气性感染（罕见）	● 胆管炎 ● 肝脓肿与胆道树交通

　　患者 2 患有门静脉周围水肿。门脉横切面可见明显的环状水肿。纵向观察门静脉时，发现门静脉周围水肿表现为门静脉两侧平行线性低密度（箭头所示）。不应误认为胆道阻塞，其中沿门静脉分支的一侧可见扩张的胆管。图像上也有肝实质性水肿，增强 CT 可见斑片状的不均匀低密度区域。该患者的门静脉周围水肿是由积极的液体复苏所致，但也可见于充血性心力衰竭、急性肝炎、创伤和肝移植等疾病中。

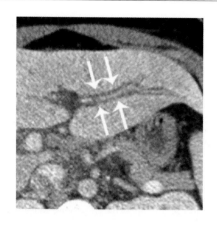

患者3的门静脉有大量气体。由于门静脉血流入肝,所以门静脉气体在肝包膜周围的小分支最为明显。有时,在较大的门静脉或肠系膜静脉可检出气体。门脉气体常伴胆道积气。门静脉积气和胆道积气的临床意义取决于临床情况。主要关注的是缺血性肠病。CT是检查气体最敏感的成像方式,即使是非常小的病灶也可检测到。随着早期发现成为可能,肠系膜缺血伴门静脉积气的患者死亡率降低到50%以下。其他导致门静脉积气的原因包括肝脓肿、肠憩室炎、炎性肠病、坏死性胰腺炎、创伤、肠梗阻和腐蚀性物质的摄入。在本案例中,患者摄入腐蚀性物质,破坏了胃黏膜。

患者4患有胆道梗阻,示左侧肝内胆管扩张。扩张的胆管平行于门静脉的一个分支,呈"双管猎枪"征。超声对胆道梗阻的检测灵敏度接近95%。应尽量沿胆道中心检测,以确定梗阻部位。

门静脉血栓形成(非本系列病例)可导致预期的静脉分支密度降低。可见周围组织灌注改变。

参考文献:Messmer JM, Levine MS. Chapter 12: Gas and soft tissue abnormalities. In: Gore RM, Levine MS (eds). *Textbook of gastrointestinal radiology*, 4th ed. Philadelphia, PA: Elsevier/Saunders, 2015:178–196.

Shah PA, Cunningham SC, Morgan TA, et al. Hepatic gas: widening spectrum of causes detected at CT and ultrasound in the interventional era. *Radiographics* 2011;31(5):1403–1413.

Tirumani SH, Shanbhogue AK, Vikram R, et al. Imaging of the porta hepatis: spectrum of disease. *Radiographics* 2014;34(1):73–92.

21 答案:

患者1:D.急性胆囊炎。

患者2:A.在正常范围内。

患者3:B.急性重度胆道梗阻。

患者4:C.胆漏。

患者5:D.急性胆囊炎。

患者2的HIDA扫描结果在正常范围内。选项中未列出的预期病变包括:注射 ^{99m}Tc肝胆亚氨基二乙酸后,肝脏迅速吸收放射性示踪剂,然后大约10min时排入胆总管,15min时排入胆囊,20min排入小肠。在不到半小时的摄片上,所有的结构都清晰可见。对HIDA扫描的解释需要与临床症状和情景相关联。

患者1有与急性胆囊炎相符的表现,但4h后未见胆囊,提示胆囊管阻塞。患者5

接受了吗啡增强的 HIDA 扫描,其结果与急性胆囊炎相符。60min 时,患者 5 的胆囊亦未显示。此时,替代延迟成像包括在 3 分钟以上的时间静脉注射吗啡 0.04mg/kg 或在 30min 以上的时间输注 0.02μg/kg 的缩胆囊素(CCK)生理盐水溶液。吗啡可引起 Oddi 括约肌收缩,促进未闭胆囊管的胆囊充盈。如吗啡注射后 30min 仍未见胆囊,其表现与急性胆囊炎一致,如患者 5 的案例。CCK 注射可引起胆囊收缩和排空,也可在胆囊管开放的情况下促进放射性示踪剂填满胆囊。

　　患者 5 的另一个发现是在胆囊窝的肝右下缘的活性强化边缘(箭头所示)。此边缘征提示炎症向肝脏扩散,对于复杂的胆囊炎具有高度特异性。患者在被送进手术室后发现患有坏疽性胆囊炎穿孔。在注射吗啡后的图像上还偶然注意到在肝左叶下方摄取(三角箭头所示)。这提示胆汁从十二指肠回流到胃中,少量是正常的,返流量为 15% 或更少。

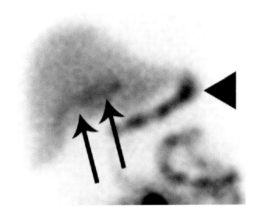

　　肝胆闪烁显像对急性胆囊炎的敏感性约为 90%。假阳性结果通常由慢性胆囊炎引起,液体或胆石阻止了放射性示踪剂在胆囊中的充分积累。胆囊不充盈也可能是由于长期禁食或肝细胞功能障碍。如果炎症发生在胆囊本身中,而非继发于胆囊管阻塞的炎症,则可导致假阴性。

　　患者 3 的检查结果与急性重度胆管梗阻相符。肝实质吸收放射性示踪剂。然而即使在 60min 的时候,放射性示踪剂也没有进入肝内或肝外胆管中。示踪剂已从血液中清除,心脏未见放射活性。在此情况下,患者患有胆总管胆石,急性阻塞的严重程度产生了足以防止放射性示踪剂排泄的压力。对胆道无显影的鉴别诊断包括肝细胞功能障碍或由药物毒性、败血症和胆管炎等多种原因引起的管内胆汁淤积。

　　能鉴别肝细胞功能障碍和急性重度胆道梗阻的其一表现是血池中示踪剂清除不良。以下 HIDA 扫描提示肝细胞功能障碍。右半肝切除术患者在 57~60min 时的图像示,肝左叶剩余部分未出现胆汁排泄。然而,与急性重度梗阻相反,心脏血池中存在持续性放射活性(箭头所示)。正常情况下,肝脏会清除血池中的放射活性,10min 后活性消失。患者 24h 后返回右侧延迟图像,示小肠有放射活性,证实肝细胞功能障碍和胆道系统未闭。

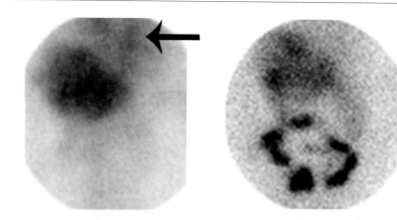

患者 4 近期接受腹腔镜胆囊切除术,术后第 3 天出现右上腹疼痛。CT 检查发现胆囊窝和腹腔积液(未显示图)。肝胆闪烁造影证实胆漏。当患者右侧卧位时,示踪剂沿肝右缘积聚在结肠旁沟。随后的仰卧位图像中也可见胆漏。

慢性胆囊炎(未显示病例)被认为是由囊肿管的间歇性阻塞和胆囊运动障碍引起的,导致亚急性胆囊炎的反复发作。慢性胆囊炎属于右上腹痛的鉴别诊断,但诊断困难。在横断面影像,胆囊可能很小,伴收缩且壁增厚。95%的病例与胆石症有关。在肝胆闪烁造影时,可有延迟的胆囊充盈。胆囊射血分数(GBEF)下降>50%是正常的,但在 CCK 增强的 HIDA 扫描中 GBEF <35%提示慢性胆囊炎或胆道运动障碍。[GBEF =(基线活动–CCK 灌注后的活动)/基线活动] Oddi 功能障碍、胆囊管综合征或药物治疗也可降低 GBEF。

参考文献:Mettler FA, Guiberteau MJ. Chapter 7: Gastrointestinal tract. In: Mettler FA, Guiberteau MJ (eds). *Essentials of nuclear medicine imaging*, 6th ed. Philadelphia, PA: Elsevier/Saunders, 2012:237–270.

Ziessman HA, O'Malley JP, Thrall JH, et al. Chapter 13: Gastrointestinal system. In: Ziessman HA, O'Malley JP, Thrall JH, et al.(eds). *Nuclear medicine*, 4th ed. Philadelphia, PA: Elsevier/Mosby, 2014:288–321.

Ziessman HA, Tulchinsky M, Lavely WC, et al. Sincalide–stimulated cholescintigraphy: a multicenter investigation to determine optimal infusion methodology and gallbladder ejection fraction normal values. *J Nucl Med* 2010;51:277–281.

22　**答案**:C。胆囊壁不规则、不对称增厚伴不均匀强化。在胆囊内部也发现了气体的焦点。此患者患有胆囊癌穿孔。影像学很难将复杂的胆囊炎与侵袭性胆囊癌区分开来,胆囊癌在胆囊切除时才发现。影像学表现如肝门部淋巴结明显增大及其他转移性疾病对恶性肿瘤的特异性更强,有助于诊断腺癌,而非穿孔性胆囊炎。胆囊癌占所有胃肠道肿瘤的 3%~4%。女性中更为常见,70~75 岁的患者中发病率最高。大多数病例与胆结石有关,一般认为是由慢性胆囊炎症引起。其他危险因素包括胆总管囊肿、胰胆交界异常和硬化性胆管炎。

参考文献:Choi IC, Lee JM. Chapter 79: Neoplasms of the gallbladder and biliary tract. In: Gore RM, Levine MS (eds). *Textbook of gastrointestinal radiology*, 4th ed. Philadelphia, PA: Elsevier/Saunders, 2015: 1402–1426.

Liang JL, Chen MC, Huang HY, et al. Gallbladder carcinoma manifesting as acute cholecystitis:clinical and computed tomographic features. *Surgery* 2009;146:861–868.

23a　答案 A。超声图像示肝右叶有声影性结构声像,伴胆石及气体。(有时,有回声的脂肪也会产生声影)后部有相对干净的后声影分叶,提示胆石而非气体。CT 平扫证实回声结构为高密度病灶,符合多发胆石呈分支状排列。胆结石在 CT 上不一定可见。

23b　答案 D。T2W MRI 示多个结石,为扩张的明亮肝内胆管内的暗充盈缺损。本例 T1 高密度胆石为蛋白含量高的色素胆石,钙化胆石一般呈 T1 低密度。肝内胆石并不常见,而且病变范围和胆石数量对复发性化脓性胆管炎(以前称为东方胆管肝炎)的发病几乎具有特异性。在影像上,可见周围胆管的狭窄和中央胆管的不成比例的扩张。长期胆道梗阻可导致肝脓肿、门静脉血栓形成、狭窄、肝内胆石,最终导致肝实质萎缩。80%的病例存在胆管内胆石。患者患胆管癌的风险增加,5%~18%的病例发生胆管癌。

复发性化脓性胆管炎是以细菌性胆管炎复发为特征的进行性胆道疾病。病因尚不清楚,但最初的病例被认为是一种寄生虫感染,易导致胆汁淤积和胆石形成。亚洲裔患者的患病率更高,符合本例患者的菲律宾移民史。

至于其他的答案选择,血管结构,如可视化的 IVC,是 T2W"黑血"自旋回波序列上的信号空洞,不像扩张的胆管那样明亮。气体在 T1W 和 T2W 图像上都是深色,上升到非依赖性表面(在此仰卧患者的前方)。胆道蛔虫病表现为长管状充盈缺损。

参 考 文 献:Bennett GL. Chapter 77: Cholelithiasis, cholecystitis, choledocholithiasis, and hyperplastic cholecystoses. In: Gore RM, Levine MS (eds). *Textbook of gastrointestinal radiology*, 4th ed. Philadelphia, PA: Elsevier/Saunders, 2015:1348–1391.

Catalano OA, Sahani DV, Forcione DG, et al. Biliary infections: spectrum of imaging findings and management. *Radiographics* 2009;29(7):2059–2080.

24a　答案 B。ERCP 图像示肝内胆管狭窄和扩张的交替区域。这种影像学表现可见于原发性或继发性硬化性胆管炎。在 CD4 细胞计数低的艾滋病情形下,这些发现与艾滋病胆管病变一致。艾滋病胆管病变通常是机会性感染的结果,最常见的是隐孢子虫和巨细胞病毒,尽管其他病原体如微孢子虫也有涉及。但多达一半的患者中无法确定感染源。大多数受影响的患者,其 CD4 计数低于 $0.1×10^9$/L,自从有效的抗反转录病毒治疗出现以来,发病率已经下降。患者通常表现为疼痛,而发热和黄疸较少见,因为梗阻通常局部发病。

艾滋病胆管病变的疾病还包括非胆石性胆囊炎(也由机会性感染引起)、淋巴瘤、卡波西肉瘤和胆石症。潜在的机会性感染的药物治疗并没有显著改善症状或胆管病的异常。EB 病毒(HHV-4)是传染性单核细胞增多症的病因,但与艾滋病胆管病变尚未发现有直接关系。与淋巴瘤(包括移植后淋巴增殖性疾病)和鼻咽癌有关。

参考文献:Bilgin M, Balci NC, Erdogan A, et al. Hepatobiliary and pancreatic MRI and MRCP findings in patients with HIV infection. *AJR Am J Roentgenol* 2008;191(1):228–232.

Katabathina VS, Dasyam AK, Dasyam N, et al. Adult bile duct strictures: role of MR imaging and MR cholangiopancreatography in characterization. *Radiographics* 2014;34(3):565–586.

24b　答案 A。艾滋病胆管病变的大多数患者(60%~70%)具有与病原体引起的炎症相关的乳头状狭窄。通常伴硬化性胆管炎,但有些孤立地具有乳头状狭窄。乳头状狭窄与肝内狭窄的结合高度提示艾滋病性胆管炎,在原发性硬化性胆管炎中则未发现有此表现。超声和 MRCP 有助于对胆道异常的初步识别以及判断哪些患者应做 ERCP。

ERCP 联合内镜检查适合进一步评估和治疗可疑的乳头状狭窄和胆管炎。内镜检查可直接观察乳头,评估对比剂流量以及对可疑病变行活检。在 ERCP 下,乳头状狭窄的标准包括 CBD 直径>8mm,胆管末端 2~4mm 远端逐渐变细,以及异常的造影剂滞留。虽然在适当的临床条件下,末端变细的短节段上方的扩张胆管是有意义的改变,但对于乳头状狭窄的 MRCP 尚无确定的标准。治疗艾滋病胆管病变的方法通常在内镜下进行,包括乳头状狭窄的括约肌切开术和狭窄处的支架植入。

参考文献: Bilgin M, Balci NC, Erdogan A, et al. Hepatobiliary and pancreatic MRI and MRCP findings in patients with HIV infection. *AJR Am J Roentgenol* 2008;191(1):228–223.

Katabathina VS, Dasyam AK, Dasyam N, et al. Adult bile duct strictures: role of MR imaging and MR cholangiopancreatography in characterization. *Radiographics* 2014;34(3):565–586.

25 **答案 A。**由于胆囊癌的症状模糊且为非特异性,患者常表现为晚期疾病。许多病例无法切除,预后差,5 年总生存率<15%。

考虑胆囊癌的表现:

● 在 40%~65% 的病例中, 胆囊癌最常见的表现是一个巨大的不均匀强化肿块替代胆囊。胆囊难以识别,以胆囊窝为中心的肿瘤可被误认为肝脏肿块。肝脏受累包括直接侵犯和肝转移。胆道阻塞和淋巴结转移也很常见。

● 胆囊癌第二常见的影像学表现是胆囊息肉样病变,约占病例的 1/4。多数病例胆囊壁广泛分布。由于影像学特征与良性息肉有重叠,大小>1cm 的不确定性病变应行胆囊切除术。

● 胆囊癌最不常见的表现是局灶性或弥漫性胆囊壁增厚。早期胆囊癌的壁增厚表现为细微和非特异性的,诊断困难。CT 检查可优于超声。不规则壁增厚>1cm 需警惕复杂性胆囊炎或胆囊癌。

其他涉及胆囊的恶性肿瘤很少见,但也可表现为肿块、息肉或壁增厚。这些包括转移(黑色素瘤、乳腺癌和肝细胞癌)、淋巴瘤、类癌和肉瘤。

参考文献: Furlan A, Ferris JV, Hosseinzadeh K, et al. Gallbladder carcinoma update: multimodality imaging evaluation, staging, and treatment options. *AJR Am J Roentgenol* 2008;191(5):1440–1447.

Levy AD, Murakata LA, Rohrmann CA. Gallbladder carcinoma: radiologic –pathologic correlation. *Radiographics* 2001;21(2):295–314.

26 **答案:A。**肝脏内有多个肝内囊性结构。囊性病变中可见"中心点"征(箭头所示),与中央门静脉根部增强相对应。这是 Caroli 病的特征。肝脏多发小囊性病变的鉴别诊断包括单纯性肝囊肿、胆道错构瘤、微脓肿和胆道乳头状瘤病,但这些病不显示中心点征。

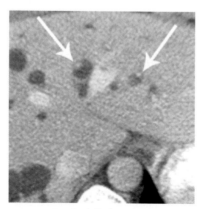

Caroli 病的中心点征

Caroli 病,也称为交通性海绵状胆囊扩张症及 Todani Ⅴ 型胆总管囊肿,是一种常染色体隐性遗传疾病,属纤维多囊性肝病。胚胎发生时胆管板的阻滞或紊乱导致肝内胆管炎症性扩张的异常发育。肝外胆管未受损伤。

- Caroli 病形态简单,多见于年轻人,累及较大的肝内胆管。致肝内胆管的局灶性或弥漫性扩张,可呈梭状或囊状,如本病例所示。

- 该疾病形式复杂,涉及较大和较小的胆管,导致 Caroli 综合征,并包括 Caroli 病和一种称为先天性肝纤维化(CHF)的疾病的特征。Caroli 综合征最常出现在婴儿期或儿童早期。CHF 仅累及较小的外周胆管,无特异性影像学表现,如脾大和其他门脉高压征象,无明显囊性病变。

Caroli 病的并发症包括胆石形成、胆管炎、脓肿、肝硬化和胆管癌的风险增加。如果病变范围有限,则可对受累部分进行部分肝切除。如果是弥漫性,可考虑采用内镜治疗、胆道搭桥手术或肝移植。

参考文献:Brancatelli G, Federle MP, Vilgrain V, et al. Fibropolycystic liver disease: CT and MR imaging findings. *Radiographics* 2005;25(3):659–670.

Levy AD, Rohrmann CA, Murakata LA, et al. Caroli's disease: radiologic spectrum with pathologic correlation. *AJR Am J Roentgenol* 2002;179(4):1053–1057.

27 **答案**:B。这一系列病例回顾了胆道梗阻的一些病因。本例的诊断为胆管癌(CCA),一种原发性胆管腺癌。肝门处有一个形成肿物的 CCA(Klatskin 瘤),引起肝内胆管扩张。厚层冠状位 MRCP 示胆道门处胆管明显脱落。薄层冠状位 MRCP 示相应的阻塞性软组织肿物。由于 CCA 倾向于纤维化,增强可呈渐进性,在延迟期 CT 和 MRI 上更明显。鉴别诊断包括其他来源的肝门转移性腺病。

CCA 由美国癌症联合委员会根据解剖位置分类,由世界卫生组织(WHO)根据形态学分类,如下表所示。这些分类有助于确定预后和指导管理。

胆管癌的分类

解剖学	- 肝内 　—左右肝管周围至第二分叉 　—以肝切除术切除 - 肝门(亦称"Klatskin 瘤") 　—最常见位置(50%~65% CCA) 　—肝门包括左右肝管和肝总管,向下至胆囊管分叉水平 　—胆管切除常伴肝切除 - 远端肝外 　—在胆囊管起点的下方 　—以胰十二指肠切除术切除
形态学	- 肿块形成 - 胆管周围浸润(占超过 70% 的 CCA 病例) - 胆管内生长(称为胆管 IPMN)

　　CCA 是仅次于肝细胞癌的第二常见原发性胆道恶性肿瘤,但在美国相对少见。患者年龄通常在 50~70 岁,表现为无痛性黄疸。病例常为散发性,CCA 的其他危险因素包括慢性炎症,如原发性硬化性胆管炎、胆总管囊肿、肝内胆结石、寄生虫感染、胆肠吻合等。完全切除可治愈,但由于早期 CCA 难以诊断,完全切除可能不能完全治愈,预后一般较差。CT、MRI 以及某些情况下的 PET/CT 成像在确定可切除性和分期方面有效。辅助治疗包括支架植入术、放疗和化疗。

参考文献:Chung YE, Kim MJ, Park YN, et al. Varying appearances of cholangiocarcinoma:radiologic-pathologic correlation. *Radiographics* 2009;29(3):683–700.

　　Engelbrecht MR, Katz SS, van Gulik TM, et al. Imaging of perihilar cholangiocarcinoma. *AJR Am J Roentgenol* 2015;204(4):782–791.

28　**答案** B。患者的胆管癌(CCA)也以肝门部为中心,但形态为胆管周围浸润型。肿瘤可能难以显示,但可见增强、周壁增厚和胆管狭窄,导致胆道阻塞。本例中,较长的肿瘤狭窄从肝总管延伸至右肝管。最好在放置胆道支架前进行横断面成像,因为支架可诱发继发性胆管壁增厚和对疾病程度的混杂评估。

　　狭窄伴壁增厚和强化的鉴别诊断包括各种类型的胆管炎(例如,上行、原发性硬化、IgG4 相关和艾滋病性胆管炎)。因为即使是很小的 CCA 也能引起胆管扩张,即使在影像学上不能直接观察到肿瘤,不明原因的节段性胆管扩张(伴或不伴大叶性萎缩)也应引起对 CCA 的怀疑。可与病史、临床因素和内镜支架置入时的刷检相关。由于该肿瘤的黏膜下扩散行为限制了敏感性,可进行重复活检。

　　CCA 最不常见的形态类型是胆管内生长型。现在首选怀疑的是胆管内乳头状黏液性肿瘤(IPMN)的胆管,在病理上类似于胰管 IPMN。息肉样包块(箭头所示)被视为胆管内的充盈缺陷,如下图所示,来自另 1 例患者的 ERCP 下的胆总管。上游和下游胆管可因黏蛋白和阻塞而扩张。胆管 IPMN 生长较慢,预后较好。活检和切除可示良性、异常或恶性组织的组合。块状胆管充盈缺损的鉴别诊断包括胆石、碎片、血块、原发肿瘤和转移。

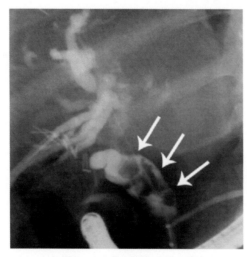

胆管 IPMN

参考文献：Choi BY, Lee JM. Chapter 79: Neoplasms of the gallbladder and biliary tract. In: Gore RM, Levine MS(eds). *Textbook of gastrointestinal radiology*, 4th ed. Philadelphia, PA: Elsevier/Saunders, 2015: 1402–1426.

Katabathina VS, Dasyam AK, Dasyam N, et al. Adult bile duct strictures: role of MR imaging and MR cholangiopancreatography in characterization. *Radiographics* 2014;34(3):565–586.

29 **答案 D**。在问题中的冠状位 CT 图像示壶腹癌。肝内外胆管扩张至壶腹，此处有一个强化的息肉样肿块（箭头所示）突出入十二指肠腔，如下轴位和冠状位图像所示。

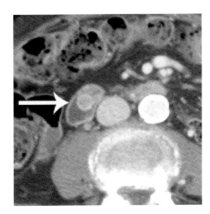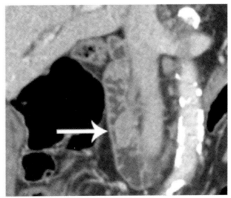

壶腹癌

壶腹和壶腹周围的肿瘤在超声、CT 或 MRI 成像中可能无法很好地显示，因为肿瘤可能很小并被正常减压的十二指肠所掩盖。改善十二指肠扩张可改善壶腹肿块的可视性。在此病例中，可通过让患者饮水作为胰胆管方案 CT 的一部分来实现。胆管扩张但影像学上未见明显原因的患者可能需要内镜和 ERCP 来评估是否存在隐匿性阻塞病变。

对于扩大、"膨出"乳头（直径>10mm）的鉴别诊断包括乳头炎，胆管内乳头状黏液性肿瘤（IPMN）或胆总管囊肿。乳头炎是一种炎症，可由胆石嵌顿或胆管炎引起，尤其在以乳头狭窄为显著特征的艾滋病性胆管炎中。内镜检查时，IPMN（通常来自胰腺，但有时来自胆管）所产生的黏液可使乳头扩张并从口部挤出。胆总管囊肿是一种 III 型胆总管囊肿，表现为胆总管最远端的囊性扩张。

壶腹肿瘤是指发生在 CBD 和胰管汇合处远端的肿瘤。发生于壶腹的范围为 1~2cm 的肿瘤可起源于壶腹、胰、胆或十二指肠。如果不能在组织学上确定起源，则称这些为"壶腹周围"肿瘤。约 75% 的病例可见 CBD 扩张，胰管扩张的比例较小。"双管征"指双管扩张，通常与胰腺导管腺癌相关，但也可见于壶腹及壶腹周围肿瘤。这些恶性肿瘤，如果可切除，需要行 Whipple 手术。

参考文献：Kim S, Lee NK, Lee JW, et al. CT evaluation of the bulging papilla with endoscopic correlation. *Radiographics* 2007;27(4):1023–1038.

Nikolaidis P, Hammond NA, Day K, et al. Imaging features of benign and malignant ampullary and periampullary lesions. *Radiographics* 2014;34(3):624–641.

30 **答案 A**。超声和 MRCP 示轻度扩张的 CBD，伴蛇形管状充盈缺损（箭头所示），与蛔虫病一致。

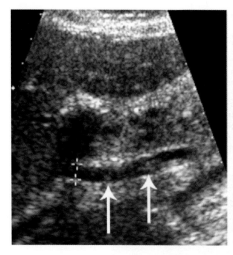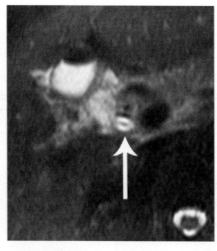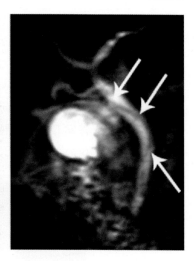

该患者为菲律宾移民，最近从该国回来，右上腹部压痛。管状充盈缺损的鉴别诊断包括支架、碎片或胆道出血。胆汁流伪影通常很模糊，且恰好位于中心位置，在单次快速自旋回波序列中最明显，与其他序列或平面相关时不明显。

蛔虫是世界上最常见的影响人类的寄生虫。最常见于热带和亚热带地区，但在美国和其他发达国家相对少见。蛔虫病最常见的表现是大量蠕虫引起的肠梗阻。蠕虫可通过十二指肠乳头从肠道进入胰胆管树，引起导管阻塞、胆管炎和胰腺炎。严重的病例可出现肝脓肿形成。治疗方法是药物治疗和手术去除寄生虫。

胰管癌和胆总管胆石是这一系列病例的答案选项中列出的其他可导致胆道梗阻的原因。这些和其他胆道阻塞的原因，如胆管炎、胰腺炎和创伤，在其他章节回顾。

参考文献：Lim JH, Kim SY, Park CM. Parasitic diseases of the biliary tract. *AJR Am J Roentgenol* 2007; 188(6):1596–1603.

Yeh BM, Chang WC. Chapter 80: Inflammatory disorders of the biliary tract. In: Gore RM, Levine MS (eds). *Textbook of gastrointestinal radiology*, 4th ed. Philadelphia, PA: Elsevier/Saunders, 2015:1427 – 1441.

31 **答案：**

患者1：C。

患者2：A。

患者3：B。

胆道变异与接受手术的患者相关(肝移植供体、肝切除术、腹腔镜胆囊切除术)，因为变异与手术时胆管损伤风险增加有关。MRCP识别变异可对手术计划有帮助。

在患者1中，可见右侧后肝管流入左侧肝管(箭头所示)，约15%的人有此情况。患者1也表现出与胆囊管平行的情况(三角箭头所示)，约10%的人有此情况，定义为胆囊管与肝总管平行移动至少2cm长。这两个紧密相连的胆管在成像时可被误认为是一个单一扩张的胆总管。

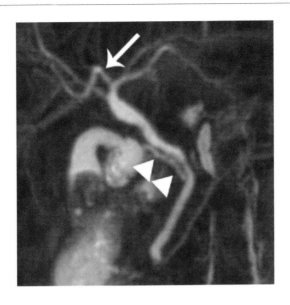

患者 2 有常规的胆道解剖,约 60% 的人有此胆道解剖。

患者 3 有一个低位、中位的胆囊管汇入。低位汇入,定义为与肝总管的下 1/3 的交界处,见于约 10% 的人。15% 的人群中存在中间汇入,胆囊管从右向左穿过肝总管汇入内侧。其他变异包括三叉和右后肝管流入肝总管。

参考文献:Catalano OA, Singh AH, Uppot RN, et al. Vascular and biliary variants in the liver: implications for liver surgery. *Radiographics* 2008;28:359–378.

Yu J, Turner MA, Fulcher AS, Halvorsen RA. Congenital anomalies and normal variants of the pancreaticobiliary tract and the pancreas in adults: part 1, Biliary tract. *AJR Am J Roentgenol* 2006;187 (6):1536–1543.

32　答案 C。该患者近期静脉注射水溶性碘化造影剂后,胆囊出现高密度分层,与代偿性排泄一致。大多数静脉造影剂从肾脏排出,但也有少量通过胆道排出。代偿性排泄是一种常见的现象。在随后的 CT 检查中,肾功能下降、造影剂量增加、胆囊排空减少(如空腹时),更容易观察到此情况。由于血清肌酐水平正常的患者也可见,不一定表明肾功能受损。

分层高密度的胆囊可见钙乳和出血。钙乳是一种含碳酸钙的厚物质,可在慢性胆囊管阻塞的环境中积累。不会在两次扫描之间的短时间内出现。水肿由胆囊扩张引起。这可发生在某些情况下的慢性胆囊管阻塞。无壁增厚或胆囊周围积液提示急性胆囊炎。

参 考 文 献:Boland GWL, Halpert RD. Chapter 8: Gallbladder. In: Boland GWL, Halpert RD (eds). *Gastrointestinal imaging: the requisites*, 4th ed. Philadelphia, PA: Elsevier/Saunders, 2014:315–346.

Krauthamer A, Maldjian PD. Visualization of noncalcified gallstones on CT due to vicarious excretion of intravenous contrast. *J Radiol Case Rep* 2008;2(2):5–8.

33　答案 D。原发性硬化性胆管炎(PSC)接受肝移植患者的 MRCP 示广泛的多灶性肝内胆管狭窄,导致胆管呈串珠状外观。在提供的选项中,这些发现与复发性 PSC 最为一致。缺血性胆管病是肝移植患者发生非吻合口狭窄的重要原因,但多普勒超声提示正常动脉血流的情况下,发生吻合口狭窄的可能性较低,但不能排除。继发性胆管炎也有类似的表现,包括上行(化脓性)胆管炎和慢性或急性排斥反应引起的免疫性胆管炎。复发性 PSC 在因 PSC 接受肝移植的患者中占 5%~20%。疾病的进展可需要再次移植。

　　受体的远端 CBD 已被结扎,并被视为留在胰头的盲端导管。本例 PSC 患者在移植时需要切除病变的 CBD,行肝管空肠吻合术(Roux-en-Y 重建空肠总肝管),而不是胆-胆吻合。胆管内未见胆总管胆石或其他充盈缺损。胆管癌不是正确答案的选项,因为它不是弥漫性的。

　　胆道狭窄是肝移植术后的重要并发症。据报道,尸体移植的发病率为 5%~15%,活体供体移植的发病率高达 30%。狭窄可吻合,也可为非吻合。吻合口狭窄占纤维化或缺血的 75%~90%。在肝胆吻合的肝移植患者中,供体和受体胆管的口径通常会有一些差异,而这些差异可与狭窄类似。非吻合口狭窄常呈多发且较长。非吻合口狭窄在病因学上通常是血管性的,可能是由肝动脉血栓形成引起的大血管病,也可能是由缺血时间延长、供体心脏死亡、血管升压剂和免疫原性等因素引起的微血管病。胆道狭窄的治疗选择包括球囊血管成形术、支架植入术和切除再吻合。

参考文献:Fosby B, Karlsen TH, Melum E. Recurrence and rejection in liver transplantation for primary sclerosing cholangitis. *World J Gastroenterol* 2012;18(1):1-15.

　　Singh AK, Nachiappan AC, Verma HA, et al. Postoperative imaging in liver transplantation:what radiologists should know. *Radiographics* 2010;30(2):339-351.

34　答案:

患者 1:C.分叉的血管。

患者 2:A.胆道积气。

患者 3:D.胆汁流动伪影。

患者 4:B.手术夹。

　　这一系列的病例说明了解读胆道 MRCP 的常见易犯错误。这些发现不应被误认为是真正的病理改变。对典型外观的识别以及与薄片影像或先前研究的仔细对比可确认错误并防止进行不必要的 ERCP。

　　患者 1 的结果是由正常的分叉血管引起的。三维 MRCP 图像示肝总管偏心轻度局灶性狭窄。与之前 CT 扫描动脉期冠状位图像的相关性显示,在肝门处有一个明亮的病灶,代表肝动脉(箭头所示),横断面示它在肝总管和门静脉之间穿行。

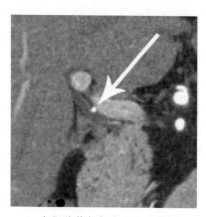

与肝总管相邻的分叉血管

　　在此病例里,恰好有先前 CT 示此正常解剖,但仔细对比 MRCP 上的薄层图像和熟悉正常的解剖关系通常足以确定一个分叉血管。此分叉血管不应被误认为是胆石、肿块、或管壁增厚。胆石应是腔内的和依赖性充盈缺损。一些MRCP上的表现或伪影在CT上更容易识别,如胆囊切除术夹和胆道支架。

患者2患有胆道积气。气体在所有MR序列上都是暗的。在这张轴位图上,气体上升到胆管的非依赖性平面,并与半月板形成空气–液体平面。胆石也呈暗色,但一般依赖于胆管。胆道积气在冠状位上可与胆总管胆石相似,因为不知道气体的非依赖位置。为了避免此错误,将冠状序列上的任何充盈缺损与薄层轴位图像联系起来很重要。

患者3的轴位MRCP图像示胆汁流动伪影。此伪影在轴位图像上通常表现为胆管中心的一个微小的模糊点,有时在冠状位图像上表现为薄的中央线状充盈缺损。此伪影最常出现在半傅立叶单次激发自旋回波(例如,HASTE或SSFSE)序列上。一般认为此类型的序列超快,但仍然易受运动的影响,如胆汁流动发生在断层图像采集时间内,导致信号丢失。与其他序列和成像平面的相关性应示不存在真正的充盈缺损。胆总管胆石是位于胆管的依赖部分,而不是悬在胆管的中心。在螨病中,寄生虫可表现为管道内的蛇形线状充盈缺损。

患者4的假性狭窄与胆囊切除夹造成的伪影有关。手术夹在所有MR系列下的都是深色的。与金属相关的磁化伪迹比手术夹本身更大。此"开花"可影响邻近的胆管,造成类似于狭窄或充盈缺损的信号下降。右侧的薄冠状面MRCP图像显示了表示该手术夹的深色横线(箭头所示)。在左侧和右侧支架夹的亮带也表示由敏感性导致的图像失真。

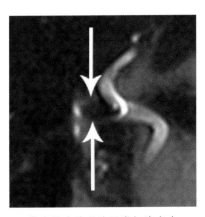

带有易感伪影的胆囊切除术夹

参考文献:Christianson KL, Hoang PB, Huang S, et al. Chapter 9: Motion, pulsation, and other artifacts. In: Mangrum WI, Christianson KL, Duncan SM, et al.(eds). *Duke review of MRI principles:case review series*. Philadelphia, PA: Mosby, 2012:99–110.

Irie H, Honda H, Kuroiwa T, et al. Pitfalls in MR cholangiopancreatographic interpretation. *Radiographics* 2001;21(1):23–37.

Katabathina VS, Dasyam AK, Dasyam N, et al. Adult bile duct strictures: role of MR imaging and MR cholangiopancreatography in characterization. *Radiographics* 2014;34(3):565–586.

Yeh BM, Liu PS, Soto JA, et al. MR imaging and CT of the biliary tract. *Radiographics* 2009;29(6): 1669–1688.

(徐健博　谢佩怡　译　孟晓春　审校)

第 9 章　腹膜和腹膜后

1　患者,女,60 岁,腹水的 3 幅冠状位 CT 图像。将每个标记的结构(A~H)与相应的解剖结构进行匹配,以下 1~8 个选项,每个选项只能使用一次。

1.膈下间隙

2.肝下间隙

3.小网膜囊

4.结肠旁间隙

5.镰状韧带

6.肝十二指肠韧带

7.胃结肠韧带

8.小肠系膜

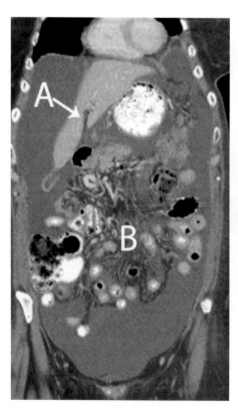
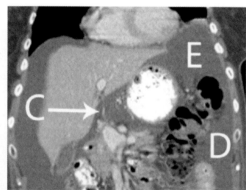
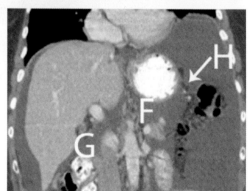

2 胃肠道出血患者,行 CT 检查后,结果如下图所示,未接受治疗,3 年内无明显变化。这种情况与哪些多系统性疾病相关?

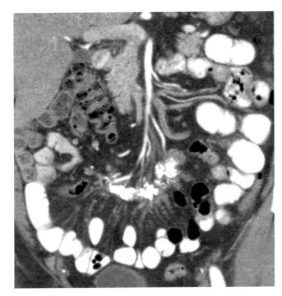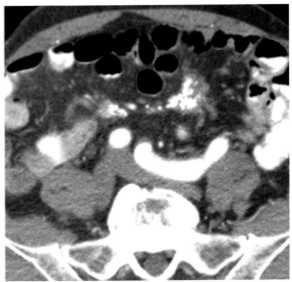

　　A.腹膜后纤维化　　　　　　　　　　B.结节性硬化

　　C.惠普尔病　　　　　　　　　　　　D.移植物抗宿主疾病

3a 患者,女,72 岁,因腹痛来急诊科就诊。根据其仰卧位 X 线片,最可能提示下面哪项疾病?

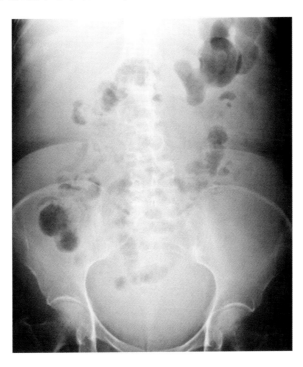

　　A.气腹　　　　　　　　　　　　　　B.小肠梗阻

　　C.腹水　　　　　　　　　　　　　　D.膀胱出口梗阻

3b 患者进一步行 CT 检查,最可能导致腹水的是:

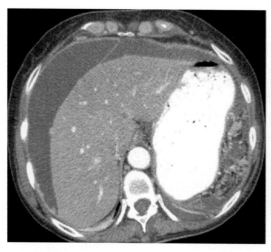
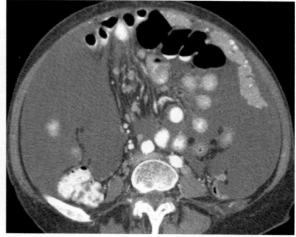

A.结核性腹膜炎

C.自发性细菌性腹膜炎

B.恶性腹膜间皮瘤

D.腹膜癌变

4 患者,女,84 岁,恶心和呕吐。根据其腹部 X 线片和 CT 检查所示,最可能的疾病是:

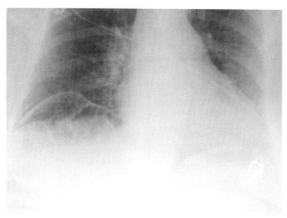
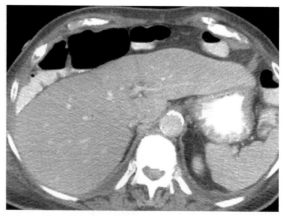

A.Chilaiditi 征

C.结肠穿孔

B.小肠梗阻

D.先天性胸骨后膈疝

5　患者,男,55 岁,有惠普尔壶腹切除手术史,通过 CT 检查以评估癌变。左图是手术后 3 周的 CT,右图是 18 个月后的 CT。左前腹部有何异常?

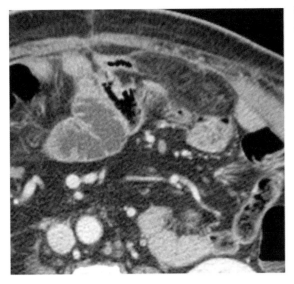 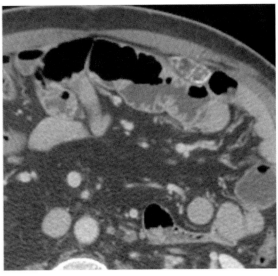

A.网膜梗死　　　　　　　　　　　　B.脂肪肉瘤

C.腹膜癌　　　　　　　　　　　　　D.空肠憩室炎

6　患者,女,60 岁,腹痛、腹胀和便秘。CT 检查图像如下,未发现恶性细胞。穿刺时采集的液体,以下 CT 表现最可能的病因是:

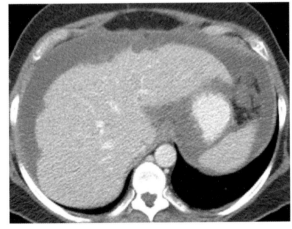 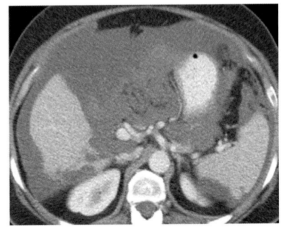

A.肝硬化合并门脉高压　　　　　　　B.阑尾肿瘤

C.腹膜内膀胱破裂　　　　　　　　　D.硬化性包膜性腹膜炎

7　患者,女,47 岁,在急性胰腺炎 CT 图像上,每个标记的腹膜后结构(A~F)以及相应的解剖结构,1~6 每个选项只能使用一次。

1.肾前筋膜　　　　　　　　　　　　2.肾后筋膜

3.侧锥筋膜　　　　　　　　　　　　4.肾前旁间隙

5.肾周间隙　　　　　　　　　　　　6.肾后旁间隙

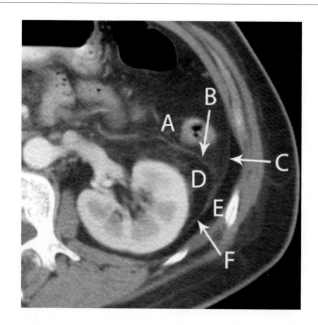

8　患者,男,74 岁,出现腹痛并呕吐 1 周。根据 CT 图像所做出的诊断是:

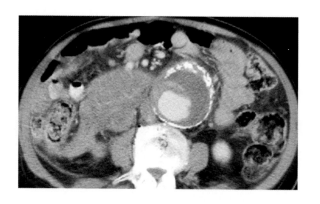

A.主动脉瘤破裂　　　　　　　　B.淋巴瘤

C.Ⅱ型内漏　　　　　　　　　　D.平滑肌肉瘤

9　下面腹部 X 线侧位片中提示:

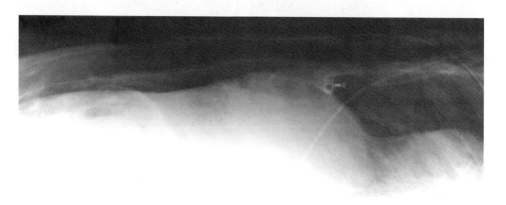

A.腹水　　　　　　　　　　　　B.结肠扩张

C.气腹　　　　　　　　　　　　D.局部胸腔积液

10a 患者,男,55 岁,因溃疡性结肠炎而接受全结肠切除术和 J 袋重建术,在回肠造口术手术后的 4 天后行立位腹部 X 线片如下,最可能的诊断是:

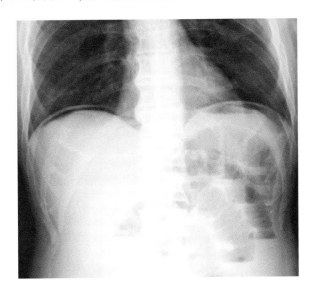

A.患者需要接受手术探查 　　　　　　 B.患者需要经皮引流

C.检查结果所示的术后状态在预期范围内 　　 D.这些发现最有可能与机械通气有关

10b 根据卧位腹部 X 线片所示,右上腹是什么体征?

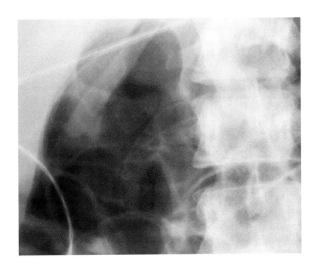

A.瑞格勒征 　　　　　　　　　　 B.镰状韧带征

C.足球征 　　　　　　　　　　　　 D.倒 V 征

11 患者,女,67 岁,一般情况稍差。根据以下 CT 图像,最可能的诊断是:

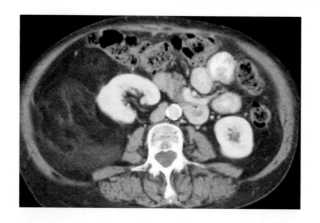

    A.肾血管平滑肌脂肪瘤   B.腹膜后脂肪肉瘤

    C.肾周脓肿   D.网膜梗死

12 患者,女,45 岁,腹痛就诊。根据 CT 图像最可能的诊断是:

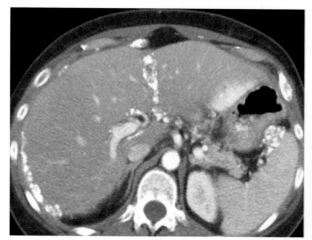 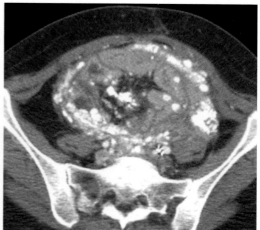

    A.结肠癌   B.卵巢癌

    C.既往细菌性腹膜炎   D.甲状旁腺功能亢进

13 下腹部和背部疼痛患者,CT 检查图像如下所示。在随后的评估中未发现恶性肿瘤,这种疾病最常见于:

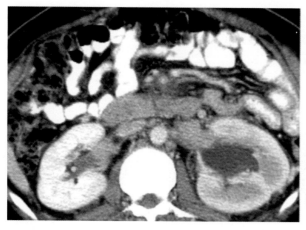 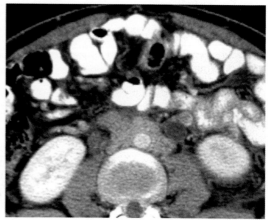

A. 20~30 岁的男性　　　　　　　B. 20~30 岁的女性

C. 40~60 岁的男性　　　　　　　D. 40~60 岁的女性

14 以下 3 例患者 IVC CT 图像表现,请选择最可能的诊断(A~E)。每个选项可以使用 1 次或 1 次以上。

A.混合伪影　　　　　　　　　　B.假性脂肪瘤

C.轻度血栓　　　　　　　　　　D.肿瘤性血栓

E.原发性 IVC 肉瘤

患者 1:对比增强 CT 的轴位和冠状位图像

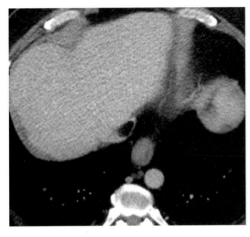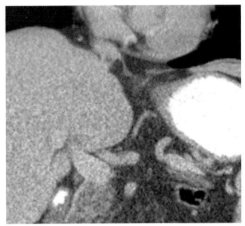

患者 2:对比增强 CT 的轴位和冠状位图像

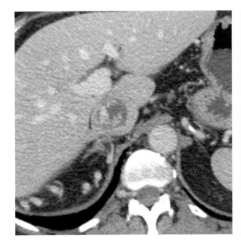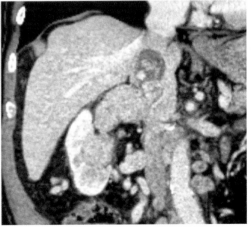

患者 3:多期对比增强 CT 的轴位、冠状位和轴位图像

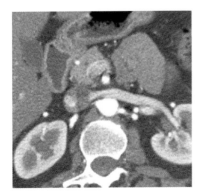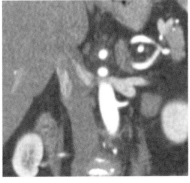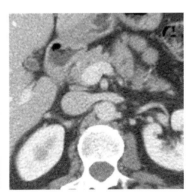

15　患者,男,44 岁,因车祸伤行腹部 CT 增强扫描。检查可见少量腹膜内积液,图像上标明了不同的 CT 值。对这种液体差异最正确的解释是:

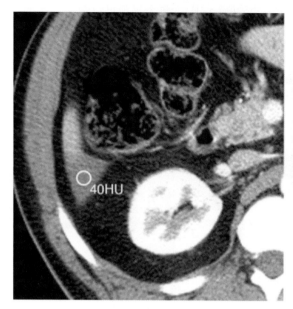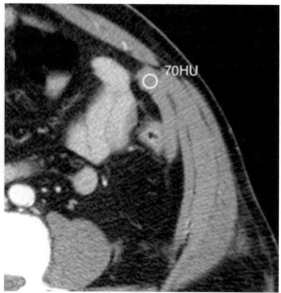

A.膀胱破裂　　　　　　　　　　　　B.十二指肠破裂

C.来自肝脏的腹膜腔积血　　　　　　D.来自脾脏的腹膜腔积血

16~19 题:根据下列患者的图像,最可能相对应的诊断是什么? A~D 选项,每个选项只能使用 1 次。

A.睾丸癌转移　　　　　　　　　　　B.淋巴瘤

C.肾上腺嗜铬细胞瘤　　　　　　　　D.淋巴管瘤

16　患者,男,63 岁,有疲劳感。

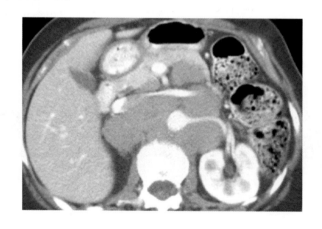

17　　患者,男,24 岁,背部疼痛。

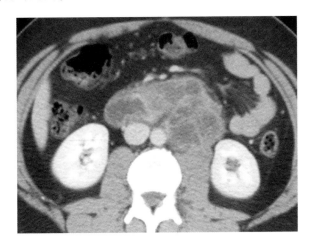

18　　患者,女,34 岁,上腹痛和早饱。轴位和冠状位 CT 图像如下所示。

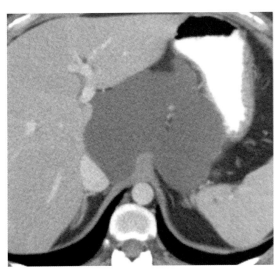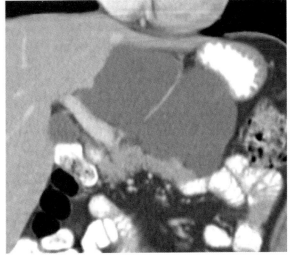

19　　患者,男,70 岁,背部疼痛。

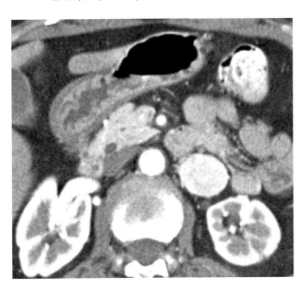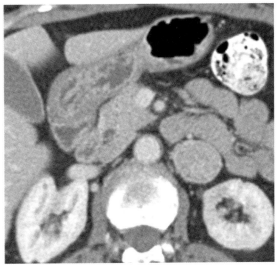

20 　患者，男，53 岁，右下腹疼痛 2 周。根据下面显示的 CT 图像，可能出现哪些体征或症状？

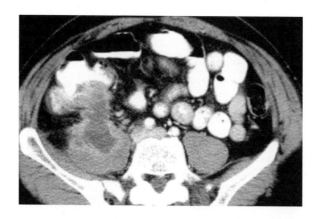

A.下肢水肿　　　　　　　　　　　B.腹腔积液

C.髋关节伸展加剧疼痛　　　　　　D.鞍区麻木

21 　患者，女，74 岁，行腹部增强 CT 以探查病变。根据 CT 图像，最可能的诊断是：

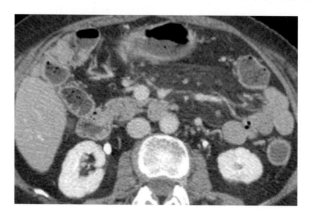

A.硬纤维瘤　　　　　　　　　　　B.脂肪肉瘤

C.淋巴瘤　　　　　　　　　　　　D.硬化性肠系膜炎

22 　患者，女，31 岁，有炎症性肠病和剖宫产史，骨盆和背部疼痛。根据 MRI 图像，最可能的诊断是：

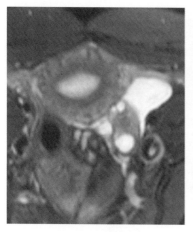 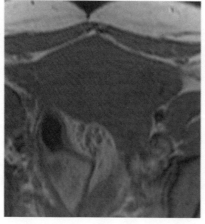 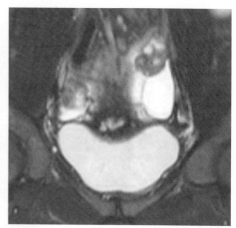

轴位 FS T2W、轴位 T1W 图像与冠状位 FS T2W MRI

A.结肠重复囊肿　　　　　　　　　B.腹膜包裹性囊肿

C.先天性间皮囊肿　　　　　　　　D.成熟囊性畸胎瘤

23　患者,男,74 岁,因经腹主动脉旁路移植术后大出血而住院治疗。患者有急性肾衰竭,行 CT 扫描,通过胃造瘘管进行肠道造影,但不进行静脉造影。最可能的诊断是:

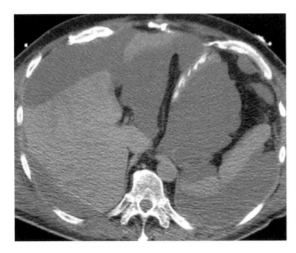
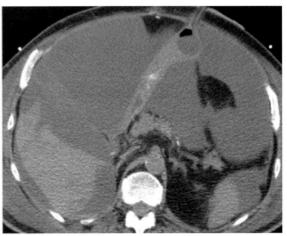

A.脾裂伤

B.胃穿孔

C.腹腔假性黏液瘤

D.腹腔隔室综合征

答案与解析

1 **答案** A5;B8;C6;D4;E1;F3;G2;H7。腹膜是人体最长、最复杂的浆膜。腹膜腔是一个潜在的间隙,由衬覆于腹壁、盆壁的壁腹膜和覆盖于腹腔、盆腔脏器表面的脏腹膜所包围。女性腹膜腔借输卵管腹腔口,经输卵管、子宫和阴道与外界相通,男性腹膜腔则为一密闭的腔。腹膜腔分为结肠上、结肠下两个腔室,分别位于横结肠系膜的上、下方。结肠上腔室可分为膈下间隙、肝下间隙和小网膜囊,而结肠下腔室可分为结肠下间隙和结肠旁间隙。膈下、肝下、结肠下、结肠旁间隙共同组成腹腔的大网膜囊间隙。

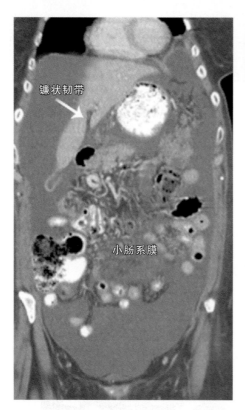

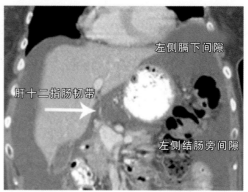

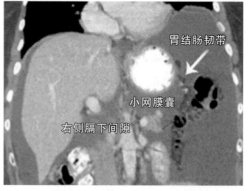

A5:镰状韧带是一种延伸至脐和肝之间的腹膜返折,包含圆韧带,即残余的脐静脉。

B8:小肠系膜是一个折叠的腹膜,它将小肠从后腹壁吊起,从 Treitz 韧带延伸至回盲部交界处。

C6:肝十二指肠韧带从十二指肠延伸至肝门,包括门静脉、肝固有动脉和肝外胆管。形成 Winslow 孔的前缘(腹膜腔的大、小网膜囊之间的交通部位),并包括小网膜的一部分。

D4:结肠旁间隙位于横结肠系膜下。左、右结肠旁间隙分别位于升结肠和降结肠外侧,腹膜顶深处。

E1:膈下间隙由前内侧镰状韧带分隔。右膈下间隙围绕右肝叶及肝内侧段,深至右膈或腹壁。左膈下间隙围绕肝外侧段、胃近端和脾脏至左侧膈/腹壁深部。

F3:小网膜囊前方为胃、十二指肠近端、小网膜(肝十二指肠、胃肝韧带)、胃结肠前韧带,后方为胰腺后韧带,左侧为胃脾韧带、脾肾韧带、横结肠系膜及下大网膜相连。Winslow 孔位于其右侧。

G2:肝下间隙位于肝脏下方。右肝下间隙包括肝肾间隙或 Morison 囊,与右膈下间隙相邻。左肝下间隙,又称肝胃隐窝,位于肝外侧段与胃之间,胃肝韧带左侧,与左膈下间隙相邻。左肝下间隙与左肝旁间隙由膈结肠韧带分隔。

H7:胃结肠韧带是大网膜的一部分,位于胃大弯和横结肠之间。

结肠下间隙位于横结肠系膜下方。右下结肠间隙位于升结肠与小肠肠系膜之间,左下结肠间隙位于降结肠与小肠系膜之间。

参考文献:Meyers MA, Charnsangavej C, Oliphant M. Intraperitoneal spread of infections and seeded metastases. In: Meyers MA, Charnsangavej C, Meyers OM (eds). *Dynamic radiology of the abdomen—normal and pathologic anatomy*, 6th ed. New York, NY: Springer-Verlag, 2011:69–108.

Torigian DA, Kitazono MT. Peritoneal cavity. In: Torigian DA, Kitazono MT(eds). *Netter's correlative imaging: abdominal and pelvic anatomy*. Philadelphia, PA: Elsevier, 2013:109–206.

2 **答案 A**。收缩性肠系膜炎属于硬化性肠系膜炎,是一种以慢性肠系膜炎症为特征的疾病。被认为是多系统 IgG4 相关炎性疾病的一部分,其中包括腹膜后纤维化,是本问题的正确答案。

图示分叶状肿块(箭头所示),有致密钙化和棘状边缘,附着于回肠系膜。这些特征主要考虑类癌转移和收缩(纤维)性肠系膜炎这两种情况,两者都可伴或不伴有钙化。在鉴别诊断中,这两种实体病灶常难以与其他恶性肿瘤区分,因此,通常需要进一步评估和(或)活检。诊断类癌而非收缩性肠系膜炎的一个线索是类癌为富血供肿块,它是邻近小肠内的原发性神经内分泌肿瘤,通常很少发现。本例经过多年的随访证实,并非为神经内分泌肿瘤或其他恶性肿瘤,未经治疗但病变相对稳定,这符合收缩性肠系膜炎的表现。

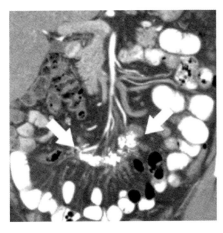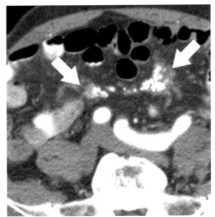

硬化性肠系膜炎的病理学表现包括:

- 肠系膜脂膜炎(炎症);
- 肠系膜脂肪营养不良(脂肪坏死);
- 收缩性肠系膜炎(纤维化),诊断为晚期阶段,具有更强侵袭性。

患者通常无症状,偶尔出现腹痛、体重减轻、肠梗阻/局部缺血、肿块或腹泻。

对肠系膜钙化的鉴别诊断应包括良恶性实性肿瘤。在卵巢癌、黏液性肿瘤,以及治疗后的淋巴瘤中均可见钙化。肉芽肿性感染或炎症，如结核或结节病，也可见肠系膜淋巴结钙化。

结节性硬化症，惠普尔病以及移植物抗宿主病尚未发现与硬化性肠系膜炎相关。结节性硬化症是一种遗传性神经皮肤疾病，常见于胸腹部，表现为淋巴管平滑肌肌瘤病(LAM 伴有肺囊肿)、肾血管平滑肌脂肪瘤、肾囊肿和肾细胞癌。惠普尔病是惠普尔养障体感染，典型表现为关节痛和腹部症状。惠普尔病患者常表现为肠壁结节性增厚和淋巴结低密度。移植物抗宿主病是异体基因造血细胞移植受者对供体细胞的一种免疫反应，可以累及胃肠道，并伴有弥漫性肠壁增厚。

参考文献：Horton KM, Lawler LP, Fishman EK. CT findings in sclerosing mesenteritis (panniculitis): spectrum of disease. *Radiographics* 2003;23(6):1561–1567.

Levy AD, Rimola J, Mehrotra AK, et al. From the archives of the AFIP: benign fibrous tumors and tumorlike lesions of the mesentery: radiologic-pathologic correlation. *Radiographics* 2006;26(1):245–264.

3a 　**答案C**。腹部X线片显示肠管向腹部中心聚拢，提示周围有大量腹水。小肠和结肠内有散在气体，肠管未见扩张，小肠未见明确梗阻征象。未见游离气体提示气腹征象。需要注意的是，仰卧位腹部平片对气腹不敏感。骨盆区密度增高，肠内未见气体，可见膀胱充盈扩张。然而，如图所示腹盆腔普遍的密度增高，与大量腹水有关。

3b 　**答案D**。轴位增强CT图像证实了大量腹水。腹膜有增厚和结节(黑色短箭头所示)，肝表面可见结节。网膜可见强化的相互融合的软组织改变(白色长箭头所示)，与网膜结节强化一致。在美国，这种征象最有可能提示腹膜转移。

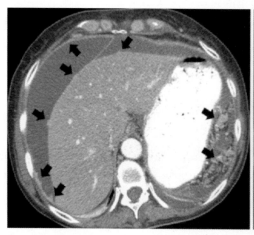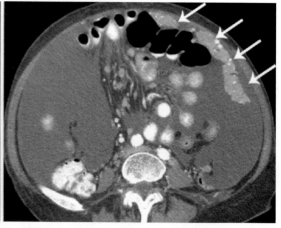

卵巢肿瘤和胃肠道肿瘤是最常见的癌病病因。腹膜癌病的CT表现包括网膜或肠系膜脂肪的轻微浸润；腹膜、肠系膜或网膜性软组织结节；弥漫性腹膜结节增厚并强化；混杂腹水与肾盂脏器侵犯。淋巴瘤病(淋巴瘤累及腹膜)并不常见，但可能与癌变表现相同。

CT是评估腹膜和肠系膜病变的首选检查方法。常见的腹膜种植，主要位于盆腔(女性为道格拉斯窝，男性为膀胱后间隙)、回盲区、结肠旁沟、肝下间隙、膈下间隙和肠系膜根部。患者可因肿瘤种植而发展为小肠梗阻。腹膜癌病是无法治愈的，以化疗为主要治疗方法。在卵巢癌和原发性腹膜癌病患者中，减瘤术已被证明可以提高生存率。

腹膜结核可能与腹膜癌病类似，但在美国较少见。恶性腹膜间皮瘤是一种罕见的，通常发展迅速且致命的恶性肿瘤,其主要病因为患者有接触石棉史。自发性细菌性腹膜炎(SBP)常发生于肝硬化患者。典型 SBP 通常表现为光滑的腹膜增厚和强化(箭头所示)以及腹水。临床相关病史很重要,当腹膜出现相对规整增厚且强化时,则不能排除腹膜恶性肿瘤。

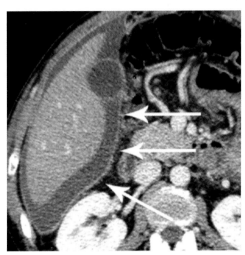

腹膜炎可见平滑的腹膜增厚

参考文献:Levy AD, Shaw JC, Sobin LH. Secondary tumors and tumorlike lesions of the peritoneal cavity: imaging features with pathologic correlation. *Radiographics* 2009;29(2):347–373.

Pannu HK, Bristow RE, Montz FJ, et al. Multidetector CT of peritoneal carcinomatosis from ovarian cancer. *Radiographics* 2003;23(3):687–701.

4　**答案 A**。Chilaiditi 征是指肠的中间位置,通常是结肠的一部分,位于肝和横膈之间。常无症状,为偶然发现。腹部 X 线片可见膈下气体,易被误认为气腹。本例 X 线片和 CT 所示,Chilaiditi 征可由结肠袋的存在证实。患者一般没有气腹具有的腹膜刺激症状。Chilaiditi 征较为罕见,患者可有腹部症状,经保守治疗会有一定的改善。

关于其他答案,这些图像中未显示小肠,提示小肠未见异常。另外,在正常的结肠中可见口服造影剂,表明没有小肠梗阻。如上所述,无气腹提示无结肠或其他肠管的穿孔。未显示胸内疝,提示无 Morgagni 疝。Morgagni 疝是一种先天性横膈疝,见于腹部前内侧,大多数病例位于腹部右侧。大多数的 Morgagni 疝包含脂肪,但一小部分含有肠或其他腹部内容物,如果发生狡窄,可能会出现相应的症状。Bochdalek 疝也是先天性横膈疝,比 Morgagni 疝更常见,但通常发生在腹部双侧后方。

参考文献:Venkataraman D, Harrison R, Warriner S. Abnormal gas pattern under diaphragm. *BMJ Case Rep* 2012;2012.

Weng WH, Liu DR, Feng CC, et al. Colonic interposition between the liver and left diaphragm—management of Chilaiditi syndrome: a case report and literature review. *Oncol Lett* 2014;7(5):1657–1660.

5　**答案 A**。该患者术后存在大网膜梗死,并伴有随后的改变。第一次 CT 检查显示一个细长的脂肪绞合区(长箭头所示),呈包裹状,提示脂肪坏死。在附近腹壁可以看到手术瘢痕(短箭头所示)。邻近小肠不受影响,肠壁未见增厚。随访 CT 图像显示病灶大小(长箭头所示)较前显著缩小,边缘和内部多发钙化影。这些表现与患者腹部手术相关的继发脂肪坏死和继发性网膜梗死一致。

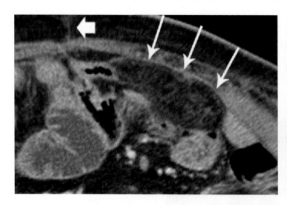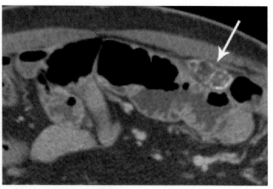

　　除手术外，脂肪坏死的其他病因还有肠脂垂炎、原发性网膜梗死以及邻近的炎症，如胰腺炎。另一例 31 岁男性患者的 CT 显示原发性网膜梗死的典型征象，有大面积脂肪增生（箭头所示），病灶>5cm。通常发生在右下腹，因为右侧大网膜外侧游离缘的供血相对较差。原发性网膜梗死多见于 20~40 岁的年轻患者，男性多于女性，患者可能有马拉松赛跑史。

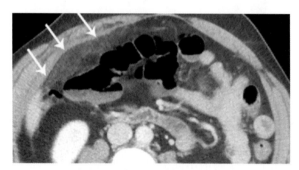

一例年轻男性患者的原发性大网膜梗死

　　脂肪坏死可类似于恶性肿瘤，如腹膜癌病和脂肪肉瘤，也可表现为类似急性阑尾炎或憩室炎的急腹症。对于脂肪坏死，通常用止痛剂来控制疼痛，而非手术治疗。若是由大网膜扭转所致的大网膜梗死，CT 上表现为大网膜旋转，需要手术解除机械梗阻。

　　至于其他的答案项，脂肪肉瘤和腹膜癌病的区域可能出现脂肪增生，但不会以这种方式自发缩小和钙化。中心区为低密度脂肪，与空肠憩室炎症不一致，未见邻近小肠炎症。

参考文献：Balachandran A, Sagebiel T, Silverman PM. Chapter 111: Mesenteric and omental lesions. In: Gore RM, Levine MS（eds）. *Textbook of gastrointestinal radiology*, 4th ed. Philadelphia, PA:Elsevier/Saunders, 2015:2036–2052.

　　Kamaya A, Federle MP, Desser TS. Imaging manifestations of abdominal fat necrosis and its mimics. *Radiographics* 2011;31（7）:2021–2034.

6　**答案 B。**该患者患有罕见的腹膜假黏液瘤，常由阑尾黏液瘤破裂引起。可见大量的低密度液体，肝脾缘常出现扇贝样压迹，有大量黏蛋白样顽固性腹水，而非单纯腹水。在典型腹膜假性黏液瘤中，良性或低级别肿瘤破裂的细胞播散产生大量黏液，并在腹膜腔内积聚。黏液中可发现罕见的上皮细胞，但无明显的恶性肿瘤细胞。本病例中，手术中在阑尾破裂处发现一良性绒毛状腺瘤。与腹膜移植相比，腹膜假黏液瘤中的卵巢囊性肿块可能是导致该疾病的原发性卵巢肿瘤。虽然经典的腹膜假黏液瘤因其低度恶性的特征性表现,常表现为临床病程缓慢,但由于黏液对器官的影响,发病率很高,治疗主要以外科手术为主,患者可能需要接受多次手术治疗小肠梗阻或其他并发症。

与典型的腹膜假黏液瘤不同,腹膜黏液性癌变是一种高级别肿瘤,具有大量的恶性细胞。影像学表现可能与典型的腹膜假黏液瘤相似,因为这种恶性肿瘤也会产生低密度的黏液性腹水。然而,腹膜黏液性癌病的侵袭性更强,预后更差。

肝硬化合并门脉高压可导致单纯的渗出性腹水,无脏器边缘扇贝形压迹。腹膜内膀胱破裂伴尿液腹水者,有相关外伤史及单纯液体,无扇贝样压迹形成。硬化性包膜性腹膜炎是一种罕见的慢性炎症,常见于有长期腹膜透析史的患者。硬化性包膜性腹膜炎中进行性胶原形成和炎性浸润可束缚和包膜多个小肠袢,导致肠梗阻。需要通过手术将肠从包膜粘连中取出。

腹膜假黏液瘤或腹膜癌病患者的肝缘扇形与肝硬化患者的肝结节不同。肝包膜下或脾脏血肿可能改变肝脏轮廓,患者可能有外伤史和腹腔积血,而非低密度液体。正常膈肌滑移(箭头所示)是肝边缘可见的正常膈肌滑移,不应与复杂腹水引起的肝缘扇贝形压迹改变相混淆。

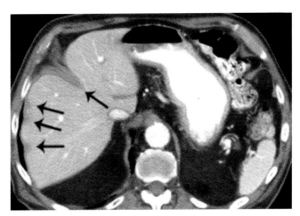

正常的膈肌滑移类似于肝缘扇贝形压迹

参考文献:Balachandran A, Sagebiel T, Silverman PM. Chapter 111: Mesenteric and omental lesions. In: Gore RM, Levine MS (eds). *Textbook of gastrointestinal radiology*, 4th ed. Philadelphia, PA:Elsevier/Saunders, 2015:2036–2052.

Levy AD, Shaw JC, Sobin LH. Secondary tumors and tumorlike lesions of the peritoneal cavity:imaging features with pathologic correlation. *Radiographics* 2009;29(2):347–373.

7　答案:A4; B1; C3; D5; E6; F2。

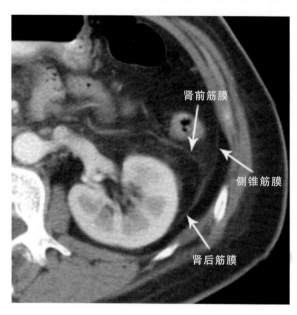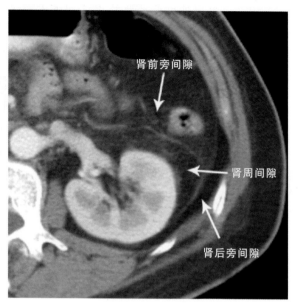

腹膜后可细分为肾前旁间隙、肾周间隙和肾后旁间隙,它们由筋膜平面分隔。筋膜三叉点是肾前筋膜(Gerota 筋膜)、肾后筋膜和侧锥筋膜的交汇点,通常位于升结肠和降结肠的后方。多层筋膜具有一定程度的扩张性,厚度通常为 1~3mm,可作为腹部和盆骨疾病蔓延的管道或屏障。

肾前旁间隙由前壁腹膜后部、肾前筋膜后部和侧锥筋膜包围。它在中线附近是连续的,并包含升结肠、降结肠、十二指肠的第二至第四部分以及胰腺。肾周间隙由肾前筋膜和肾后筋膜向前和向后包围。它包含肾脏、肾盂、输尿管近端、肾上腺和脂肪。Kunin 隔膜是位于肾周间隙的纤维薄层,其中一些从肾包膜延伸到肾筋膜。可能成为疾病传播的渠道。

肾后旁间隙由肾后筋膜前、横筋膜后、腰大肌内侧包围。含有脂肪,与腹部的腹膜脂肪前后相连。

参考文献:Torigian DA, Kitazono MT. Abdomen. In: Torigian DA, Kitazono MT (eds). *Netter's correlative imaging: abdominal and pelvic anatomy*. Philadelphia, PA: Elsevier, 2013:13–108.

Torigian DA, Ramchandani P. CT and MRI of the retroperitoneum. In: Haaga JR, Lanzieri CF, Gilkeson RC(eds). *CT and MRI imaging of the whole body*, 5th ed. Philadelphia, PA: Elsevier, 2009:1953–2040.

8　答案 A。腹主动脉瘤破裂(AAA),最常见的表现为增强 CT 扫描显示腹膜后出血(白色箭头所示),这需外科急诊手术进行处理。AAA 不稳定的征象包括附壁血栓内的新月形征象(黑色箭头所示)和一段沿管壁的内膜钙化消失。

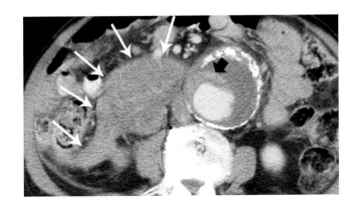

破裂风险随着动脉瘤的体积增大而增加。AAA 修补的阈值是大小范围为 5~5.5cm。应仔细观察连续 CT 扫描,以评估以下不稳定和即将破裂的迹象。这些体征的出现可能提示血管内修补和手术修补。

不稳定 AAA 和即将破裂的预示迹象

特征	描述
迅速扩大	6 个月内 6mm 1 年后内 1cm
新月征	壁血栓中可见高密度的新月征 ● 平扫 CT:比腔内血液致密 ● 增强 CT:比腰大肌致密
壁不规则	与之前对比,内膜钙化突然消失 假性动脉瘤形成
血栓体积减小	斑块侵蚀 腔内突起
动脉瘤周围脂肪带"主动脉悬挂征"	表示为慢性封闭性破裂 AAA 与脊柱或腰肌之间的脂肪间隙消失 突起 椎体扇贝状改变提示慢性骨修复

除 AAA 破裂以外,其他腹膜后出血的原因还包括抗凝、血液透析、手术、外伤、动脉导管插入术或脏器病变发生病理性破裂(如肾血管平滑肌脂肪瘤破裂)。CT 常用作怀疑腹膜出血初诊的影像学方法。在 CT 上,通常可见 CT 值为 30~70 HU 的急性出血密度,而慢性出血或贫血患者急性出血的密度进一步减低。活动性动脉出血或假性动脉瘤可在增强 CT 上观察为血管外高密度灶,密度类似于动脉内增强密度。之后,血肿的大小和密度会逐渐降低。

关于其他答案的选择,在动脉瘤囊内进行血管内修复 AAA 后,可见 Ⅱ 型内渗漏,但在该患者未见血管内修补。在腹膜后筋膜层的高密度血肿的形态与 AAA 破裂最为一致,而非淋巴瘤或平滑肌肉瘤。

参考文献:Torigian DA, Ramchandani P. CT and MRI of the retroperitoneum. In: Haaga JR, Lanzieri CF, Gilkeson RC (eds). *CT and MRI imaging of the whole body*, 5th ed. Philadelphia, PA: Elsevier, 2009: 1953–2040.

Wadgaonkar AD, Black JH, Weihe EK, et al. Abdominal aortic aneurysms revisited: MDCT with multiplanar reconstructions for identifying indicators of instability in the pre – and postoperative patient. *Radiographics* 2015;35(1):254–268.

9　答案C。左侧卧位X线片显示在腹壁和肝右外侧缘之间有一层透明层(箭头所示),提示气腹。在任何肠内均未发现该气体,表明存在扩张结肠。X线片不能观察腹水。虽然卧位片可用于确定胸腔积液是否局限,但是没有证据显示胸腔积液。

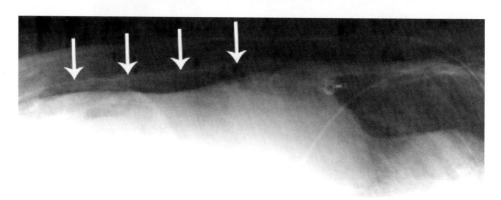

当患者无法在直立位置检查时,左侧卧位有助于检测气腹。左侧卧位更优于右侧卧位或交叉卧位,因为靠近肝脏边缘的气体更容易识别。患者应卧位躺15~20min后,使气体上升到腹部的非依赖性部位,可提高显示气腹的敏感性。现在患者常行CT检查,腹部平片检查明显减少。因为CT检测气腹的灵敏度最高,也可揭示引起气腹的原因。

参考文献:Boland GWL, Halpert RD. Chapter 10: Peritoneum, retroperitoneum, and mesentery. In:Boland GWL, Halpert RD (eds). *Gastrointestinal imaging: the requisites*, 4th ed. Philadelphia, PA:Elsevier/Saunders, 2014:382–406.

Messmer JM, Levine MS. Chapter 12: Gas and soft tissue abnormalities. In: Gore RM, Levine MS (eds). *Textbook of gastrointestinal radiology*, 4th ed. Philadelphia, PA: Elsevier/Saunders, 2015:178–196.

10a　答案C。近期腹部手术和手术后患者常出现游离气体,立位腹部平片显示气腹征象。该患者在术中未见结肠,同时小肠有空气-液体水平的扩张,这表明术后肠梗阻最终随气腹的消失而消失。腹部术手后10天内于X线片或2周内于CT观察到的气体是常见情况,无须手术或经皮介入治疗。气腹持续时间过长会引起肠并发症,如吻合口瘘。手术后短期内腹腔气体量增加是不可预测的, 是令人担忧的并发症。在直立胸片或腹部X线片上,通过适当的技术在右半膈肌下可检测到1mL以上的积气,其中包括对患者的定位,使X线以切向的方式照射横膈膜。

机械通气时的气压伤是引起气腹的罕见原因。可能被误认为是肠穿孔的征象,导致不必要的手术探索。当插管患者发生气压性创伤时常伴有症状,包括气胸、纵隔气肿和皮下气肿,本例并未见到。

参考文献:Earls JP, Dachman AH, Colon E, et al. Prevalence and duration of postoperative pneumoperitoneum: sensitivity of CT vs left lateral decubitus radiography. *AJR Am J Roentgenol* 1993;161(4):781–785.

Hindman NM, Kang S, Parikh MS. Common postoperative findings unique to laparoscopic surgery. *Radiographics* 2014;34(1):119–138.

10b　**答案 A**。在图像上显示 Rigler 征（双肠壁征），肠壁两侧可见气体（箭头所示），使得肠壁呈现出细白线，这是一种气腹征象。有时在没有气腹的情况下，充气肠段重叠，也会产生该表现，因而有时会混淆该体征。不应将 Rigler 征与 Rigler 三联症混淆，后者表示胆结石性肠梗阻伴胆道积气、小肠梗阻和胆结石。

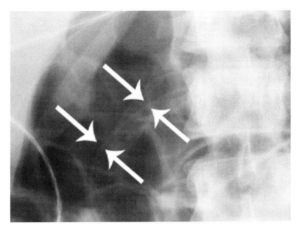

Rigler（双肠壁）征

　　仰卧位 AP 腹部 X 线片显示检测到的气腹极具挑战性。直立位和卧位片则更敏感，CT 是最敏感的成像方式。如果在仰卧位腹部 X 线片上可检测，那么气腹最常见于肝脏附近的右上腹。其他答案项是气腹可见的所有征象，但比 Rigler 征象更少见。镰状韧带征（下图 X 线片和 CT 图像中的白色箭头所示）被气体勾画出。在骨盆中可以看到倒 V 征（黑色箭头所示），此时气体勾勒出脐带侧腹褶皱，并带有下腹壁血管。足球征在儿童中更常见，指腹腔积聚的气体类似于足球形状。

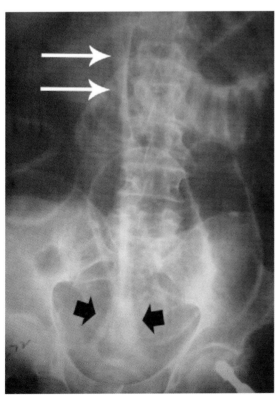

气腹的镰状韧带征和倒 V 征

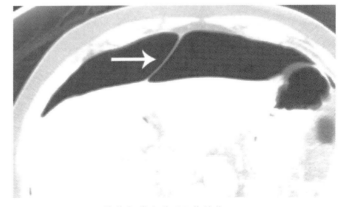

镰状韧带征的 CT 等效物

参 考 文 献：Levine MS, Scheiner JD, Rubesin SE, et al. Diagnosis of pneumoperitoneum on supine abdominal radiographs. *AJR Am J Roentgenol* 1991;156(4):731–735.

Messmer JM, Levine MS. Chapter 12: Gas and soft tissue abnormalities. In: Gore RM, Levine MS (eds). *Textbook of gastrointestinal radiology*, 4th ed. Philadelphia, PA: Elsevier/Saunders, 2015:178–196.

11 **答案B**。轴位增强CT图像示右腹部巨大肿块，内含脂肪成分，可见脂肪衰减、分隔以及后方融合的软组织影。右肾向前内侧移位，表明该肿块是腹膜后来源。这些表现符合腹膜后脂肪肉瘤，本例为高分化脂肪肉瘤。

脂肪肉瘤是最常见的腹膜后肉瘤，约占所有腹膜后肉瘤的40%。与脂肪瘤相比，脂肪肉瘤的影像学表现为体积大、分隔粗大、结节区域或脂肪占肿物的百分比相对低。具有较多非脂肪软组织的脂肪肉瘤分化程度较低，更具侵袭性，一些去分化的肿瘤常无脂肪成分。通常很难经手术完全切除，大多数腹膜后脂肪肉瘤会复发，肺和肝是最常见的转移部位。

右肾缺乏实质性缺损，因此，不可能诊断为内生性肾血管平滑肌脂肪瘤（AML）。下图的FS T1W序列MR增强图像示典型的肾实质缺损（箭头所示），以及相关的含脂肪肿块（短箭头所示），提示为源自左肾的外生性肾AML。即使AML很大，肾脏轮廓缺损也可能很小。脂肪中见到大血管穿过现象是支持AML诊断的特征性表现，但并非在所有外生性AML中都可见到这一特征。

肾周脓肿表现为脂肪间隙可见包裹性积液，此图未见。大网膜梗死偏向右侧，但该病位于腹膜内而非腹膜后。

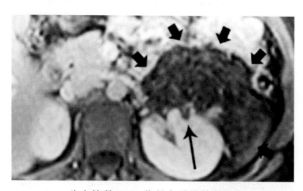

外生性肾AML伴肾实质性缺损征

参 考 文 献：Craig WD, Fanburg-Smith JC, Henry LR, et al. Fat-containing lesions of the retroperitoneum: radiologic-pathologic correlation. *Radiographics* 2009;29(1):261–290.

Torigian DA, Ramchandani P. CT and MRI of the retroperitoneum. In: Haaga JR, Lanzieri CF, Gilkeson RC(eds). *CT and MRI imaging of the whole body*, 5th ed. Philadelphia, PA: Elsevier, 2009:1953–2040.

12 **答案B**。该女性患者的整个腹膜表面和肠系膜分布有结节性钙化，最可能是卵巢癌引起的腹膜癌病。浆液性和黏液性卵巢肿瘤均可见钙化。在这种情况下，如本例腹膜癌病的腹腔是"干的"，很少或几乎没有可见的腹水。黏液性结肠癌是钙化性肝转移的最常见原因，但与卵巢癌相比，其为钙化性腹膜癌病的少见病因。

在美国，对于免疫功能低下患者的多结节性腹膜钙化，应考虑结核病或其他原因引起的肉芽肿性腹膜炎（如真菌感染）。与其他良性相关的腹膜钙化（如细菌性腹膜炎、继发性甲状旁腺功能亢进和慢性腹膜透析)通常表现为光滑、片状,而非结节状。

参考文献:Agarwal A, Yeh BM, Breiman RS, et al. Peritoneal calcification: causes and distinguishing features on CT. *AJR Am J Roentgenol* 2004;182(2):441–445.

Cheng JM, Tirumani SH, Kim KW, et al. Malignant abdominal rocks: where do they come from? *Cancer Imaging* 2013;13(4):527–539.

13　**答案 C。**该患者患有腹膜后纤维化(RPF)。CT 图像示腹主动脉前方和外侧的融合的软组织影,主动脉后方(长箭头所示)有少量软组织。这导致左肾积水,可见到同水平梗阻扩张的输尿管(短箭头所示)。RPF 最常见于 40~60 岁的患者,男女比例为 3:1。

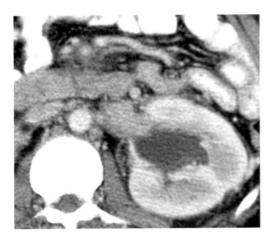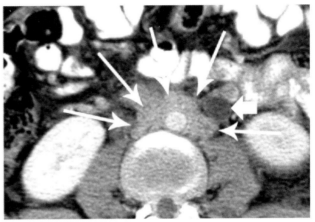

　　RPF 最常见于腹主动脉和髂总动脉周围。在 RPF 的急性期,T2 高信号提示水肿。在慢性/非活动期,T2W 少血供的软组织肿块信号低。腹主动脉后方正常对于 RPF 并不是特异的,由良性和恶性原因引起的淋巴结腺病也可能显示后方正常。如果动脉后部有软组织影,可能提示不是 RPF,并且很可能为淋巴结病,如以下 CT 图像所示的 1 例淋巴瘤患者。

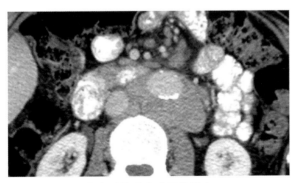

腹主动脉后方淋巴结增大

　　RPF 是一种罕见的全身性疾病,现在与慢性主动脉炎一起归入慢性主动脉周炎。最初被认为是导致尿路梗阻的纤维化过程。某些原发性病例现在被认为是与 IgG4 相关炎症性疾病的一部分(如下表)。大约 1/3 的 RPF 病例具有明确病因,包括自身免疫性疾病、辐射、麦角生物碱等治疗偏头痛的药物、恶性肿瘤(如淋巴瘤或转移瘤)、石棉暴露以及腹膜后出血。常采用类固醇和免疫抑制剂治疗。对于尿路梗阻的患者可采用支架置入术缓解症状。对于难治性病例,考虑输尿管松解和置换手术。

IgG4 相关疾病谱

腹部	● 慢性主动脉周炎（包括腹膜后纤维化和主动脉炎）
	● 自身免疫性胰腺炎
	● 自身免疫性肝炎
	● 硬化性胆管炎
	● 硬化性肠系膜炎
	● 肾小管间质性肾炎和肾小球肾炎
胸部	● 硬化性纵隔炎
	● 肺炎性假瘤
	● 间质性肺炎，胸膜炎和心包炎
头颈部	● 眼眶假瘤
	● 里德尔甲状腺炎
	● 硬化性泪腺炎和涎腺炎
	● 垂体炎和硬脑膜炎
其他	● 硬化性乳腺炎，前列腺炎，睾丸炎

参考文献：Caiafa RO, Vinuesa AS, Izquierdo RS, et al. Retroperitoneal fibrosis: role of imaging in diagnosis and follow-up. *Radiographics* 2013;33(2):535-552.

George V, Tammisetti VS, Surabhi VR, et al. Chronic fibrosing conditions in abdominal imaging. *Radiographics* 2013;33(4):1053-1080.

14 答案：

患者 1：B.假性脂肪瘤。

患者 2：D.癌栓。

患者 3：A.混合伪影。

患者 1 中的 IVC 假性脂肪瘤代表上段 IVC 内出现的脂肪。这种表现可能被误认为是 IVC 血栓。IVC 的正常成角度的走向和逐渐变细的位置恰好在右心房汇合以下，使该区域易于受到周围脂肪的体积容积效应影响。通常，部分容积效应导致的伪影，可以通过不同平面显示或使用薄层图像来解决。

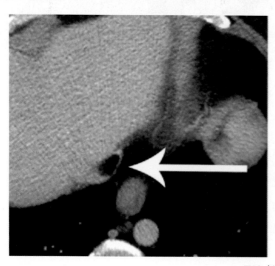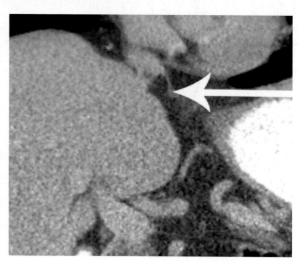

IVC 假性脂肪瘤

患者 2 在下腔静脉内有癌栓。在增强后的下腔静脉内,可见癌栓呈不均匀强化。下图冠状位箭头所示为肾细胞癌(RCC)及相关的肿瘤癌栓扩张右肾静脉和静脉血栓。肾周侧支静脉因静脉阻塞而形成。在多达 10% 的病例中,肾细胞癌与静脉侵犯有关,是最常见的可扩展到静脉的恶性肿瘤。癌栓不能切除,但癌栓的范围影响手术治疗。膈上癌栓手术常需要心胸腹联合入路,同时患者发病率高。非肿瘤性血栓可见充盈缺损,通常不会导致血供扩张。在腹部 CT 上,如果诊断 IVC、肾静脉或性腺静脉血栓,应检查肺底部肺动脉是否存在肺栓子。

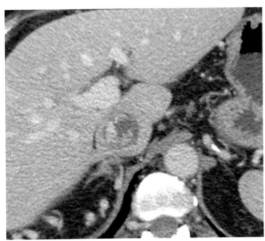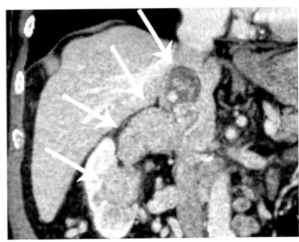

RCC 伴肾静脉和 IVC 癌栓增强

患者 3 中的 IVC 显示造影剂混合伪影,这一表现发生在血管汇合处附近。动脉期轴位和冠状位 CT 图像如图所示,肾静脉内的造影剂在 IVC 中遇到不透明的血液,导致中央低密度,表现类似 IVC 血栓(箭头所示)。静脉期图像证实正常的 IVC 管腔内有均匀增强。延迟 70~90s 可改善 IVC 的混杂度。这说明不同期相增强对评估脉管系统和相邻血管存在的重要性。

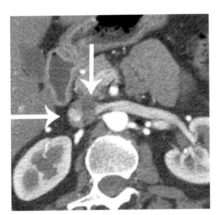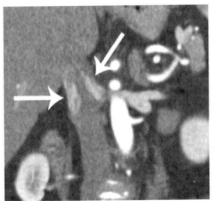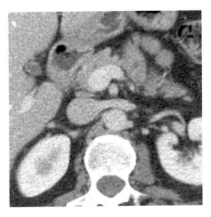

IVC 混合伪影

脂肪肉瘤是腹膜后肉瘤的最常见类型,但 IVC 最常见的原发性恶性肿瘤是平滑肌肉瘤。IVC 平滑肌肉瘤是一种罕见的起源于血管壁的恶性肿瘤。下面的病例为原发性 IVC 平滑肌肉瘤,表现为肿块(长箭头所示)源自 IVC(短箭头所示)。这些肿瘤的 2/3 主要表现为外生性生长,本例证明了这一点,而另一些则主要表现为腔内生长,可见不均匀强化和囊性坏死。有时很难将原发性 IVC 平滑肌肉瘤与其他继发性肿瘤或侵犯 IVC 的腹膜后肿瘤相鉴别,如腹膜后肉瘤、转移性腺病和副神经节瘤。如果可切除,则需要根据 IVC 重建影像学信息,争取积极手术。患者预后较差,10 年生存率约为 15%。

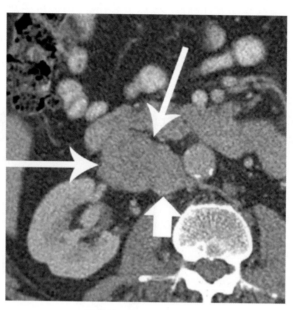

原发性 IVC 平滑肌肉瘤

参考文献:Smillie RP, Shetty M, Boyer AC, et al. Imaging evaluation of the inferior vena cava. *Radiographics* 2015;35(2):578–592.

Webb EM, Wang ZJ, Westphalen AC, et al. Can CT features differentiate between inferior vena cava leiomyosarcomas and primary retroperitoneal masses? *AJR Am J Roentgenol* 2013;200(1):205–209.

15 答案 D。本例提示腹膜的"哨兵血块"征。血肿在形成后不久密度最高,而溶解的血液则密度变低,因此,在最近的出血部位可见最高密度的血块。本例提示是脾脏出血比肝脏出血的可能性更大。膀胱破裂进入腹膜内的液体更接近水密度(除外情况:CT 膀胱造影时,膀胱内富含造影剂)。肠内容物也可呈液体衰减,或密度更高,如是由十二指肠破裂引起的,通常发生在腹膜后。

参考文献:Hamilton JD, Kumaravel M, Censullo ML, et al. Multidetector ct evaluation of active extravasation in blunt abdominal and pelvic trauma patients. *Radiographics* 2008;28:1603–1616.

Orwig D, Federle MP. Localized clotted blood as evidence of visceral trauma on CT: the sentinel clot sign. *AJR Am J Roentgenol* 1989;153:747–749.

16 答案 B。腹膜后和肠系膜有多枚肿大淋巴结,提示淋巴瘤,这是所给选项中最有可能的诊断。淋巴结病的表现常缺乏特异性,但偶尔有诊断征象。如本例所示,与未治疗的淋巴瘤相关的淋巴结增大通常表现为均匀的软组织密度影。尽管在某些病例中,较大的淋巴瘤可能密度不均匀。腹膜后和肠系膜血管周围有肿大淋巴结,血管密度正常,没有变窄及受压征象,反映了淋巴瘤的相对柔韧性。在淋巴结病变中,"血管穿透征"这一征象多见于淋巴瘤。淋巴结肿大中的血管分层被称之为淋巴瘤"三明治"或"汉堡"征。除影像学表现之外,睾丸癌转移不是对这个年龄段患者的主要考虑因素。

参考文献:Lin E. Chapter 16: Retroperitoneum, vessels, and nodes. In: Lin E, Coy DL, Kanne JP(eds). *Body CT: the essentials*. New York, NY: McGraw–Hill, 2015:231–240.

Nishino M, Hayakawa K, Minami M, et al. Primary retroperitoneal neoplasms: CT and MR imaging findings with anatomic and pathologic diagnostic clues. *Radiographics* 2003;23(1):45–57.

17　答案 A。该患者腹膜后淋巴结肿大,中央为低密度。低密度腹膜后淋巴结病变最有可能是发生在年轻人的睾丸癌转移。根据临床情况,对低密度淋巴结的鉴别诊断可能包括坏死性、囊性或黏液性转移以及真菌、分枝杆菌和非典型分枝杆菌引起的肉芽肿性感染。患有惠普尔病和腹腔疾病的患者也会出现低密度淋巴结病,后者非常罕见,显示出脂肪–液体水平,称为空肠系膜淋巴结综合征。如上所述,未经治疗的淋巴瘤通常具有更均匀的外观,而无中央低密度。

参考文献:Paño B, Sebastià C, Buñesch L, et al. Pathways of lymphatic spread in male urogenital pelvic malignancies. *Radiographics* 2011;31(1):135–160.

18　答案 D。这是一个囊性病变,其影像学特征与淋巴管瘤一致,是一种良性囊性肿瘤。胃和胰腺之间有一个囊性肿块,壁薄不易观察,液体密度低。存在血管穿行迹象(箭头所示),血管穿过相对不受干扰,是淋巴管瘤的典型特征。

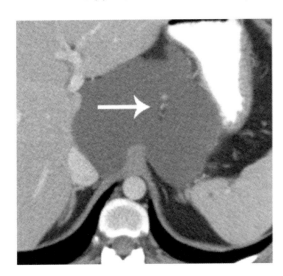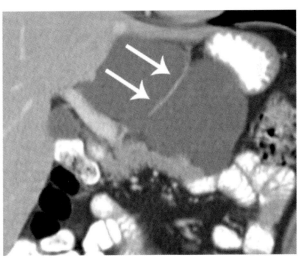

　　淋巴管瘤可为单囊或多囊,椭圆形或细长形外观。边缘可呈分叶状囊壁和分隔通常薄而难以显示。钙化可能出现在囊壁或分隔处。有时由于含乳糜的脂质,CT 值为负值。虽然淋巴管瘤最常见于头颈部,但也可发生于腹部,通常发生于肠系膜或腹膜后膜中。病变可以不断增大,其内出血或继发感染时表现出相应临床症状,治疗方法是手术切除。

参考文献:Levy AD, Cantisani V, Miettinen M. Abdominal lymphangiomas: imaging features with pathologic correlation. *AJR Am J Roentgenol* 2004;182(6):1485–1491.

Yang DM, Jung DH, Kim H, et al. Retroperitoneal cystic masses: CT, clinical, and pathologic findings and literature review. *Radiographics* 2004;24(5):1353–1365.

19　答案 C。该患者患有肾上腺外嗜铬细胞瘤(副神经节瘤),沿着主动脉旁体分布。左侧主动脉旁区域有一个圆形肿块,左侧动脉期图像上有典型的高血管性强化。高血管性肿物的鉴别诊断包括高血管性的转移瘤、肉瘤和 Castleman 病。然而,副神经节瘤可具有一系列非典型性特征,包括囊变、出血或钙化。在 MRI T2WI 上呈明显高信号为典型表现,但是个别病例也会有不同表现。

　　10%的副神经节瘤位于肾上腺外,并且可能发生从颅底部到膀胱的交感神经链上的任何位置。在腹膜后通常位于主动脉旁,从肠系膜上动脉上方延伸至主动脉分叉。
^{123}I-甲氧苄胍(MIBG)可行闪烁成像,阳性摄取(箭头所示)则支持副神经节瘤诊断,如
下图所示,来自同一患者。MIBG扫描可以发现更多的疾病部位。

　　患者可表现出典型三联征:头痛、发汗和心动过速,并伴有24h尿儿茶酚胺和甲基
肾上腺素阳性。在活检或介入治疗前,建议使用α-和β-肾上腺素能阻滞剂以预防高血
压危机和心律失常。肾上腺外的嗜铬细胞瘤比发生在肾上腺的病变更可能发生恶变或
转移。

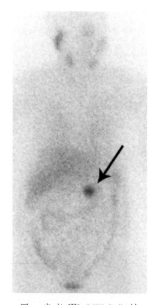

同一患者 ^{123}I-MIBG 阳性

参 考 文 献 :Blake MA, Kalra MK, Maher MM, et al. Pheochromocytoma: an imaging chameleon.
Radiographics 2004;24(Suppl 1):S87–S99.

　　Elsayes KM, Narra VR, Leyendecker JR, et al. MRI of adrenal and extraadrenal pheochromocytoma.
AJR Am J Roentgenol 2005;184(3):860–867.

20　　答案C。该患者为盲肠癌,发生穿孔,导致腰大肌脓肿。盲肠区可见分叶样肿块,在右侧
腰大肌内有一个边缘强化的低密度集合。肿瘤也可能扩散到至腰肌中,但影像学特征
重叠,炎症中是否并发肿瘤浸润很难通过影像明确。病变主要影响髋部屈肌,位于腹膜
外,因此,患者可能表现出"腰大肌征象",即髋关节伸展性疼痛。

　　仅通过影像学可能难以区分脓肿、血肿和肿瘤,需要参考临床病史。脓肿和肿瘤最
常继发于邻近病变的直接延伸,例如,阑尾炎、憩室炎、克罗恩病、结核病或结肠癌穿
孔。血行感染或转移的血行扩散较少见。自发性腰大肌脓肿并不常见,但更常见于儿科
患者。当患儿出现发热、腹痛和跛行时,应考虑该病。腰肌中可发现原发性间叶源性肿
瘤,如神经鞘瘤和肉瘤。

　　穿孔性结肠癌可产生邻近解剖学部位的瘘,包括皮肤、膀胱和阴道瘘。本病例尚未
发现病变经腹部皮肤表面液体外溢征象。在盆腔疾病中可以表现下肢水肿,并压迫或
形成下腔静脉或髂血管血栓,但这个图像上髂血管是正常的。鞍区麻木(鞍区麻醉)是
马尾综合征的一种表现,但本病例未显示累及腰骶椎管或神经根。

参考文献：Kim SW, Shin HC, Kim IY, et al. CT findings of colonic complications associated with colon cancer. *Korean J Radiol* 2010;11(2):211–221.

Torres GM, Cernigliaro JG, Abbitt PL, et al. Iliopsoas compartment: normal anatomy and pathologic processes. *Radiographics* 1995;15(6):1285–1297.

21 **答案 D**。轴位增强 CT 图像示空肠肠系膜脂肪的细微浸润改变。未受干扰的肠系膜血管周围有少量（"脂肪晕"或"脂肪环"征），脂肪中有多个亚厘米级的肠系膜淋巴结。该区域被一薄的曲线状假包膜所包围，肿块对邻近的小肠影响较轻。这些都是肠系膜脂膜炎的典型特征，是硬化性肠系膜炎的一种亚型。这种位置的原发性脂肪肉瘤会推压肠系膜血管。硬化性纤维瘤常不含脂肪。

脂肪晕征可作为鉴别硬化性肠系膜炎与恶性病变（如淋巴瘤或癌）的特征。肠系膜脂膜炎内的淋巴结通常较小，因此，对较大的淋巴结应怀疑恶性肿瘤引起，如下图中与"肠系膜模糊"相关的淋巴瘤 CT 图像。"云雾状肠系膜"的病因如下表所示。虽然硬化性肠系膜炎是良性的，在某些患者身上其他部分可同时存在恶性肿瘤。如果有症状，对硬化性肠系膜炎的治疗可能包括手术切除或免疫抑制药物，如类固醇。

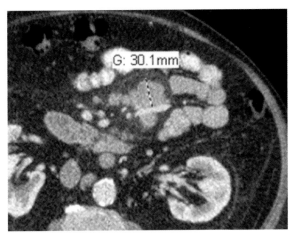

淋巴瘤伴肠系膜模糊和淋巴结肿大

引起"肠系膜模糊"

病因	表现
肠系膜脂膜炎	"脂肪晕"征与假性包膜 空肠肠系膜受累 亚厘米级淋巴结
邻近的炎症	例如，胰腺炎
淋巴瘤	淋巴结短轴>1 cm 或增大 别处可见的淋巴结 治疗后可出现肠系膜模糊
癌病及邻近肿瘤浸润	
肠系膜水肿	继发于心脏，肝脏或肾脏疾病
淋巴阻塞或淋巴管扩张	

参考文献：Levy AD, Rimola J, Mehrotra AK, et al. From the archives of the AFIP: benign fibrous tumors and tumor-like lesions of the mesentery: radiologic-pathologic correlation. *Radiographics* 2006;26(1):245-264. Review.

McLaughlin PD, Filippone A, Maher MM. The "misty mesentery" mesenteric panniculitis and its mimics. *AJR Am J Roentgenol* 2013;200(2):W116-W123.

22 **答案 B**。腹膜包涵囊肿(PIC)的影像学表现和临床病史一致，PIC 也称为良性囊性间皮瘤。左侧附件有一个多分隔的囊性结构(白色箭头所示)，围绕正常左侧卵巢(黑色箭头所示)。正常的卵巢可以通过其小卵泡来识别。这是典型的"蜘蛛网"型 PIC，伴有"被包裹的卵巢"。囊肿可有较薄的分隔，如冠状位图像所示，其边缘与腹膜腔一致。

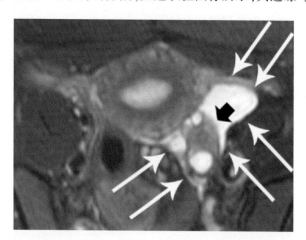

　　PIC 是一种获得性囊肿，几乎只发生于有盆腔炎、创伤或手术史的绝经前女性。患者可能有子宫内膜异位症、盆腔炎性疾病或炎症性肠病病史。在正常排卵过程中，当卵泡破裂时，这种聚积会导致粘连，使液体在卵巢周围滞留。对有症状的 PIC 患者的治疗，最初通常采用口服避孕药和止痛药。在某些情况下，可以尝试经阴道引流或腹腔镜手术，但囊肿容易复发。

　　至于其他的选项，肠重复囊肿是与肠段相关的黏膜下肿块，此处未显示。先天性间皮囊肿是肠系膜中典型的薄壁单房囊肿，含有成分单纯的液体，它被认为是腹膜间皮层间未完全融合的液体。成熟囊性畸胎瘤由脂肪引起。这个病例在不饱和脂肪的 T1W 图像上，病变内并没有显示高信号的脂肪。

　　鉴别诊断包括其他盆腔和肠系膜囊性病变。输卵管积水和输卵管脓肿(TOA)呈典型的螺旋管状表现。TOA 还显示壁增厚和周围炎症，提示急性感染。子宫内膜瘤在 T1W 图像上呈高信号，在 T2W 图像上呈低信号和阴影，此图未显示。如果被包裹的卵巢被误认为是肿瘤结节，PIC 可能被误诊为卵巢囊性肿瘤。卵巢囊性肿瘤与腹膜腔边缘不太相符。淋巴管瘤可能有多处的薄壁囊状外观，但不会累及卵巢。

参考文献：Jain KA. Imaging of peritoneal inclusion cysts. *AJR Am J Roentgenol* 2000;174(6):1559-1563.

Moyle PL, Kataoka MY, Nakai A, et al. Nonovarian cystic lesions of the pelvis. *Radiographics* 2010;30(4):921-938.

23 **答案 D**。本例患者 CT 图像提示腹腔间室综合征(ACS)，可危及生命，需要紧急干预。大量复杂腹水，表现为患者已知的腹膜积血及液体复苏的后遗症。本例患者术后腹腔内积液、积血迅速增多，造成张力增高，器官有明显的受压。图中可见肝脏、脾脏和胃有扭曲(黑色箭头所示),其边缘呈角状、扁平。IVC(白色箭头所示)也呈扁平。这种张力会挤压腹部和骨盆的血管,影响血管流量。肾脏是最易感的腹部器官,是急性肾衰竭的原因。本例肝实质不均匀,提示器官损害。膈肌偏移减少,呼吸功能下降。迫切需要经皮或外科减压术来逆转器官衰竭。

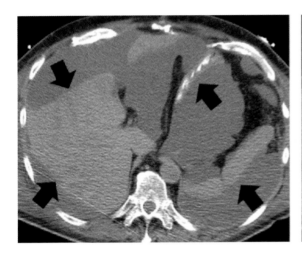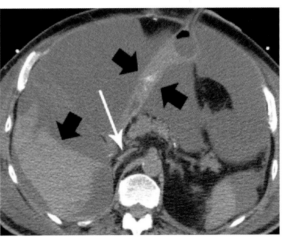

　　ACS 定义为至少 20mmHg 的腹内压,并伴有至少一个胸腹器官功能障碍。ACS 死亡率高达 60%~70%。对 ACS 的认识不足,因其常发生在因其他原因导致多器官功能障碍的危重患者中。当腹膜或腹膜后积液迅速增加或出血超过数小时或数天,并有肿块影响内脏器官和血管的迹象时,应考虑 ACS。通常患者有严重外伤或手术史。

　　当液体积聚速度较慢,如肝硬化或腹膜癌时,不会出现明显受压,腹部可适应 ACS 通常不发生。对于其他答案项,腹膜假黏液瘤可以产生。黏液性腹水可引起占位效应,但这种效应通常是肝脾扇状萎缩且是一个无痛的过程,而不是在已知出血情况下的快速失代偿。脾脏未见提示脾裂伤的异常密度存在。图像上未见提示胃穿孔的口服造影剂外渗或气腹征象。

参考文献:Patel A, Lall CG, Jennings SG, et al. Abdominal compartment syndrome. *AJR Am J Roentgenol* 2007;189(5):1037–1043.

　　Pickhardt PJ, Shimony JS, Heiken JP, et al. The abdominal compartment syndrome: CT findings. *AJR Am J Roentgenol* 1999;173(3):575–579.

(胡华全　曹务腾　译　周智洋　审校)

第 10 章 多系统及其他

问题

1 将患者 1~5 的图像与所示异物类型的正确描述(A~E)相匹配。

A.血管栓塞弹簧圈   B.剖腹手术垫

C.缝合针   D.近距离放射治疗辐射粒子

E.疝气修补网

患者 1:

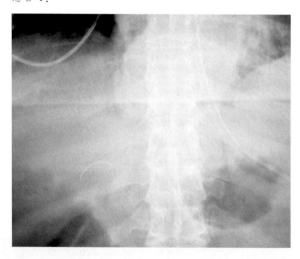

患者 2:轴位、冠状位和矢状位增强 CT 图像

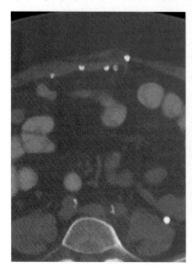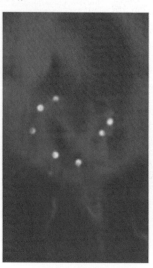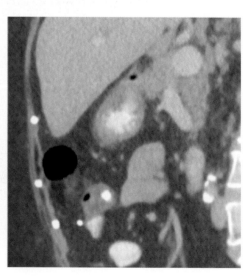

患者 3:

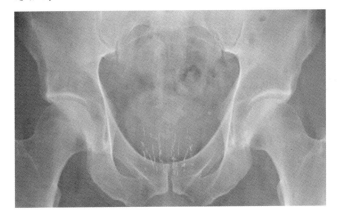

患者 4:

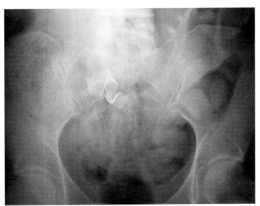

患者 5:左侧为初始 X 线片,右侧为 2 个月后的 X 线片

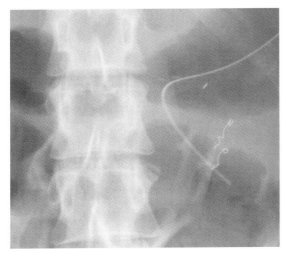
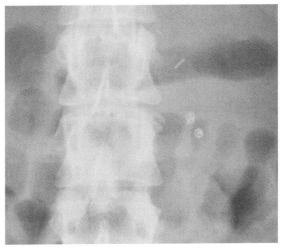

2　患者,男,45 岁,被高速行驶的机车碰撞后的 CT 增强扫描图如下所示,最有可能的诊断是:

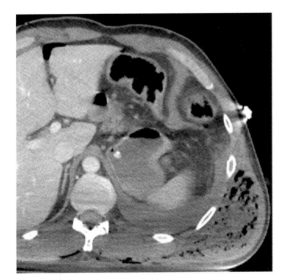
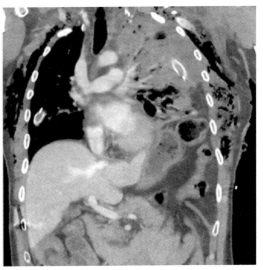

A.创伤性膈肌破裂

B.Morgagni 疝

C.膈神经功能障碍

D.张力性气胸

3a 患者，女，35 岁，腹胀。根据 CT 表现，最有可能的诊断：

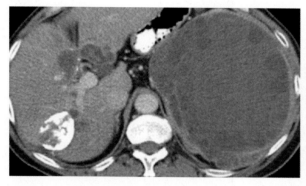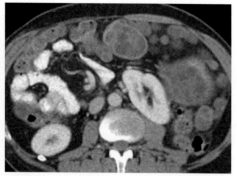

A.阿米巴脓肿　　　　　　　　　　B.腹膜癌病

C.硬纤维瘤　　　　　　　　　　　D.包虫囊肿

3b 在上一个问题中，图像上可见什么成像特征？

A.水上浮莲征　　　　　　　　　　B.棘球蚴砂

C.子囊肿　　　　　　　　　　　　D.中心点标志

4 患者，女，20 岁，轴位和矢状位对比增强 CT 图像如下所示，患者受到哪种典型的创伤？

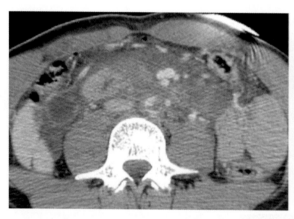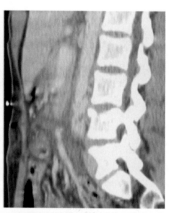

A.非意外创伤　　　　　　　　　　B.安全带压缩伤

C.高度坠落伤　　　　　　　　　　D.伸展过度性损伤

5 以下是患者的 CT 图像,该患者血清血管紧张素转换酶(ACE)水平可能显著升高。以下关于这种疾病的陈述哪一个正确?

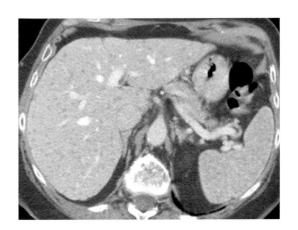

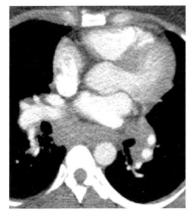 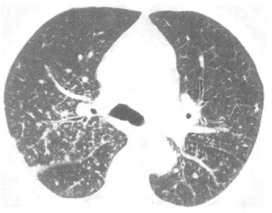

A.最常见的放射学表现是肺部受累 　　B.肝脏和脾脏受累在大多情况下有症状

C.该病的组织学特点为非肉芽肿 　　　D.该病最常见的死因是中枢神经系统受累

6 以下对比增强 CT 检查结果提示患者出现何种情况?

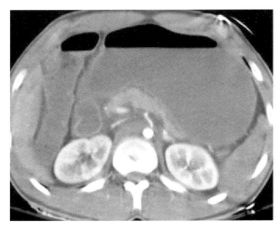 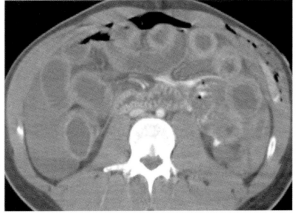

A.糖尿病酮症酸中毒 　　　　　　　　B.小肠梗阻

C.败血症 　　　　　　　　　　　　　D.创伤

7　患者,男,40 岁,行腹部 CT 扫描。CT 所示的该综合征的患者中,哪一种肿瘤是最常见的死亡原因?

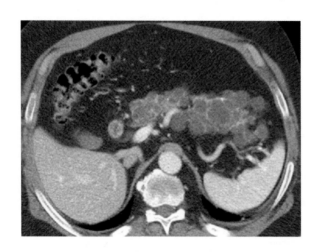

A.嗜铬细胞瘤　　　　　　　　　　B.胰腺导管腺癌

C.肾细胞癌　　　　　　　　　　　D.胰腺神经内分泌肿瘤

8　患者,女,51 岁,腹胀、恶心、呕吐和腹痛,腹部 CT 和胸片如下所示。在下列恶性肿瘤中,对腹部肿块最可能的诊断是:

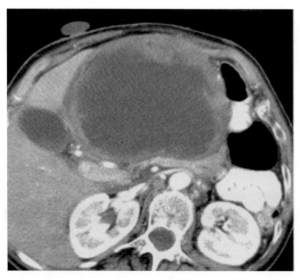

A.血管肉瘤　　　　　　　　　　　B.恶性周围神经鞘肿瘤

C.卵巢黏液性囊腺癌　　　　　　　D.淋巴瘤

9　根据所示结果,将患者 1~4 的图像与正确的临床病史(A~B)相匹配,每个选项只能使用一次。

A.患者,93 岁,因肺炎和需要透析的急性肾衰竭住院,现伴有急性腹痛和血细胞比容水平下降。

B.患者,15 岁,体格检查发现外阴异常。

C.患者,31 岁,结肠多发息肉。

D.患者,42 岁,周期性腹壁疼痛。

患者 1：平扫 CT 轴位图像

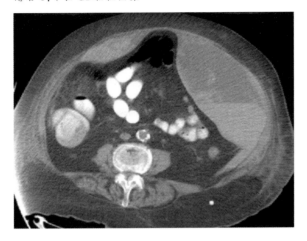

患者 2：轴位和冠状位 FS T1W 增强磁共振成像

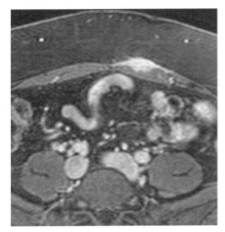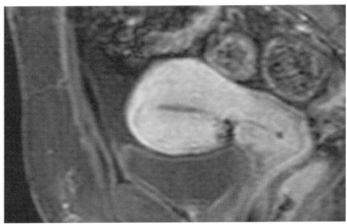

患者 3：轴位和冠状位平扫 CT 图像

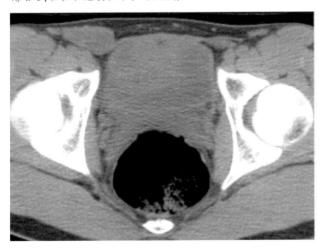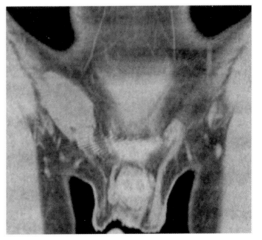

患者 4:增强 CT 轴位图像

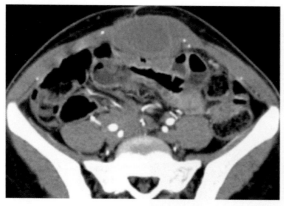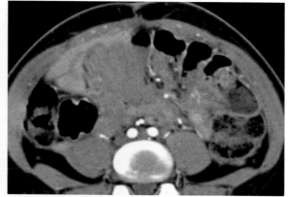

10 以下图像所示是如何造成的?

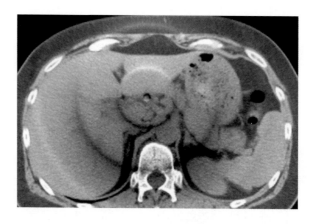

A.射束硬化   B.滑环故障

C. X 线球管电弧   D.探测器元件校准错误或有缺陷

11 下列哪项技术可能会显著降低以下 2 例不同患者的 CT 图像上显示的伪影?

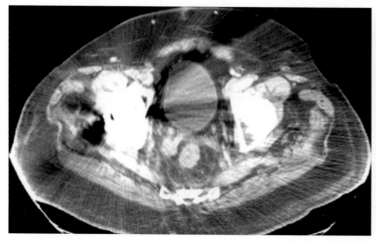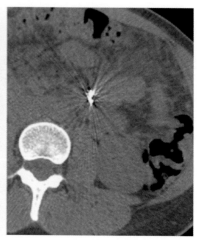

A.增加 kVp   B.减小重建层厚

C.降低 mAs   D.缩小 CT 标尺的最大窗宽

12 在这张 MRI 图像中,肾脏边缘的信号强度(箭头所示)的现象说明什么?

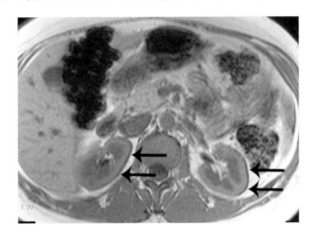

A.它发生在频率较低的地方,而不是相位编码方向。

B.它是由像素内的异相质子引起的。

C.它可以通过填隙来降低。

D.相比于 3T,1.5T 的成像效果更明显。

13 下面 MRI 图像上的伪影是与什么有关?

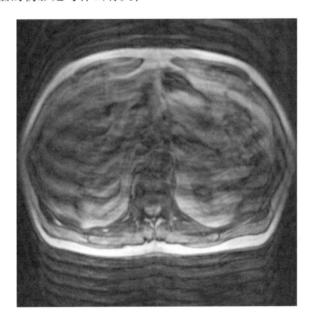

A.射频脉冲   B.患者呼吸

C.脉动血流   D.患者身体体质

14 腹部 MRI 检查肝脏,哪种技术可以减少所示的伪影类型?

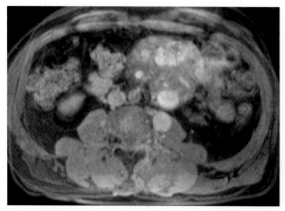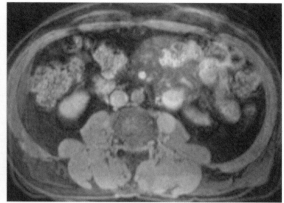

3D 梯度回波 T1W-FS+肝脏上方和下方的钆剂增强图像。

A.呼吸门控   B.频率过采样

C.心电门控   D.层片过采样

15 在下面的 MRI 图像的外围看到的伪影是 :

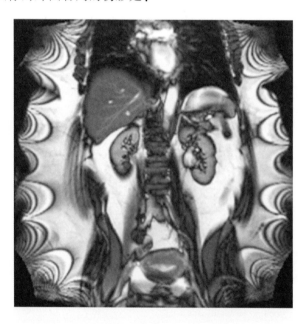

A.卷褶伪影   B.人字纹伪影

C.波纹边缘伪影   D.磁敏感伪影

16　应用以下 MRI 图像所示技术的目的是：

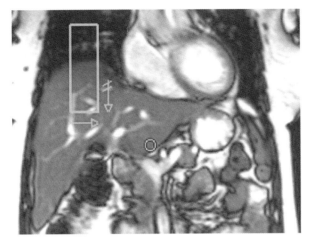
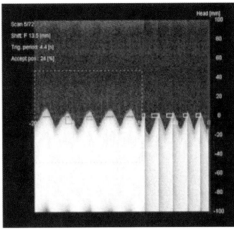

A.提高频率选择性脂肪饱和度　　　　　　B.减少呼吸运动伪影

C.提高空间分辨率　　　　　　　　　　　D.减少卷褶伪影

17　下面是同一 MRI 检查的两张图像,是什么导致了中腹部大面积的信号丢失?

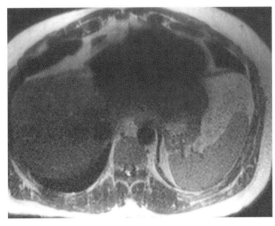
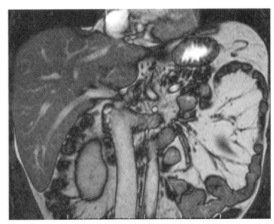

A.介电效应　　　　　　　　　　　　　　B.心脏运动

C.流空现象　　　　　　　　　　　　　　D.金属异物

18　患者,女,51 岁,因胰腺病变接受 MRI 检查,在左肾中可发现：

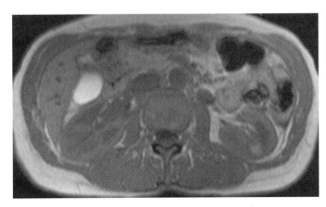
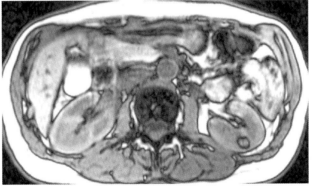

A.肾囊肿　　　　　　　　　　　　　　　B.肾血管平滑肌脂肪瘤

C.肾透明细胞癌　　　　　　　　　　　　D.肾结石

答案与解析

1 答案:

患者 1:C.缝合针。

患者 2:E.疝修补网。

患者 3:D.近距离放疗辐射粒子。

患者 4:B.剖腹手术垫。

患者 5:A.血管栓塞弹簧圈。

这些患者可在腹部和骨盆看到预期的和意想不到的不透射线异物。患者 1 和患者 4 术后出现意外残留异物(箭头所示)。患者 1 保留缝合针,患者 4 保留剖腹手术垫。在患者离开手术室之前,通过 X 线检查确定后,这些物体被取出。

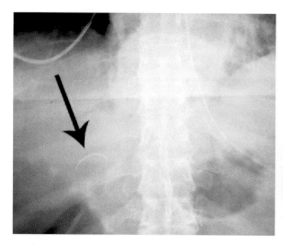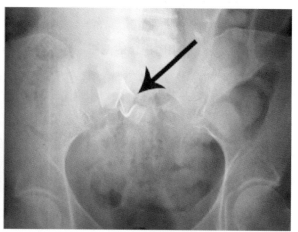

下图为不透射线的手术物料的影像学表现,如手术用的海绵和剖腹手术垫。这些物品具有薄薄的金属条,可以通过影像学显示。并发症包括感染、肉芽肿反应、肠梗阻或瘘管形成,可以在手术后即刻或数年后发生。"棉囊瘤"一词系指保留的棉和被包裹的棉织物。典型的棉囊瘤在 CT 图像上呈海绵状表现,有气体,内部呈波浪状分层。有时可识别相关的不透明标记带,慢性棉囊瘤可见强化的纤维包膜,酷似脓肿或肿瘤。

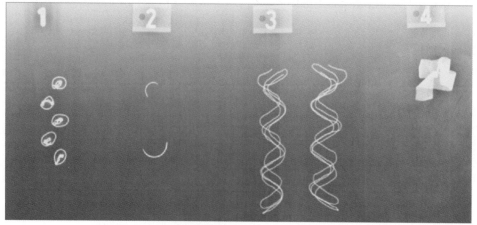

X 线可显示的手术物料。1−花生样海绵;2−手术针;3−纱布海绵;4−剖腹手术垫(注意在不透光的标签周围隐约可见的波良状织物)

患者 2 使用网片进行腹壁疝修补术。这种类型的网格有小的圆形钛锚,可以在 X 线片或 CT 上显示,但其他类型可能没有可见的锚。锚点通常在网格的边缘呈卵圆形排列(以下冠状位图上的短箭头所示)。在锚点中,可以看到一个代表网格的层(以下矢状位图上的长箭头所示)。

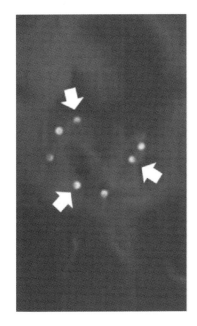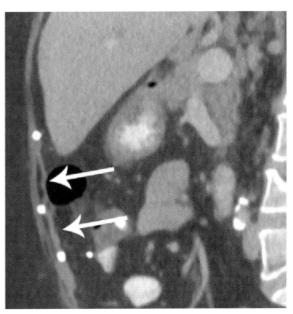

带锚的疝网

患者 3 接受过于前列腺内植入多种放射粒子源的近距离放射治疗。在耻骨联合附近可见一组短的线性金属灶。

患者 5 左上腹有 2 个血管栓塞弹簧圈(箭头所示)。最初表现为金属波纹线,后来表现为更紧密的缠绕。选择性栓塞肠系膜上动脉的 2 个分支以治疗术后消化道出血。线圈上方可见一些手术夹,第 1 张图片上还可见 1 根外科引流管。

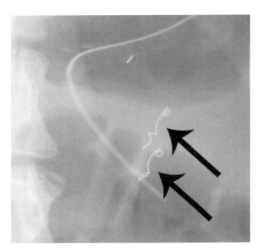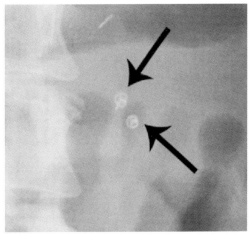

血管微线圈

参考文献:Hunter TB, Taljanovic MS. Medical devices of the abdomen and pelvis. *Radiographics* 2005;25(2):503‐523.

　　Manzella A, Filho PB, Albuquerque E, et al. Imaging of gossypibomas: pictorial review. *AJR Am J Roentgenol* 2009;193(6 Suppl):S94‐S101.

Taljanovic MS, Hunter TB, O'Brien MJ, et al. Gallery of medical devices: part 2: devices of the head, neck, spine, chest, and abdomen. *Radiographics* 2005;25(4):1119–1132.

2 **答案 A**。轴位和冠状位 CT 图像示左侧膈肌不连续(箭头所示),与膈肌破裂一致,合并胃、横结肠、脾脏疝出,并有一小部分肝左叶进入左侧胸腔。左肺受疝压迫,因挫伤和出血而混浊。纵隔轻微右移,未发现气胸。

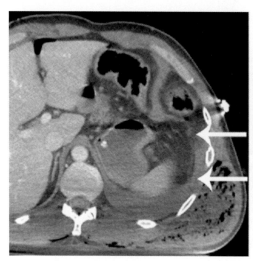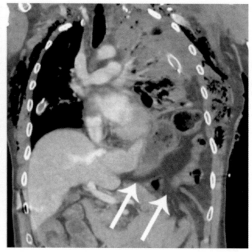

膈肌损伤几乎总是与其他损伤相联系。左膈肌比右膈肌更容易破裂。评估膈肌的完整性可能很有挑战性,在冠状位和矢状位,将轴位图像与 CT 多平面重建图像相结合可能有所帮助。许多膈肌破裂的直接和间接征象具有不同的敏感性,但特异性均>90%。下表列出了其中的一些表现。膈肌破裂的并发症包括肠嵌顿、梗阻、窒息、呼吸功能不全、肺炎、胸腔积液/脓胸和纵隔移位引起的生理性紧张。膈肌破裂需要手术修补。

膈肌破裂的征象

直接征象	注解
节段性膈缺损	● 可直接看到损伤处不连续
摇摆膈	● 撕裂膈的游离边缘偏离身体中线
无膈	● 横膈完全缺失、不连续或模糊
间接征象(与破裂后果有关)	
因缺损而疝出	● 腹腔内容物进入胸腔或心包腔
	● 鉴别:先天性疝和裂孔疝
衣领征	● 肠管经断裂部位疝出,于断裂处收牵拉收缩
驼峰征及带状征	● 通过右侧破裂处的肝脏收缩
内脏依靠征	● 疝出的腹腔器官与胸后壁直接接触

参考文献:Desir A, Ghaye B. CT of blunt diaphragmatic rupture. *Radiographics* 2012;32(2):477–498.

Iochum S, Ludig T, Walter F, et al. Imaging of diaphragmatic injury: a diagnostic challenge? *Radiographics* 2002;22(Spec No):S103–S116; discussion S116–S108.

3a　答案 D。

3b　答案 C。该患者患有棘球蚴感染。棘球蚴感染的(棘球蚴病)特征性表现为包囊有多个复杂的囊性肿块。取代脾脏的主要肿块是包囊状的"母囊肿",周围有多个"子囊肿"(白色短箭头所示)以辐轮状或花环状排列。子囊肿在 CT 上的密度通常比母囊肿低。其他类似的复杂囊肿分布在肝脏和腹腔内(白色长箭头所示)。

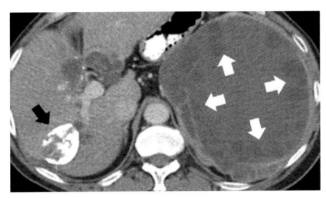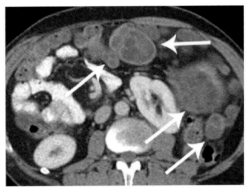

棘球蚴囊肿的外观有多种表现,包含从简单的囊肿到复杂的实性和囊性肿块。病变可见钙化;广泛钙化,如肝右叶(黑色短箭头所示),更可能表现为退行性非活动性囊肿。"水上浮莲征"对棘球蚴病包囊也有高度特异性,指包囊内膜的脱落和塌陷。典型"包虫沙"在超声检查中可见囊肿内活动的碎片。当影像学特征不太明确时,鉴别诊断可能包括囊性病变,如脓肿或胆道囊腺瘤/囊腺癌。如果有增强的软组织成分,可以考虑囊性病变或坏死转移。阿米巴脓肿通常为单房厚壁,外观类似于化脓性(细菌性)脓肿。

棘球蚴病是由绦虫引起的寄生虫感染,在世界上的不发达地区流行,尤其是在饲养羊的地方。人通过饮用含有细粒棘球绦虫(更常见)或多房棘球绦虫卵的被狗粪便污染的水而感染。肝脏是最常见的受累部位,在 75%~80% 的病例中可见,其次是肺。包虫囊肿可并发腹膜破裂、门静脉阻塞、胆道阻塞和继发性感染。治疗方案包括手术、经皮抽吸和抗寄生虫药物,如阿苯达唑。抗寄生虫药物也可以预防手术过程中的过敏反应。

"中央点"征与包虫囊肿无关,是与 Caroli 病囊性病变相关的强化病灶。

参考文献:Marrone G, Crino' F, Caruso S, et al. Multidisciplinary imaging of liver hydatidosis. *World J Gastroenterol* 2012;18(13):1438‑1447.

Nunnari G, Pinzone MR, Gruttadauria S, et al. Hepatic echinococcosis: clinical and therapeutic aspects. *World J Gastroenterol* 2012;18(13):1448‑1458.

4　答案 B。这一系列的表现与汽车安全带压迫损伤是一致的。十二指肠水平段异常增厚及低强化(白色短箭头所示),在手术中证实为完全横断。CT 图像示腹主动脉腔内线性充盈缺损(白色长箭头所示)。矢状位图像示主动脉损伤与椎体骨折处于同一水平(黑色长箭头所示)。钝挫伤后小肠损伤和腹主动脉损伤相对少见。然而,安全带,特别是安全腰带与钝性腹部损伤的模式有关,包括屈伸性脊柱损伤、肠损伤和腹主动脉损伤。也有关于脾脏、胰腺、肾脏、肝脏和妊娠子宫破裂的报道。延迟诊断可导致显著的发病率和死亡率。

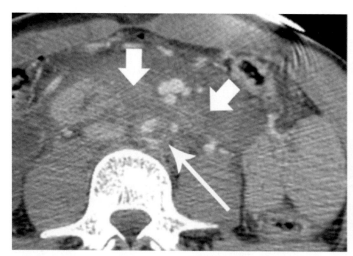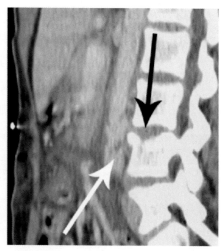

参考文献：Bernstein MP, Mirvis SE, Shanmuganathan K. Chance-type fractures of the thoracolumbar spine: imaging analysis in 53 patients. *AJR Am J Roentgenol* 2006;187(4):859‑868.

Lalancette M, Scalabrini B, Martinet O. Seat-belt aorta: a rare injury associated with blunt abdominal trauma. *Ann Vasc Surg* 2006;20:681‑683.

5 **答案 C**。这些与血清血管紧张素转换酶（ACE）水平升高相关的影像学表现与结节病一致。常见的有纵隔和肺门淋巴结病、对称性结节性间质肺病、多发性的肝脾小结节。结节病是一种以非干酪样肉芽肿（非坏死性肉芽肿）病变为特征的全身性炎症性疾病。该疾病有多种表现，并出现多个器官系统受累。这些表现可见于其他肉芽肿疾病，包括分枝杆菌和真菌感染的播散性感染。这些表现也可见于淋巴瘤和转移性疾病，但恶性肿瘤不太可能是双侧对称或以上叶为主。ACE 水平升高对结节病既不敏感也无特异性，但显然，这些表现的出现支持诊断。

结节病的多系统表现见下表。最常见的影像学表现是胸内淋巴结病，高达 85% 的患者确诊。淋巴结病可见钙化。结节病的死亡率为 1%~5%，死亡通常由严重的肺或心脏受累引起。

腹部异常可伴有或不伴有胸内表现。肝脏和脾脏是腹部最常见的受累脏器，尽管在尸检中有 >50% 的患者受累，但在影像学上可能无法识别，且 <5% 是有症状的。在 T1WI 和 T2WI MRI 图像上，结节表现为稍高信号，结节周围实质为低信号。无症状的肝脾受累不需要治疗。

结节病的病因尚不清楚，但可能是由细胞对抗原刺激反应过度所致。在美国，这种疾病在非裔美国人中最为流行。在疾病表现和自然史上，从自发性缓解到慢性进行性疾病，都存在着可变性。治疗的主要药物是皮质类固醇，但在严重情况下，可使用甲氨蝶呤和环磷酰胺等免疫抑制剂。

结节病的表现

解剖位置	注解
胸部	• 淋巴结病(85%):双侧肺门和纵隔 • 肺(20%):以肺门周围和上叶为主 　—支气管血管周围结节性间质结构 　—混合密度影 　—晚期纤维化 • 心脏:MRI上心肌延迟增强区
腹部	• 肝脏和脾脏 　—肝脾大 　—结节 　—胆道狭窄和胆汁淤积 　—肝硬化 • 淋巴结病(30%) • 肾脏(20%) 　—高钙血症引起的肾钙沉着症 　—间质性肾炎和肾小球肾炎 　—结节 • (小于5%的胰腺病例:胰腺炎,结节) • (小于5%的肠道,多为胃的病例:皱褶增厚、溃疡、结节)
骨盆	• (阴囊:小于5%的病例有附睾、睾丸结节)
头颈部	• 颈部淋巴结病 • 泪腺和腮腺([67]镓闪烁图上可见熊猫征) • 眼:葡萄膜炎 • 中枢神经系统(10%):基底神经受累,包括脑神经、轻脑膜、垂体和下丘脑、深部白质、脊髓
皮肤	• 结节性红斑(红色嫩结节) • 红斑狼疮(硬结性面部斑块)

参考文献:Koyama T, Ueda H, Togashi K, et al. Radiologic manifestations of sarcoidosis in various organs. *Radiographics* 2004;24(1):87‑104.

Warshauer DM, Lee JK. Imaging manifestations of abdominal sarcoidosis. *AJR Am J Roentgenol* 2004;182(1):15‑28.

6 答案 D。患者为枪伤穿透性损伤。腹腔积血和气腹合并皮下气肿。在穿透性创伤中,气腹并不总是表明有肠损伤。然而,在本例中,有证据表明肠损伤伴左上腹空肠壁强化减弱,也有证据表明肠系膜血管损伤伴造影剂主动外渗(白色箭头所示)。

该患者还表现出 CT 低血压/低灌注综合征("休克肠")。肠壁因水肿而增厚,并表现出明显的黏膜强化。低血压时,胃和小肠扩张和充满液体,这不是因为肠梗阻,而是因为功能减退和液体的吸收不良。

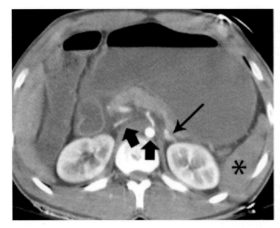
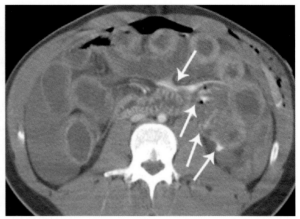

除了肠部表现,CT低血压并发症的其他特征在不同的患者之间不一致。其他征象包括:

- 大血管异常(黑色短箭头所示),下腔静脉扁平,肾动脉直径<9mm,主动脉变小
- 晕征,扁平下腔静脉周围有低密度液体
- 肾上腺增生(黑色长箭头所示)
- 脾发育不良(星号)

CT低血压时未显示的特征包括:

- 肾脏延迟显影
- 肝功能减退
- 胰腺周围液体不均匀强化

虽然CT低血压综合征最初是在创伤中描述的,但其他导致严重低血压的情况也可能产生相同的结果,包括糖尿病酮症酸中毒、败血症和心脏骤停。这种情况在儿童中比在成人中更常见,包括非意外创伤的病例。需要支持治疗(与本例中需要手术治疗的创伤性发现不同)。CT低血压综合征的表现可逆,不应被误认为是需要切除的缺血性肠病。

参考文献:Ames JT, Federle MP. CT hypotension complex (shock bowel) is not always due to traumatic hypovolemic shock. *AJR Am J Roentgenol* 2009;192(5):W230‐W235.

Lozano JD, Munera F, Anderson SW, et al. Penetrating wounds to the torso: evaluation with triple-contrast multidetector CT. *Radiographics* 2013;33(2):341‐359.

7 **答案 C**。胰腺弥漫性囊性置换术见于罕见的常染色体显性遗传疾病——希佩尔-林道综合征(VHL)。由于VHL抑癌基因的失活,该疾病与各种良恶性肿瘤相关。最常见的死亡原因是肾细胞癌,发生在几乎一半的VHL患者。中枢神经系统成血管细胞瘤(箭头所示)是良性血管肿瘤,但小脑血管网状细胞瘤的并发症也对死亡率有重要影响。

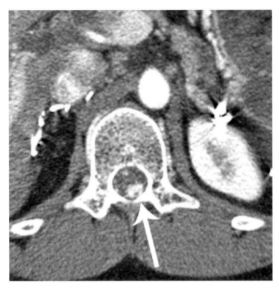

VHL 患者腹部 CT 表现为脊髓血管网状细胞瘤。双侧嗜铬细胞瘤切除术的手术夹

　　有可变的表达,但无症状的家庭成员可以通过基因检测确定。多模态成像在恶性肿瘤及其他重要临床表现的筛查中起着关键作用。有 40 种涉及十多个器官的表现与 VHL 有关,其中一些表现如下。胰腺囊肿是 VHL 患者最常见的表现,见于 50%~90% 的患者。囊肿是良性的,通常无症状,但有助于识别 VHL 患者。

　　内淋巴囊肿瘤和附睾乳头状囊腺瘤是两种罕见的疾病, 当它们发生在双侧时,基本上是 VHL 的病理特征。内淋巴囊肿瘤是一种富血管性肿瘤, 可局部侵犯和破坏颞骨,造成听力丧失。附睾乳头状囊腺瘤为实性和囊性混合瘤,无恶性潜能,不需干预。

VHL 病的临床表现

胰腺
- 囊肿(VHL 最常见的表现,通常无症状)
- 神经内分泌瘤
- 浆液性微囊腺瘤
- (胰腺癌)

神经
- 血管网状细胞瘤(小脑病变最常见,对发病率和死亡率有重要影响;也见于视网膜、脊椎和髓质)
- 内淋巴囊瘤(多为双侧,可导致听力丧失)

肾
- 囊肿
- 肾细胞癌(最常见的死亡原因)

肾上腺
- 嗜铬细胞瘤

其他泌尿生殖器
- 附睾乳头状囊腺瘤(多为双侧,无恶性潜能)

参考文献:Leung RS, Biswas SV, Duncan M, et al. Imaging features of von Hippel–Lindau disease. *Radiographics* 2008;28(1):65–79; quiz 323.

Shinagare AB, Giardino AA, Jagannathan JP, et al. Hereditary cancer syndromes: a radiologist's perspective. *AJR Am J Roentgenol* 2011;197(6):W1001 - W1007.

8　**答案 B**。本例患者为 I 型神经纤维瘤病(NF-1)下的恶性外周神经鞘瘤(MPNST),又称 von Recklinghausen 病。MPNST 表现为大而复杂的坏死团块,壁增厚不规则,可能起源于肠系膜丛状神经纤维瘤。患者的大量无柄和有蒂的皮肤结节(箭头)代表真皮神经纤维瘤。在胸片上可能被误认为是肺结节。NF-1 也可致其他腹部恶性肿瘤,但不常见,包括恶性胃肠道间质瘤(GIST)或副神经节瘤。

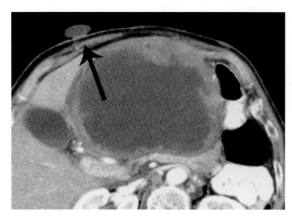
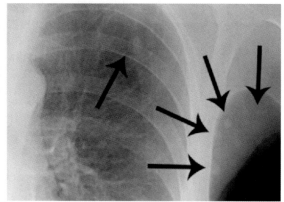

　　NF-1 是一种常见的常染色体显性神经皮肤综合征, 每 3000 人中有 1 人受其影响。半数病例为遗传性,另一半为偶发性,外显率和表现差异较大。NF1 基因为 17 号染色体上的抑癌基因,该基因突变导致良恶性肿瘤的生长,其主要表现见下表。NF-1 最常见的腹部肿瘤是脊柱旁和骶部的良性神经源性肿瘤。这些神经源性肿瘤在 CT 上通常是等、低密度的软组织肿块,可呈广泛性分布,类似于广泛的淋巴瘤和转移性疾病。T2W 磁共振成像示丛状神经纤维瘤呈绳状、束状,CT 上不明显。

　　在 NF-1 患者中发现的最常见的恶性肿瘤是 MPNST(以前称为恶性神经鞘瘤或神经纤维肉瘤),发生在 5%~10% 的患者中。(大约一半的 MPNST 患者有潜在的 NF-1。)这种恶性肿瘤具有侵袭性,预后较差。不幸的是,没有可靠的影像学特征来区分恶性和良性神经鞘肿瘤。在 NF-1 患者中, 良性神经纤维瘤可能很大且成分不均匀,类似于 NPNST。腹部 MPNST 可能相对无症状。肿物及快速增长的肿物可疑似 MPNST。

　　NF-1 或其他神经皮肤综合征患者不存在其他答案(血管肉瘤、卵巢囊腺癌或淋巴瘤)中所显示的恶性肿瘤的风险增加。

神经纤维瘤病 I 型的特征

中枢神经系统	• 胶质瘤,包括视神经胶质瘤
	• 脑膜瘤
	• Lisch 结节(虹膜色素错构瘤)多发时为 NF-1 特异性结节
皮肤	• 牛奶咖啡斑
	• 皮肤神经纤维瘤
	• 腋窝和腹股沟的斑点

(待续)

神经纤维瘤病 I 型的特征(续)

腹部	• 椎管旁、肠系膜和肠的神经纤维瘤
	• 恶性外周神经鞘瘤(最常见的恶性肿瘤,见于 5%~10% 的患者)
	• 胃肠道间质瘤
	• 副神经节瘤(嗜铬细胞瘤和肾上腺外嗜铬细胞瘤)
	• 壶腹部周围区域的类癌
肌肉骨骼	• 蝶骨翼或长骨发育不良

一个大的(>5cm)腹盆腔系膜团块与多个结构相关联,导致很难确定起源器官。下面列出了一些需要考虑的关键诊断。

腹部或盆腔肿块(>5cm)的鉴别诊断(简称"GOALS")

诊断	注解
G 胃肠道间质瘤(GIST)	• 胃或其他肠道外生
O 卵巢囊性肿瘤或子宫肌瘤	• 女性
	• 从盆腔到腹部
O 其他恶性肿瘤或转移	
A 脓肿	• 感染的征象和症状
L 淋巴瘤	• 通常呈均匀软组织密度,较大时可表现出一定的不均匀
	• 血管穿透征(肿瘤包裹血管,无明显狭窄)
S 肉瘤	• 恶性纤维组织细胞瘤:最常见的原发性腹膜内肉瘤
	• 脂肪肉瘤:最常见的原发性腹膜后肉瘤,去分化可能不含脂肪

参考文献:Levy AD, Patel N, Dow N, et al. From the archives of the AFIP: abdominal neoplasms in patients with neurofibromatosis type 1: radiologic - pathologic correlation. *Radiographics* 2005;25 (2):455 - 480.

Shinagare AB, Giardino AA, Jagannathan JP, et al. Hereditary cancer syndromes: a radiologist's perspective. *AJR Am J Roentgenol* 2011;197(6):W1001 - W1007.

9 答案:

患者 1:A.腹直肌鞘血肿。

患者 2:D.瘢痕性子宫内膜异位症。

患者 3:B.隐睾。

患者 4:C.硬纤维瘤。

对腹壁肿块患者应考虑的诊断如下。

腹壁肿块的鉴别诊断

正常组织在异常位置	• 疝
	• 隐睾
"水"	• 积液
"血"	• 血肿
"脓"	• 脓肿

(待续)

腹壁肿块的鉴别诊断(续)

"细胞"	• 良性或低度恶性肿瘤
	—脂肪瘤
	—瘢痕子宫内膜异位症
	—硬纤维瘤(良性或低恶非转移性性肿瘤)
	• 恶性肿瘤
	—转移,包括"玛丽-约瑟夫结节"("Sister Mary Joseph nodule")腹膜或血行播散到脐
	—淋巴瘤
	—肉瘤

　　患者 1 血细胞比容下降,双侧腹直肌鞘血肿。在没有静脉注射对比剂的情况下,CT上有纺锤状异质团块,向两侧腹直肌鞘扩张。在左侧的标本中有高密度分层,代表血清血细胞比容水平,这有助于诊断。前腹壁血肿常累及腹直肌鞘。危险因素包括创伤、手术、抗凝和咳嗽。这例 93 岁的患者因肺炎正在接受肝素透析并伴有咳嗽。有时可在造影增强检查中发现活动性出血。

　　患者 2 有瘢痕子宫内膜异位症,有经期周期性腹壁疼痛的经典病史。对比增强轴位 MR 图像示左侧直肌浸润性强化肿块(长箭头所示)。矢状位图像示子宫前下部有剖宫产瘢痕(短箭头所示)。瘢痕性子宫内膜异位症是子宫内膜瘤合并到腹壁的结果,有妇科手术史,通常在剖宫产术中。这些种植的内膜可以增强和显示彩色多普勒血流。周期性腹痛并不总是发生,患者也可能没有症状。育龄妇女在有/无妇科手术史的情况下都可发生腹壁硬纤维瘤。硬纤维瘤(腹壁韧带样纤维瘤病/硬纤维瘤病)通常血供较少。

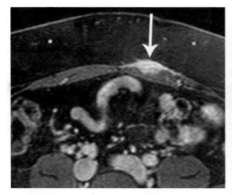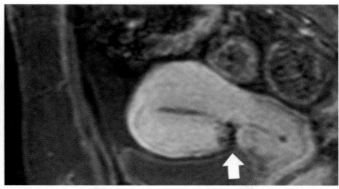

瘢痕子宫内膜异位症

　　患者 3 为隐睾。在体检中,这个青少年的阴囊中只有 1 个睾丸。右前盆腔壁可见卵形结构(箭头所示),冠状位上极可见三角形附睾头。正常左侧精索(冠状图上的短箭头所示)从腹股沟管中延伸至阴囊,但右侧隐睾处未见精索。隐睾可能已萎缩,最初无法识别。在这种情况下,可进行低剂量 CT 扫描,但超声可以在没有辐射照射的情况下确定隐睾的位置。虽然睾丸固定术重新固定了睾丸,仍然会增加隐睾患者生育能力低下和患睾丸癌的风险,需要继续监测。

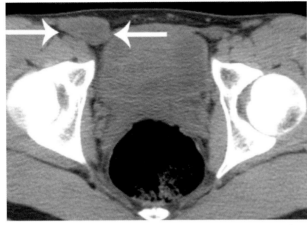
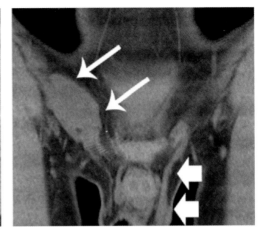

隐睾

患者 4 为家族性腺瘤性息肉病(FAP)和加德纳综合征的年轻患者。CT 示腹直肌和肠系膜的乏血供软组织肿块(箭头所示),与腹部和腹腔内的硬纤维瘤病一致。约 20% 的加德纳综合征患者有硬纤维瘤。这与之前的手术有很强的相关性,因为超过 80% 的 FAP 和硬纤维瘤患者接受过手术,最常见的是全结肠切除术。硬纤维瘤有一系列的表现取决于其组成,增强表现变化多样,但一般来说,CT 上很少或没有增强。胶原蛋白含量高时呈软组织表现,黏液成分含量高的组织呈囊性。这些肿瘤属于"深部纤维瘤病"的范围,并按其起源部位分为腹腔内(包括肠系膜)、腹腔(壁)和腹腔外纤维瘤病。虽然纤维瘤病被认为是一种良性或低级别恶性肿瘤,不转移,但纤维瘤病是具有局部侵袭性的,并可能导致并发症,如肠梗阻和瘘管。这种疾病往往难以局部控制,尽管可以切除和放化疗,但还是经常复发。腹部肠系膜肿块需要与转移瘤和淋巴瘤鉴别,但结合临床病史,可能性较小。

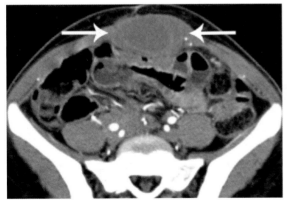
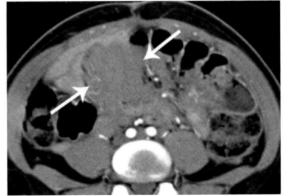

FAP 患者患有硬纤维瘤

参考文献:Gidwaney R, Badler RL, Yam BL, et al. Endometriosis of abdominal and pelvic wall scars: multimodality imaging findings, pathologic correlation, and radiologic mimics. *Radiographics* 2012;32(7): 2031 - 2043.

Gore RM, Ghahremani GG, Donaldson CK, et al. Chapter 112: Hernias and abdominal wall pathology. In: Gore RM, Levine MS (eds). *Textbook of gastrointestinal radiology*, 4th ed. Philadelphia, PA:Elsevier/ Saunders, 2015:2053 - 2076.

Levy AD, Rimola J, Mehrotra AK, et al. From the archives of the AFIP: benign fibrous tumors and tumorlike lesions of the mesentery: radiologic - pathologic correlation. *Radiographics* 2006;26(1):245 - 264.

10   **答案 D**。这是一个环形伪影，表明校准错误或有受损的探测器元件。需要通过重新校准或更换探测器来纠正。在这种情况下，多个明显的同心环伪影，其中一个更集中的环可能会被误认为是一个肿瘤。

其他答案选项不会产生同心环伪影。射束硬化导致中心区域低密度（杯状）或呈条纹状。

当 X 线球管被气体或管内杂质或管周围的油污染时，可能会发生电弧，从而导致 X 线输出的断续损耗。这可能表现为图像中增加的噪声和线条。另一种形式的 X 线球管故障需要更换管，旋转阳极的滚珠轴承发生故障，产生嗡嗡声和振动，导致图像上的线条如下图所示。

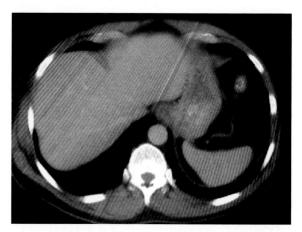

X 线球管故障产生的伪影，伴有嗡嗡声和振动

滑环伪影也可以导致横穿图像的线条出现。滑环使机架能够平稳、快速地旋转。滑环还便于传输电力和数据信号。当滑环与各种固定的 CT 元件失去正常接触时，就会产生滑环伪影。这将导致图像中出现一行不完整的数据。

参考文献：Barrett JF, Keat N. Artifacts in CT: recognition and avoidance. *Radiographics* 2004;24(6):1679 - 1691.

Boas FE, Fleischmann D. CT artifacts: causes and reduction techniques. *Imaging Med* 2012:4(2):229 - 240.

11   **答案 A**。多种机制导致了金属伪影，如射束硬化、散射、光子缺乏、边缘梯度效应和 CT 的窄窗。随着射束的硬化，能量较低的光子被更快地吸收，因此得到的数据不能反映真实的组织密度，并能看到条带或条纹。光子缺乏是因为没有足够的光子到达探测器，导致数据噪声。下面列出的一些技术可能会降低金属伪影的显著性。

减少 CT 上金属伪影的技术

技术	注解
调整 CT 机架角度	● 为了避免金属或减少光束穿过金属的距离
提高峰值电压(kVp)	● 提高光束穿透金属的能力
减少(缩小)准直	● 更小的焦面积=更薄的层厚,以获得更好的空间分辨率
增加管电流(mAs)	● 减少噪音

（待续）

减少 CT 上金属伪影的技术(续)

技术	注解
用较厚的截面重建	● 减少噪音
选择一个更平滑的重建算法(内核)	● 软组织算法比骨算法更平滑,但空间分辨率较低
扩展 CT 标尺,以适应非常高的金属密度	● CT 最大窗宽为 4000 HU,但大多数金属植入物的密度超过这个范围,无法重建,造成模糊和失真
	● 在一些扫描仪上,可选择扩展标尺高达 40 000HU

参考文献:Barrett JF, Keat N. Artifacts in CT: recognition and avoidance. *Radiographics* 2004;24(6):1679
-1691.

Boas FE, Fleischmann D. CT artifacts: causes and reduction techniques. *Imaging Med* 2012:4(2):229 -
240.

Lee MJ, Kim S, Lee SA, et al. Overcoming artifacts from metallic orthopedic implants at high-field-
strength MR imaging and multi-detector CT. *Radiographics* 2007;27(3):791 - 803.

12 **答案 A**。Ⅰ型和Ⅱ型化学位移伪影出现在体内脂肪和水质子相遇的地方。双肾左侧边缘的黑线为Ⅰ型化学位移伪影,是一种频率编码而非相位编码方向的现象。腹部成像的频率编码方向通常指定为横向维数 (这样可以将相位编码指定为较短的前后维度,减少扫描时间);因此,这种伪影通常出现在横向维度上。由于肾周脂肪的亮度,双肾相对(右侧)边缘相应的亮线不太明显。黑白线是在左侧还是在右侧,取决于频率编码的梯度是从左到右递增还是递减。

Ⅰ型化学位移伪影由空间配准错误造成。在频率方向上的空间定位由质子进动的频率来推断。然而,水中质子的进动频率与脂肪略有不同。MRI 扫描仪错误地解释了这一点,并将其表示为空间位置的差异,如下图所示

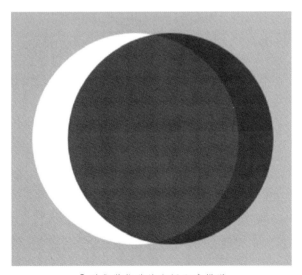

Ⅰ型化学位移的空间配准错误

3T 比 1.5T 的配准错误更严重(这条线更粗),因为脂肪和水质子之间的进动频率差异更大,位移更大。可以通过增加接收器带宽或使用脂肪抑制技术来减少伪影。如果

存在影响，变换相位和频率方向可能会将伪影移动到不同的位置。Ⅱ型化学位移涉及同一像素内的异相质子。匀场可改善磁场的均匀性，但不能改善Ⅰ型化学位移伪影。

参考文献：Huang SY, Seethamraju RT, Patel P, et al. Body MR imaging: artifacts, k-space, and solutions. *Radiographics* 2015;35(5):1439 - 1460.

Morelli JN, Runge VM, Ai F, et al. An image-based approach to understanding the physics of MR artifacts. *Radiographics* 2011;31(3):849 - 866.

13　**答案 B。**行肝脏 MRI 检查所示的轴位图像。由于患者的呼吸运动，前腹壁和后腹壁的轮廓反复出现阴影和伪影。患者的运动可能是自主的，也可能是不自主的，这会导致伪影、模糊、信号丢失和配准错误。运动伪影在相位编码方向最为突出，在腹部成像中通常是前后方向的。下表列出了减少运动伪影的技术。

在其他的答案选项中，脉动血流伪影是在有规律的时间间隔内引起重复的伪影，但不涉及整个腹壁。患者身体庞大会导致患者的部分部位位于磁场外围，那里的图像容易受到磁化率等与磁场不均匀性有关因素的影响。患者的身体体质也可能导致介电伪影。射频(RF)尖峰或干扰导致人字形或拉链伪影与一条或多条线横跨图像。

减少运动伪影的技术

技术	注解
交换相位编码方向和频率编码方向	• 将伪影映射到不同的方向，以避免出现感兴趣的区域
在活动组织上应用预饱和带	• 消除移动组织中可能映射到感兴趣区域的信号
同步采集和呼吸	• 屏气 • 导航仪脉冲 • 使用带有呼吸触发的波纹管
使用更快的序列	• 单次激发序列(更快，部分 K 空间采样) • 在快速自旋回波序列上缩短回波序列长度 • 平行采集
将患者置于俯卧位	• 减少腹壁的偏移
使用替代的 K 空间采样技术	• 利用径向或其他 K 空间采集技术，以平均整个图像的运动
增加信号平均值的数量	
使用流量补偿技术	• 血管流动的梯度力矩为零

参考文献：Huang SY, Seethamraju RT, Patel P, et al. Body MR imaging: artifacts, k-space, and solutions. *Radiographics* 2015;35(5):1439 - 1460.

Morelli JN, Runge VM, Ai F, et al. An image-based approach to understanding the physics of MR artifacts. *Radiographics* 2011;31(3):849 - 866.

14　**答案 D。**层过采样将减少这个 3D 卷褶(混叠)伪影。在这些 3D 容积 GRE 图像上，患者下腹部的肠和腰椎结构叠加在患者下胸部的心肺上。这发生在成像体积最上和最下的层面上。这类似于在使用小视野时，在相位编码方向上的 2D 图像上所看到的现象，例如，在下图所示的脊柱轴位图像(箭头所示)上。层过采样(在感兴趣区域上下的 z 轴中获得更多的层面)可以减少 3D 卷褶伪影。

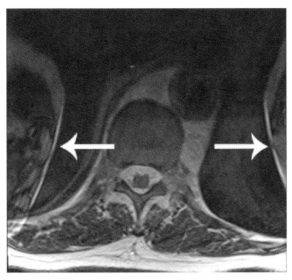

2D 卷褶伪影

在 3D 序列中,频率编码在 1 个轴上执行,相位编码在另 2 个轴上执行(包括 z 方向的层面选择轴)。如果层块激发包括编码外的 z 轴解剖,则可沿 z 轴发生混叠。没有使用足够的相位编码步骤对信号进行采样来正确定位数据,MRI 系统错误地将这些信号映射到轴的另一端。下表列出了减少此伪影的方法。

对于其他的选择答案,频率过采样可纠正频率编码方向上的混叠伪影,而不是卷褶伪影。在临床实践中基本上不会遇到频率编码方向的混叠,因为现代 MRI 系统通过自动频率过采样来自动纠正这种情况。本例中显示的伪影与运动无关,因此,呼吸门控或心电门控(其他错误的答案选项)都不能减少伪影。

减少卷褶伪影的技术

技术	注解
相位编码方向过采样	● 3D 换行:在 z 轴上执行层过采样
	● 2D 换行:扩大视野(FOV)
	● 结果:
	—增加扫描时间
	—降低空间分辨率
	—提高信噪比
在 2D 序列上切换相位编码方向和频率编码方向	● 将伪影移动到不同的轴上,这样它就不会重叠感兴趣的区域
	● 结果:
	—当相位编码轴由短轴向长轴移动时,扫描时间增加
将饱和脉冲应用于感兴趣外的结构	● 将感兴趣区域外的信号饱和,使其不卷褶进入图像
	● 结果:
	—增加额外脉冲的扫描时间

参考文献:Huang SY, Seethamraju RT, Patel P, et al. Body MR imaging: artifacts, k-space, and solutions. *Radiographics* 2015;35(5):1439 - 1460.

Morelli JN, Runge VM, Ai F, et al. An image-based approach to understanding the physics of MR artifacts. *Radiographics* 2011;31(3):849 - 866.

15 **答案 C。** 在这个平衡的稳态自由进动(SSFP)梯度回波序列上,场外缘的曲线带称为莫尔条纹。这是一种带状伪影,在平衡的 SSFP 序列上尤其明显。平衡 SSFP 是一种高信噪比的快速采集梯度回波序列。在腹部成像中作用突出,如在 MR 胰胆管成像和 MR 肠成像中,需要使液体和周围组织形成强烈的对比。因而使用对磁场中的不均匀性特别敏感的 SSFP 序列。不均匀性破坏了需要反复发生的重相位差,从而在每个 TR 间隔的末尾产生一个相干向量。这些相位误差的结果是信号损失的曲线带,当视野不均匀时,如视野的外围以及与含气器官(如肺和肠)的界面,信号损失更严重。这种效果类似于通过 2 个重叠的窗口查看。减少莫尔条纹的方法包括:

- 使用小的 FOV,确保感兴趣的结构集中在 MRI 系统中央。
- 扫描速度是 1.5T 而不是 3T。
- 使用短 TR。
- 匀场以改善磁场的均匀性。

这种效应被认为是与 T2* 敏感性伪影分离的。结构的卷褶或混叠通常发生在相位方向,由小 FOV 和采样不足造成。人字形伪影(也称为灯芯绒伪影,或尖峰伪影)是射频干扰的一种表现形式。(拉链伪影是射频干扰的另一种表现。)在人字骨伪影中,多个平行线如图所示。在 K 空间填充过程中发生损坏时,最常见的原因是瞬变电磁脉冲。这种尖峰可能由系统外部或内部发生的信号入侵造成,如果伪影一直持续存在,则需要对系统进行故障排除。

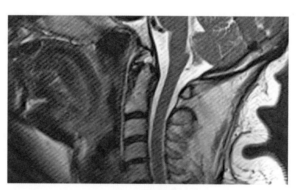

射频干扰的人字形伪影

参考文献: Huang SY, Seethamraju RT, Patel P, et al. Body MR imaging: artifacts, k–space, and solutions. *Radiographics* 2015;35(5):1439–1460.

Morelli JN, Runge VM, Ai F, et al. An image–based approach to understanding the physics of MR artifacts. *Radiographics* 2011;31(3):849–866.

16 **答案 B。** MR 图像显示脉冲导航技术的应用,目的是减少呼吸运动伪影。在腹部成像中,呼吸运动可能会严重影响图像质量。已经开发了多种技术来减少呼吸运动的影响,包括更快的序列、采集的分割或绑在患者腹部以触发呼气末图像采集的波纹管装置。

导航技术是一种呼吸门控技术,可跟踪呼吸,并在没有额外设备的情况下对扫描次数进行计时,以减少呼吸运动伪影。连续的 90° 导航脉冲被应用在膜片的圆顶上(左边图像上的蓝色框)。右侧生成的图像称为铅笔光束。图片下半部分的白色区域是肝脏,上面的黑色区域是肺。膜片的运动沿 x 轴实时跟踪。白色的峰值表示终端失效,这是用最少的运动量获取数据的最佳时间。软件计划将红色方块放置在白色峰值的序列。在数据采集过程中,红色块被黄色块代替。在采集过程中,由于跟踪脉冲被关闭以避免串扰,峰的形状发生变化。

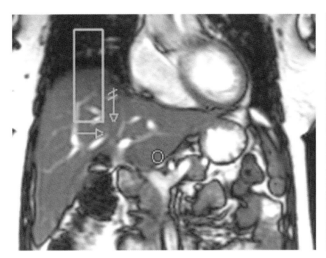
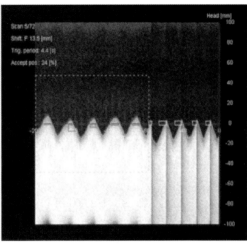

　　导航技术的这种特殊应用不影响其他 3 个答案选择。通过改善磁场的均匀性,提高频率选择性脂肪饱和度,是以牺牲信噪比为代价。通过增加场矩阵来提高空间分辨率,通过在相位编码方向上进行过采样,可以纠正卷褶(混叠)。

参考文献:Huang SY, Seethamraju RT, Patel P, et al. Body MR imaging: artifacts, k-space, and solutions. *Radiographics* 2015;35(5):1439‑1460.

　　Morelli JN, Runge VM, Ai F, et al. An image‑based approach to understanding the physics of MR artifacts. *Radiographics* 2011;31(3):849‑866.

17　**答案 A**。轴位 T2W 自旋回波图像中,左肝叶区域存在大面积信号丢失,冠状位 T2W 梯度回波图像中信号丢失不明显。这种现象与介电伪影(或"驻波")一致的,这是软组织与电磁场电成分相互作用的结果。电场总是与磁场共存。当传输射频脉冲的波长接近或小于患者的直径时,这些相互作用就开始发挥作用。驻波会导致信号强度的增加或减少的区域产生阴影。大量的腹内积液,如腹水或羊水,也可导致躯干中部的大空洞信号。介电伪影在 3T 时比 1.5T 时更差,因为传输场的 RF 频率更高。这将波长缩短到一个更接近大多数成年人身体大小的距离(3T 时为 26cm,1.5T 时为 52cm)。介电效应可见于一个或多个序列,这取决于视野和其他影响软组织相互作用的参数。减少介电伪影的方法如下所示。

　　● 在患者身上敷上绝缘垫,模拟患者的体重。

　　● 使用多通道发射阵列,调整射频波形以补偿空间变化。

　　● 选择 1.5T 而不是 3T。

　　金属异物可引起晕动和信号丢失的敏感性伪影,这种伪影通常在梯度回波序列上不明显。伪影出现在自旋回波序列上(左图),而在梯度回波序列上(右图)则完全看不到,从而排除了患者体内金属伪影的可能性。运动通常会导致伪影的出现,而不是信号丢失的大焦点区域。这种尺寸的流空不会出现在肝左叶。即使在黑色血液序列自旋回波序列上可见异常巨大的动脉瘤或动静脉畸形,在血液成高信号的梯度回波序列上也会发现相应的肿块。

参考文献:Christianson KL, Hoang PB, Huang S, et al. Chapter 9: Motion, pulsation, and other artifacts. In:

Mangrum WI, Christianson KL, Duncan SM, et al. (eds). *Duke review of MRI principles:case review series*. Philadelphia, PA: Mosby, 2012:127‑151.

　　Huang SY, Seethamraju RT, Patel P, et al. Body MR imaging: artifacts, k‑space, and solutions. *Radiographics* 2015;35(5):1439‑1460.

18　**答案 B。**无增强的 T1W 梯度回波的同反相位图像。反相图像的外观特征为 Ⅱ 型化学位移，表现为脂肪–水界面结构周围的黑色边界伪影（也称为墨汁或蚀刻伪影）。如果肿块含有肉眼可见的脂肪，例如，这个偶然发现的肾血管平滑肌脂肪瘤（箭头所示），可以在器官内识别出黑边界伪影。AML 包含成熟脂肪，在 2 张非脂肪饱和 T1 图像上都很明亮。在反相图像上，与周围的肾实质有一个黑色边界。右下图为无增强的脂肪饱和 T1W 图像，显示该病变失去信号强度，为宏观脂肪。

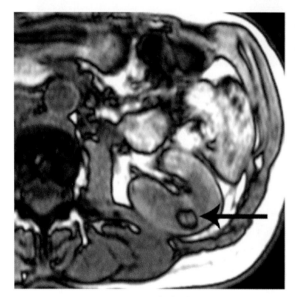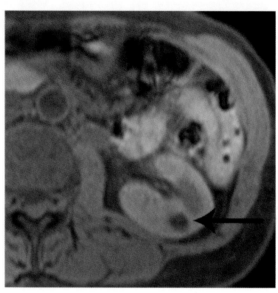

肾急性髓细胞白血病（肾性 AML）伴黑边和脂肪预饱和

　　透明细胞肾细胞癌和其他含有显微镜下脂肪的病变在反相图像上应显示一个信号丢失区域，而不是薄的外围边界。这种大小的肾结石在所有 MRI 序列上都是黑色。如果肾囊肿是蛋白性或出血性的，可能是 T1 高信号，但黑色边界伪影与此类囊肿无关。顺便提一句，在患者的胆囊内发现 T1 高信号胆汁，是常见现象，通常表明浓缩胆汁或淤渣。

　　Ⅱ 型化学位移伪影发生在脂肪–水界面的任何方向，而不是 Ⅰ 型化学位移的频率编码方向。经特别选择的 TE 使位于同一像素的脂肪和水的自旋不同步，在 1.5T 的磁场中约为 2.3ms。（3.0T 磁场中成像时间不同。）这些信号相互抵消，在像素内形成黑色边界伪影。当选择 TE 时间达到了同相位图像（大约 4.6ms，是反相位图像的 2 倍），或者应用脂肪饱和时，则不会看到这种伪影。

参 考 文 献：Duncan SM, Amrhein TJ. Chapter 7: Chemical shift type 2 artifact. In: Mangrum WI, Christianson KL, Duncan SM, et al. (eds). *Duke review of MRI principles: case review series*. Philadelphia, PA: Mosby, 2012:99‑110.

　　Israel GM, Hindman N, Hecht E, et al. The use of opposed‑phase chemical shift MRI in the diagnosis of renal angiomyolipomas. *AJR Am J Roentgenol* 2005;184(6):1868‑1872.

（令狐羽　王馨华　译　　周智洋　审校）

索 引